Médecine vasculaire appliquée

Médecine vasculaire appliquée

Alexandra Yannoutsos
Médecin Vasculaire,
Docteur de l'Université Paris 13, HDR en Médecine
Groupe Hospitalier Paris Saint-Joseph

ELSEVIER
MASSON

ELSEVIER
Elsevier Masson SAS, 65, rue Camille-Desmoulins, 92442 Issy-les-Moulineaux cedex, France
Médecine vasculaire appliquée, d'Alexandra Yannoutsos.

ISBN : 978-2-294-78590-0
e-ISBN : 978-2-294-78606-8

à Pascal Priollet
estime et gratitude

Remerciements

Ce livre n'a pu revêtir la totalité de sa valeur ajoutée scientifique que grâce aux expertises et indications précieuses des spécialistes en pathologie vasculaire :

- **Dr Annouk Anne BISDORFF-BRESSON**

Coordinatrice du centre constitutif des malformations artério-veineuses superficielles de l'enfant et de l'adulte, Service de Neuroradiologie, Hôp. Lariboisière, AP-HP, Paris.

- **Pr Ludovic DROUET**

Service de Médecine Vasculaire, GH Paris Saint-Joseph.

Centre de Référence et d'Éducation aux Antithrombotiques d'Île-de-France (CREATIF), Hôp. Lariboisière, AP-HP, Paris.

- **Pr Joseph EMMERICH**

Chef de Service Adjoint, Service de Médecine Vasculaire, GH Paris Saint-Joseph.

- **Pr Dominique FARGE**

Chef de Service, Unité de Médecine Interne (UF 04) : CRMR MATHEC, Maladies auto-immunes et thérapie cellulaire, Hôp. Saint-Louis, AP-HP, Paris.

Département de Médecine, McGill Université, Montréal, Canada.

- **Pr Corinne FRERE**

Service d'Hématologie Clinique, Hôp. Pitié-Salpêtrière, AP-HP, Paris.

- **Dr Parinaz GHAFFARI**

Service de Médecine Vasculaire, GH Paris Saint-Joseph.

- **Pr Éric HACHULLA**

Chef de Service de Médecine Interne et Immunologie Clinique, Hôp. Claude Huriez, CHU Lille.

Centre de référence des Maladies Auto-Immunes Systémiques et Auto-Inflammatoires rares de l'adulte du Nord, Nord-Ouest, Méditerranée et Guadeloupe (CeRAINOM).

- **Dr Claudine HAMEL-DESNOS**

Service de Médecine Vasculaire, Institut des varices, GH Paris Saint-Joseph.

- **Dr Clément JAILLETTE**

Service de Médecine Vasculaire, Hôp. Marie-Lannelongue, GH Paris Saint-Joseph.

- **Dr Isabelle LAZARETH**

Chef de Service Adjoint, Service de Médecine Vasculaire, GH Paris Saint-Joseph.

- **Dr Ulrique MICHON-PASTUREL**

Chef de Service de Médecine Vasculaire, GH Paris Saint-Joseph.
Centre de compétence des Maladies Auto-Immunes Systémiques et Auto-Inflammatoires rares de l'adulte (CeRAINOM).

- **Dr Pascal PRIOLLET**

Président du Collège Français de Pathologie Vasculaire.

- **Dr Stéphane VIGNES**

Chef de Service de Lymphologie, Hôp. Cognacq-Jay, Paris.
Centre de référence des Lymphœdèmes Primaires, Membre de la filière FAVA-Multi et du Réseau Européen VASCERN.

- **Pr Stéphane ZUILY**

Service de Médecine Vasculaire, Hôpitaux de Brabois, CHRU-Nancy.
Centre de référence constitutif adultes pour les maladies rares auto-immunes et systémiques.

Je leur exprime ici mes plus profonds remerciements.

J'adresse aussi mes vifs remerciements au Service de Médecine Vasculaire et au Service d'Imagerie Médicale du GH Paris Saint-Joseph pour m'avoir soutenue tout au long de mon travail rédactionnel.

Préface

Comment ne pas interpréter la rédaction par Alexandra Yannoutsos d'un traité de médecine vasculaire comme l'annonce de plusieurs bonnes nouvelles ?
La première bonne nouvelle est qu'à l'heure du tout numérique et du zéro papier, un éditeur prestigieux — Elsevier — a décidé d'accompagner ce projet d'un autre temps : un livre médical fait de papier à destination d'un public francophone !
La deuxième bonne nouvelle est que cet ouvrage répond à une incontestable nécessité. La médecine vasculaire qui se pratique depuis longtemps mais est une jeune spécialité avait, en effet, besoin d'un ouvrage de référence immédiatement applicable à l'exercice clinique, c'est-à-dire complet, concis et synthétique. Alexandra Yannoutsos a utilisé la meilleure (la seule ?) façon de réduire les délais de publication et d'éviter ainsi que les données publiées soient déjà dépassées : rédiger seule ce livre. Mais elle a également usé d'une formule originale pour garantir la qualité scientifique de ses textes : susciter pour chaque chapitre l'expertise d'un ou de plusieurs spécialistes du sujet traité.
Parlera-t-on un jour du « Yannoutsos » comme on parlait au siècle dernier du Rouvière en anatomie ou du Degos en dermatologie ? L'avenir nous le dira mais nul ne peut nier que la démarche d'Alexandra Yannoutsos qui se concrétise aujourd'hui est innovante et audacieuse.
La publication d'un livre est toujours un pari : plaira-t-il aux lecteurs ? Mais dans le cas particulier d'un ouvrage médical, d'autres objectifs existent. Figer les connaissances à un moment donné, écrire l'état de l'art et servir ainsi aux générations futures chargées de faire progresser les connaissances en est un. Mais un objectif plus ambitieux est de concourir à modifier les pratiques, c'est-à-dire à améliorer la prise en charge des patients. L'évaluation de ce second objectif est évidemment d'une extrême complexité. Au moins peut-on reconnaître qu'Alexandra Yannoutsos s'est donné les moyens de réussir ce pari grâce à son expérience et au format choisi : des textes courts, des encadrés nombreux et une documentation récente et ciblée. Aussi, ce traité s'adresse-t-il aux jeunes médecins vasculaires comme aux praticiens chevronnés soucieux d'actualiser leurs connaissances, mais aussi aux spécialistes d'autres disciplines conscients que bien des domaines de la pathologie vasculaire les concernent.
L'ouvrage d'Alexandra Yannoutsos peut revendiquer d'être un livre « facile », ce qui en matière pédagogique est le meilleur gage de réussite !

Pascal Priollet
Président du Collège Français de Pathologie Vasculaire

Table des matières

Abréviations

AAA	anévrysme de l'aorte abdominale
AAP	antiagrégant plaquettaire
Ac	anticorps
ACCP	American College of Chest Physicians
ACR/EULAR	American College of Rheumatology/European Alliance of Associations for Rheumatology
AEG	altération de l'état général
AFSOS	Association francophone des soins oncologiques de support
AHAI	anémie hémolytique auto-immune
AINS	anti-inflammatoire non stéroïdien
AMM	autorisation de mise sur le marché
ANCA	anticorps anti-cytoplasme des polynucléaires neutrophiles
ANSM	Agence nationale de sécurité du médicament et des produits de santé
AOD	anticoagulant oral direct
AOMI	artériopathie oblitérante des membres inférieurs
APL	anticorps antiphospholipides
ARA2	antagoniste des récepteurs de l'angiotensine 2
ARN	acide ribonucléique
AVC	accident vasculaire cérébral
AVK	antivitamine K
BAT	biopsie de l'artère temporale
BGSA	biopsie des glandes salivaires accessoires
BNP	*brain natriuretic peptide*
CAPS	syndrome catastrophique des antiphospholipides
CATS	*Cancer and Thrombosis Study* (score Vienna-CATS)
CCP	peptide cyclique citrulliné
CEAP	clinique, étiologique, anatomique, physiopathologique (classification)
CIVD	coagulation intravasculaire disséminée
CIVL	coagulation intravasculaire localisée
CMV	cytomégalovirus
CRP	protéine C réactive
CV	cardiovasculaire
CVC	cathéter veineux central

DFM	dysplasie fibromusculaire
DNA	ADN, acide désoxyribonucléique
ECG	électrocardiogramme
ELFA	*Enzyme Linked Immunofluorescent Assay*
ELISA	*Enzyme-Linked Immunosorbent Assay*
EP	embolie pulmonaire
ESMO	Société européenne d'oncologie médicale
ETT	échographie cardiaque transthoracique
FAI²R	filière de santé des maladies auto-immunes et auto-inflammatoires rares
FAN	facteur antinucléaire
FAV	fistule artério-veineuse
FFS	*Five-Factor Score*
FOGD	fibroscopie oeso-gastro-duodénale
GEPA	granulomatose éosinophilique avec polyangéite
GPA	granulomatose avec polyangéite
GVS	grande veine saphène
HAS	Haute Autorité de santé
HbA1c	hémoglobine glyquée
HBPM	héparine de bas poids moléculaire
HELLP	*Hemolysis, Elevated Liver Enzymes, Low Platelet Count*
HHV8	herpès virus humain 8
HNF	héparine non fractionnée
HTA	hypertension artérielle
HTAP	hypertension artérielle pulmonaire
HTP-TEC	hypertension pulmonaire thromboembolique chronique
IC	intervalle de confiance
IEC	inhibiteur de l'enzyme de conversion de l'angiotensine
IgG	immunoglobuline G
IgG4	immunoglobuline d'isotype G4
IgM	immunoglobuline M
IMC	indice de masse corporelle
INCa	Institut national du cancer
INR	*International Normalized Ratio*
IPGO	index de pression systolique à l'orteil
IPS	index de pression systolique (à la cheville)
IRM	imagerie par résonance magnétique
ISSVA	*International Society for the Study of Vascular Anomalies*
ITAC	*International Initiative on Thrombosis and Cancer*
IV	intraveineux
IVSC	insuffisance veineuse superficielle chronique

IVSE	voie d'administration intraveineuse à la seringue électrique
JSF	jonction saphéno-fémorale
JSP	jonction saphéno-poplitée
LDH	lactate déshydrogénase
LDL	*low-density lipoprotein*
MAT	microangiopathie thrombotique
MAV	malformation artério-veineuse
MEK	*Mitogen-activated protein kinase kinase*
MLK	malformation lymphatique kystique
MTEV	maladie thromboembolique veineuse
mTOR	*Mammalian Target of Rapamycin*
NASCET	*North American Symptomatic Carotid Endarterectomy Trial*
NICH	*Non Involuting Congenital Hemangioma*
NYHA	*New York Heart Association Functional Classification*
OAP	œdème aigu pulmonaire
PA	pression artérielle
PAD	*Peripheral Artery Disease*
PAM	polyangéite microscopique
PAN	périartérite noueuse
PAP	pression artérielle pulmonaire
PAPs	pression artérielle pulmonaire systolique
PESI	*Pulmonary Embolism Severity Index*
PGO	pression systolique d'orteil
P-gp	P-glycoprotéine
PICH	*Partially Involuting Congenital Hemangioma*
PID	pneumopathie infiltrante diffuse
PNDS	Protocole national de diagnostic et de soins
PPi	pyrophosphate inorganique
PROS	*PIK3CA-Related Overgrowth Spectrum*
PTT	purpura thrombotique thrombocytopénique
PVS	petite veine saphène
PXE	pseudoxanthome élastique
RCP	réunion de concertation pluridisciplinaire
RICH	*Rapidly Involuting Congenital Hemangioma*
RGO	reflux gastro-oesophagien
RNP	*Ribonuclear Protein*
RR	risque relatif
SAAC	saphène accessoire antérieure de cuisse
SAPL	syndrome des antiphospholipides
SAR	sténose de l'artère rénale
SC	sous-cutané

SCA	syndrome coronaire aigu
SED	syndrome d'Ehlers-Danlos
SFMV	Société Française de Médecine Vasculaire
SHU	syndrome hémolytique urémique
sPESI	score PESI simplifié
SPT	syndrome post-thrombotique
SVP	classification SVP « symptomatologie, varices, physiopathologie »
TCA	temps de céphaline activée
$TcPO_2$	mesure transcutanée de la pression en oxygène
TDA	test direct à l'antiglobuline
TDM	tomodensitométrie
TEP-TDM	tomographie par émission de positons couplée à la tomodensitométrie
TIH	thrombopénie induite à l'héparine
TPN	thérapie par pression négative
TVP	thrombose veineuse profonde
TVS	thrombose veineuse superficielle
VHB	virus de l'hépatite B
VHC	virus de l'hépatite C
VIT	vitesse d'insuffisance tricuspide

CHAPITRE

1

Acrosyndromes

Avec l'expertise de :
Ulrique Michon-Pasturel, Pascal Priollet et Stéphane Zuily

PLAN DU CHAPITRE

Médecine vasculaire appliquée

Les acrosyndromes vasculaires sont des troubles vasomoteurs des extrémités, pouvant être paroxystiques ou permanents.

Les acrosyndromes vasculaires paroxystiques, dont les crises durent quelques minutes à quelques heures, regroupent essentiellement le phénomène de Raynaud et l'érythermalgie (EM).

Les acrosyndromes vasculaires permanents comprennent l'acrocyanose et le livedo. Les engelures et l'hématome digital spontané lors de l'exposition au froid y sont parfois associés.

L'ischémie digitale et les nécroses digitales, de mécanisme embolique ou thrombotique, représentent une urgence diagnostique et thérapeutique.

Des acrosyndromes transitoires peuvent être également rencontrés, le plus souvent liés à des infections virales de type EBV, parvovirus et plus récemment à l'infection à Sars-CoV-2 virus (éruption maculopapulaire, exanthème morbilliforme, lésions livédoïdes, lésions pétéchiales, urticaire, engelures, lésions vésiculaires).

Exploration de la microcirculation

La microcirculation est définie par le diamètre des vaisseaux qui la compose, regroupant les artérioles, les veinules et le réseau capillaire, pouvant ainsi varier d'un diamètre allant de 5-10 à 50 µm. La microcirculation cutanée présente plusieurs fonctions fondamentales d'échanges métaboliques et de thermorégulation. Elle est accessible en pratique clinique à un examen morphologique, la capillaroscopie péri-unguéale. L'exploration fonctionnelle de la microcirculation est réalisée à l'aide de la mesure de pression transcutanée d'oxygène ($TcPO_2$) et de la mesure de pression systolique digitale ou d'orteil par la méthode laser Doppler ou par pléthysmographie.

Capillaroscopie péri-unguéale

L'une des principales indications de la capillaroscopie est l'étude de la morphologie des capillaires au cours des acrosyndromes vasculaires. Cet examen est recommandé en première intention lors de l'exploration d'un phénomène de Raynaud [1].

Le site d'examen est le lit unguéal, zone limitée par la cuticule qui le sépare de l'ongle.

La capillaroscopie péri-unguéale permet la visualisation des érythrocytes moulant la lumière des anses capillaires, disposées en parallèle par rapport à la peau. L'examen est réalisé à l'aide d'une loupe binoculaire avec un éclairage incident en lumière froide.

Les éventuelles anomalies ne touchent pas chacun des doigts de façon homogène. L'examen doit donc être réalisé sur les zones péri-unguéales des huit doigts,

Étude de la zone périunguéale des huit doigts (les pouces étant plus difficiles à placer sous l'objectif du microscope et peu informatifs) :
➢ **anomalies quantitatives ou qualitatives**

Anomalies quantitatives

- **Densité normale :** 9-15 capillaires/mm.
- **Raréfaction capillaire :** densité capillaire < 7/mm.
- **Zone avasculaire :** densité capillaire < 2/mm.

Raréfaction capillaire sur plusieurs doigts : témoin d'une microangiopathie organique.

Anomalie des espaces péricapillaires

- Flou péricapillaire (œdème) : halo clair au sommet des capillaires en regard des anses.
- Hémorragie (extravasation des globules rouges à travers la paroi du capillaire) : Aspect en « pile d'assiettes » de couleur brunâtre dans le prolongement de l'anse capillaire ; à différencier des hémorragies traumatiques (irrégulières et isolées)

Anomalies qualitatives

- **Désorganisation :** perte de parallélisme des anses capillaires.
- **Anomalies morphologiques de l'anse :**
  - dystrophies mineures : boucles (sans valeur d'orientation) ;
  - dystrophies majeures : capillaire ramifié, en feuille de fougère ou buisson ;
  - dilatation capillaire (une des anses > 30 µm) ;
  - **mégacapillaire (une des anses > 50 µm) : signe de microangiopathie organique.**
- **Télangiectasies :** regroupement de plusieurs mégacapillaires en pleine peau (le plus souvent au niveau des mains dans la sclérodermie).

Figure 1.1. Capillaroscopie péri-unguéale, anomalies quantitatives et qualitatives.
Source : Atlas de capillaroscopie, 978-2-294-72661-3, Collège des enseignants de médecine vasculaire, © Elsevier Masson, 2013.

facilement accessibles (les pouces sont plus difficiles à placer sous l'objectif du microscope et peu informatifs). Les anomalies rencontrées peuvent être quantitatives ou qualitatives (figure 1.1).

La capillaroscopie peut être normale ou montrer des anomalies non spécifiques (hémorragies peu nombreuses ≤ 2 ou dystrophies < 15 %).

La présence de mégacapillaires a une valeur diagnostique particulière et traduit une microangiopathie organique.

Les analyses quantitatives (raréfaction capillaire) et qualitatives (présence de mégacapillaires et hémorragies) permettent de définir le paysage sclérodermique (figure 1.2) [2]. Le paysage sclérodermique est très spécifique de la sclérodermie systémique, mais peut être également rencontré dans les syndromes dits

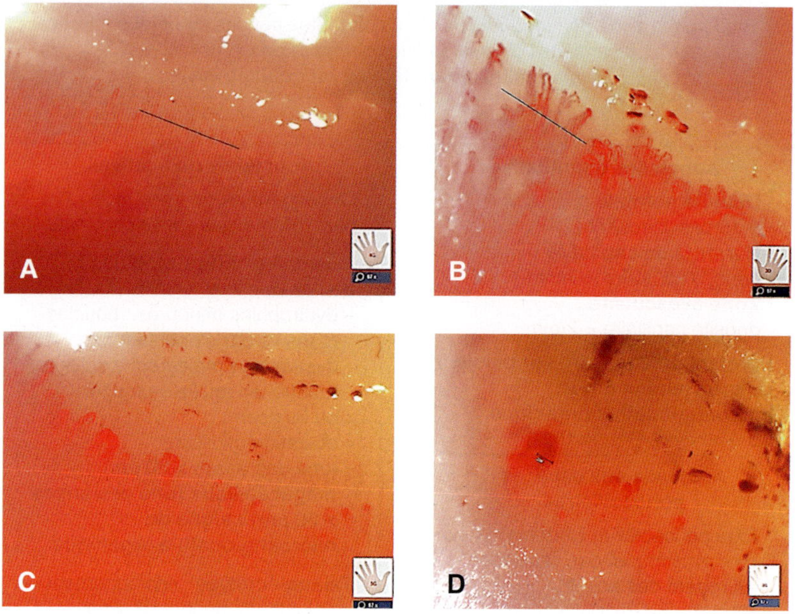

Figure 1.2. Capillaroscopie.
A : normale ; B : raréfaction capillaire, capillaires dystrophiques, hémorragies ; C et D : paysage sclérodermique avec mégacapillaires, hémorragies, raréfaction capillaire (C), plages désertes (D).
Source : Dr Ulrique Michon-Pasturel, Service de médecine vasculaire, Groupe hospitalier Paris Saint-Joseph.

« apparentés », tels que la dermatomyosite et les connectivites mixtes. Il est moins souvent observé au cours du lupus systémique (10 %).

Un examen normal élimine une microangiopathie organique, mais doit être répété en parallèle du bilan auto-immun en cas de tableau suspect : aggravation inexpliquée d'un phénomène de Raynaud préexistant, son aspect clinique, la présence d'anomalies à la capillaroscopie ou la présence d'autoanticorps sur la biologie.

Plus de la moitié des patients présentant un phénomène de Raynaud isolé, mais avec paysage sclérodermique à la capillaroscopie et/ou présence de facteurs antinucléaires (FAN), développeront une sclérodermie systémique selon les critères de l'ACR/EULAR (American College of Rheumatology/European Alliance of Associations for Rheumatology) au bout de plusieurs années de suivi [3].

Explorations fonctionnelles de la microcirculation

Les mesures de pression systolique digitale ou d'orteil et de $TcPO_2$ en mmHg permettent l'évaluation d'une artériopathie distale et du degré d'ischémie.

La mesure de pression systolique digitale est réalisée à l'aide d'une sonde laser Doppler. Les techniques pléthysmographiques peuvent également être utilisées

mais sont considérées comme moins sensibles. La mesure doit se faire dans une pièce réchauffée, le patient au calme et détendu.
Au doigt, la pression est du même ordre que la pression humérale. Une artériopathie digitale est définie par un gradient de pression systolique huméro-digital > 30 % (ou index de pression systolique digitale/humérale < 0,7).
Le brassard peut être positionné en P1 ou en P2-P3, le positionnement du manchon en P3 permettant de détecter une artériopathie plus distale, notamment chez les patients avec sclérodermie systémique.
La $TcPO_2$ dépend de la PaO_2 (pression partielle en oxygène au niveau systémique), du débit sanguin local et des conditions de diffusion de l'oxygène à travers la peau. La mesure est effectuée à l'aide de capteurs constitués d'électrodes polarographiques recouvertes d'une membrane de polyéthylène.
Les valeurs normales se situent au-dessus de 60 mmHg. La mesure de $TcPO_2$ est habituellement réalisée au membre inférieur ou au dos du pied pour évaluer le potentiel de cicatrisation d'une plaie survenant sur terrain d'artériopathie.
Des valeurs de $TcPO_2 \leq 30$ mmHg indiquent un degré d'ischémie rendant improbable une cicatrisation spontanée en l'absence de revascularisation (voir chapitre 2).

Phénomène de Raynaud

Définition

Le phénomène de Raynaud est un acrosyndrome vasculaire paroxystique fréquent.
Sa prévalence peut atteindre près de 20 % de la population générale en fonction du climat, avec une prédominance féminine. Des données récentes mettent en évidence un terrain génétique prédisposant, rendant compte ainsi du caractère familial fréquemment rapporté dans les formes primaires [4]. C'est un diagnostic d'interrogatoire recherchant la survenue de modifications de coloration des extrémités pouvant toucher un ou plusieurs doigts.
La forme typique correspond à une succession de trois phases : syncopale (phase obligatoire pour le diagnostic), cyanique (asphyxique) et érythémateuse.
Il existe des formes syncopales pures, les phases cyanique et érythémateuse n'étant pas toujours présentes (figure 1.3). Le phénomène de Raynaud, toujours paroxystique, peut être systémique et toucher d'autres extrémités (nez, oreilles, langue, orteils). Les photos sur *smartphone* ont beaucoup facilité le diagnostic de cet acrosyndrome.
Les principaux diagnostics différentiels sont représentés par :

- l'acrocyanose, acrosyndrome permanent, avec acrorhigose (extrémités froides) et érythrocyanose, fréquemment associées au phénomène de Raynaud primitif ;
- les engelures, éruptions nodulaires ou papulaires inflammatoires affectant les doigts et les orteils (figure 1.4), douloureuses, accompagnées de prurit, survenant sur terrain d'acrocyanose et pouvant accompagner un phénomène de Raynaud ;

- l'ischémie digitale, permanente, et non réversible spontanément, représentant une urgence diagnostique et thérapeutique ;
- l'hématome paroxystique digital, associé à une douleur aiguë, de survenue spontanée ou après un traumatisme minime, disparaissant en quelques jours ;
- l'érythermalgie, acrosyndrome paroxystique défini par la triade rougeur/chaleur/brûlures des extrémités.

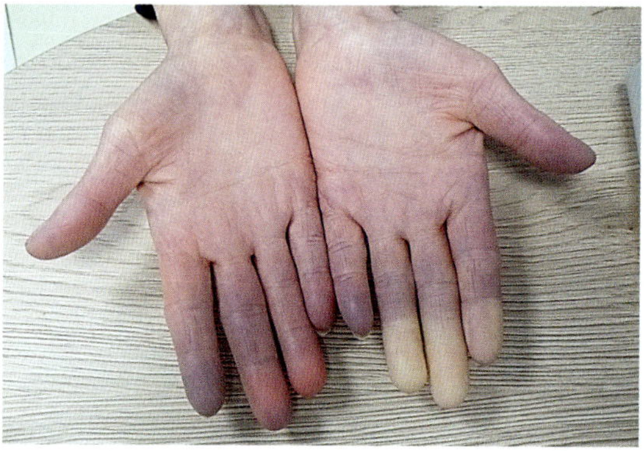

Figure 1.3. Phénomène de Raynaud des 2, 3 et 4e doigts de la main gauche, associé à une acrocyanose.
Source : Dr Parinaz Ghaffari, Service de médecine vasculaire, Groupe hospitalier Paris Saint-Joseph.

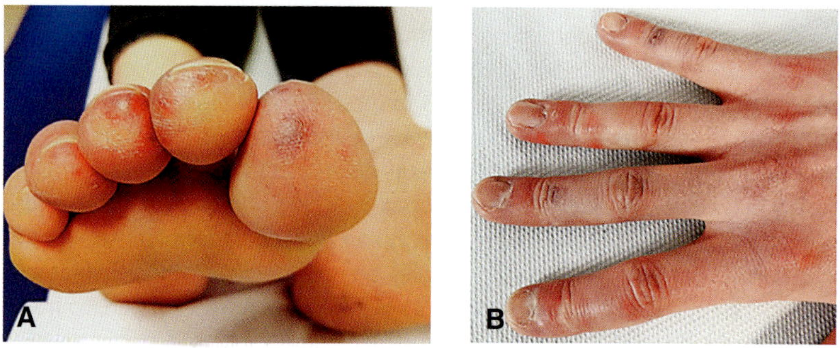

Figure 1.4. Engelures des orteils (A) ; engelures des doigts (B).
Source : Service de médecine vasculaire, Groupe hospitalier Paris Saint-Joseph.

Bilan étiologique

L'enquête étiologique permet de différencier un acrosyndrome primaire ou idiopathique (le plus fréquent) d'un acrosyndrome secondaire révélateur d'une affection générale ou d'une pathologie vasculaire organique (figure 1.5) [5].

Phénomène de Raynaud

- **Acrosyndrome vasculaire paroxystique.**
- **Diagnostic d'interrogatoire, succession de trois phases :**
  - phase syncopale (obligatoire pour le diagnostic) : doigts blancs, engourdissement, durée de quelques secondes jusqu'à 1 heure ;
  - phase cyanique (asphyxique), durée de plusieurs minutes ;
  - phase érythémateuse, inconstante : érythrose avec une sensation de brûlure douloureuse de durée plus brève.

Raynaud primaire (idiopathique)

- Femme jeune et mince.
- Apparition à l'adolescence.
- Atteinte bilatérale, épargnant les pouces.
- Au contact du froid, humidité ou en situation de stress.
- Absence de trouble trophique associé ou de signe de maladie systémique.
- Antécédents familiaux de phénomène de Raynaud.
- Facteurs habituellement associés :
  - variation pondérale (perte de poids, anorexie) ;
  - acrocyanose, acrorighose des extrémités ;
  - hyperhydrose palmo-plantaire ;
  - antécédent : migraine, syndrome du côlon irritable (signes de vasospasme périphérique) ;
  - livedo réticulaire diffus à mailles fermées au niveau des membres supérieurs ou inférieurs ;
  - survenue éventuelle d'engelures, accompagnant le phénomène de Raynaud ou une acrocyanose.

Raynaud secondaire

- Début plus tard dans la vie ou aggravation récente.
- Atteinte des pouces.
- Profession, loisirs : exposition à des toxiques, à des traumatismes répétés de la paume de la main ou engins vibrants.
- Signes en faveur d'une maladie systémique.
- Altération de l'état général.
- **La présence de troubles trophiques (ulcérations ou cicatrices pulpaires) exclut un phénomène de Raynaud primaire.**

Figure 1.5. Clinique d'un phénomène de Raynaud primaire et secondaire.
Source : Belch J, Carlizza A, Carpentier PH, et al. ESVM guidelines — the diagnosis and management of Raynaud's phenomenon. Vasa. 2017;46:413-423. DOI : 10.1024/0301-1526/a000661.

Le bilan minimal devant un phénomène de Raynaud sans argument à l'interrogatoire ni à l'examen clinique pour une cause associée comporte :

- une capillaroscopie, à la recherche d'une microangiopathie organique ;
- un bilan biologique : numération formule sanguine, CRP (protéine C réactive), fibrinogène, TSHus (thyréostimuline), dosage des anticorps antinucléaires et recherche de spécificité si positifs.

Des examens complémentaires d'imagerie sont demandés en cas de suspicion à l'interrogatoire ou à l'examen clinique d'un phénomène de Raynaud secondaire (maladies systémiques auto-immunes, artériopathie, néoplasie) ou d'un facteur aggravant (canal carpien).

Une origine paranéoplasique doit toujours être suspectée en cas de phénomène de Raynaud de début tardif. Les dépistages recommandés nationaux de cancer doivent être réalisés et des examens d'imagerie plus complets (scanner thoraco-abdomino-pelvien, TEP-TDM [tomographie par émission de positons couplée à la tomodensitométrie]) sont discutés.

Le bilan étiologique doit être répété au cours du suivi en cas d'aggravation de la symptomatologie (crises douloureuses plus fréquentes, durée plus longue) ou de l'apparition de signes associés [2].

Phénomène de Raynaud secondaire

Les principales causes de phénomène de Raynaud secondaire, recherchées à l'interrogatoire et l'examen clinique, regroupent en particulier les maladies systémiques auto-immunes (connectivites), les pathologies professionnelles/les loisirs, les médicaments/les toxiques, l'artériopathie distale de la maladie de Buerger (figure 1.6). Une origine paranéoplasique doit toujours être suspectée en cas de phénomène de Raynaud survenant plus tard dans la vie (généralement après 40 ans), surtout si compliqué de nécroses digitales.

Une tumeur glomique est suspectée en cas de phénomène de Raynaud unilatéral localisé à l'extrémité du doigt et accompagné de douleurs intenses paroxystiques au moindre effleurement ou provoquées par le froid [6] (figure 1.7).

Certaines conditions peuvent aggraver un phénomène de Raynaud préexistant, qu'il soit primaire ou secondaire :

- tabagisme ;
- syndrome du canal carpien : paresthésies dans le territoire du nerf médian, correspondant à la face palmaire des trois premiers doigts, faiblesse de la pince pouce-index, amyotrophie de l'éminence thénar, acroparesthésies nocturnes ;
- syndrome de défilé cervicothoracique avec atteinte du territoire neurologique C8-D1 ;
- amaigrissement ;
- dysthyroïdie.

Prise en charge thérapeutique

La prise en charge est adaptée à la sévérité des crises vasospastiques et à la cause sous-jacente. La protection physique du corps entier contre le froid et l'humidité est essentielle (gants/chaussettes, chaufferettes, semelles épaisses, vêtements chauds), ainsi que l'éviction de chaussures serrées. La prise en charge d'éventuelles engelures associe en plus l'application locale de dermocorticoïdes.

L'arrêt du tabac ou de toute autre condition pouvant aggraver ou entraîner un vasospasme est recommandé, ainsi que l'adaptation thérapeutique si possible avec arrêt de médicament vasoconstricteur. L'adaptation du poste de travail en cas de maladie des vibrations ou d'exposition au froid est également indiquée.

- **Maladie des vibrations** (tronçonneuse, marteau-piqueur) :
  - troubles angioneurotiques de la main, prédominant à l'index et au majeur (régime général, tableau 69).
- **Syndrome du marteau hypothénar :**
  - atteinte vasculaire cubito-palmaire en règle unilatérale avec phénomène de Raynaud ou manifestations ischémiques des 3, 4 et 5e doigts ;
  - angio-TDM ou angio-IRM : confirmation de la présence d'un anévrisme ou thrombose de l'artère cubitale ou de l'arcade palmaire superficielle ;
  - professionnels métallurgistes, maçons, carreleurs, couvreurs, menuisiers (régime général, tableau 69) ;
  - loisirs (*baseball*, *volleyball*, karaté).
- **Exposition à des toxiques :**
  - chlorure de vinyle monomère (régime général, tableau 52) ;
  - sclérodermie systémique associée à l'exposition à la silice (régime général, tableau 25), résines, solvants (maladie professionnelle hors tableau).

Maladie générale | **Maladie professionnelle Loisirs** | **Médicaments/toxiques**

Maladie générale :

- **Connectivites :**
  - sclérodermie systémique ;
  - lupus systémique ;
  - connectivite mixte ;
  - syndrome de Gougerot-Sjögren ;
  - dermatomyosite/polymyosite.
- **Paranéoplasique.**
- **Artériopathie distale** (maladie de Buerger).
- **Endocrinopathies :**
  - hypothyroïdie ;
  - phéochromocytome.

Médicaments/toxiques :

- **Antimigraineux** triptans et, plus récemment les anticorps monoclonaux anti-CGRP (*Calcitonin Gene-Related Peptide*). À noter : suspension d'AMM en septembre 2013 pour les dérivés de l'ergot de seigle.
- **Bêtabloquants** (y compris collyres).
- **Cytotoxiques :** cisplatine, gemcitabine, carboplatine, bléomycine, vinblastine.
- **Ciclosporine.**
- **Bromocriptine.**
- **Interféron.**
- **Éphédrine** (dont les décongestionnants nasaux).
- **Toxiques :** amphétamine, cannabis, cocaïne.

Figure 1.6. Principales causes de phénomène de Raynaud secondaire.
Source : Belch J, Carlizza A, Carpentier PH, et al. ESVM guidelines — the diagnosis and management of Raynaud's phenomenon. Vasa. 2017;46:413-423. DOI : 10.1024/0301-1526/a000661.

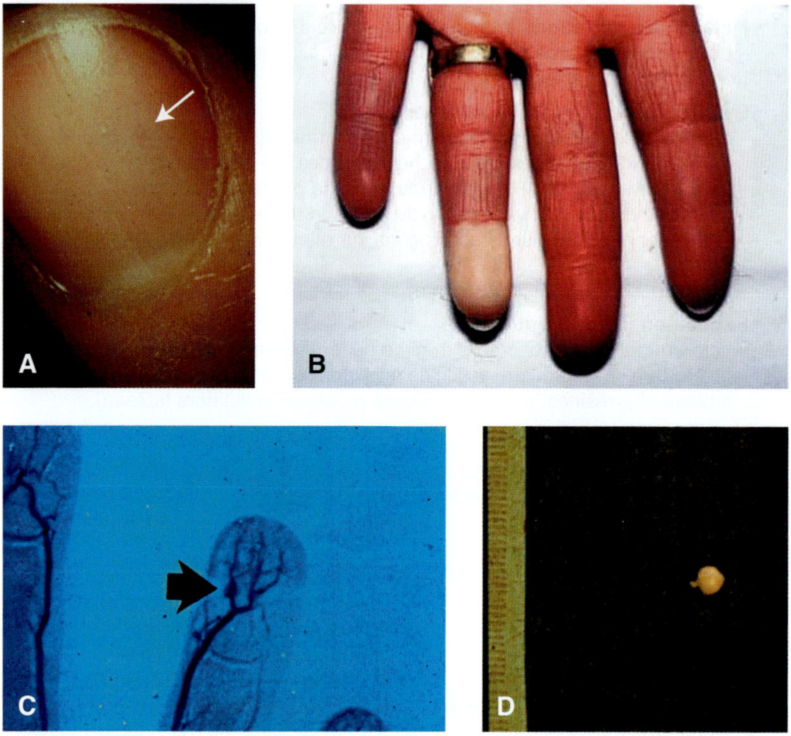

Figure 1.7. Tumeur glomique sous-unguéale.
A, B : petite formation sous-unguéale responsable d'un phénomène de Raynaud unilatéral et localisé à la dernière phalange de l'annulaire gauche (B) ; C : artériographie diagnostique : petite opacité ovalaire correspondant exactement à la zone douloureuse et à l'image sous-unguéale ; D : pièce anatomopathologique pour confirmation histologique (prolifération neuro-myo-artérielle bénigne).
Source : Dr Pascal Priollet, Service de médecine vasculaire, Groupe hospitalier Paris Saint-Joseph.

Si le phénomène de Raynaud est invalidant et les mesures symptomatiques insuffisantes, un traitement vasodilatateur peut être proposé de type inhibiteur calcique à libération prolongée (LP) (par exemple : nifédipine LP 30 mg 1 cp/j) en période froide. En cas d'intolérance (céphalées, œdème des extrémités, hypotension, constipation) ou d'inefficacité des inhibiteurs calciques, un traitement par antagoniste des récepteurs de l'angiotensine II (losartan) peut être associé à une réduction de la fréquence et de la sévérité des crises vasospastiques [7]. En cas d'échec des traitements oraux, un analogue de la prostacycline, l'iloprost par voie intraveineuse peut être prescrit en hospitalisation pour les phénomènes de Raynaud invalidants. La sympathectomie thoracique n'a plus d'indication dans le phénomène de Raynaud [5].

Livedo

Définition

Le livedo est défini par un érythème s'effaçant à la vitropression, dessinant un réseau violacé délimitant une zone de peau de coloration normale, donnant un aspect de marbrures. Il traduit une stase sanguine dans les veinules dermiques, secondaire à une vasoconstriction locale ou à une occlusion artérielle, veineuse ou microcirculatoire.

Le livedo physiologique ou *reticularis* (petites mailles fermées), le plus fréquent, apparaît souvent dès l'enfance et atteint les membres (jambes, cuisses, avant-bras, bras) (figures 1.8 et 1.9). De nature fonctionnelle, il disparaît au réchauffement et/ou en clinostatisme et ne s'accompagne ni d'infiltration, ni de nécrose.

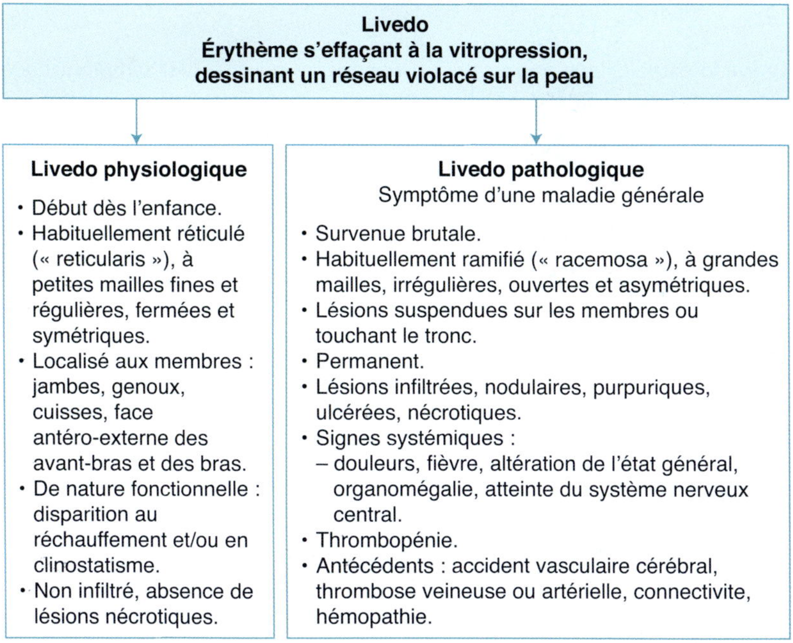

Figure 1.8. Clinique d'un livedo physiologique et pathologique.
Source : Duval A, Pouchot J. [Livedo: from pathophysiology to diagnosis]. Rev Med Interne. 2008;29:380-92. DOI : 10.1016/j.revmed.2007.11.006.

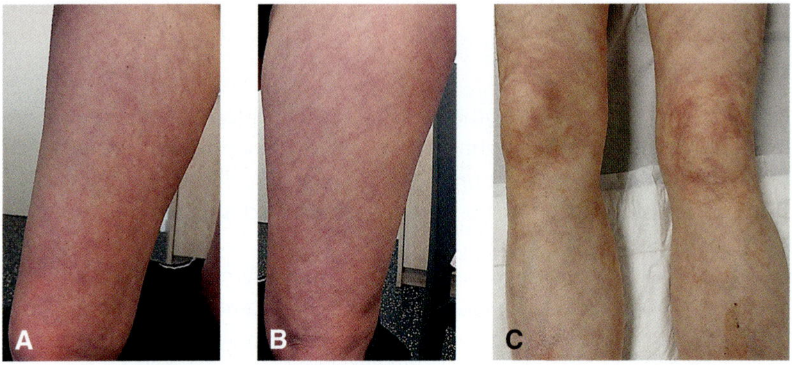

Figure 1.9. Livedo (A, B) physiologique ; (C) livedo pathologique chez une patiente suivie pour une vascularite ANCA négative.
Source : Dr Ulrique Michon-Pasturel, Service de médecine vasculaire, Groupe hospitalier Paris Saint-Joseph.

Le livedo pathologique ou *racemosa* (larges mailles ouvertes) est symptomatique d'une maladie générale (figures 1.8 et 1.9). Il est suspecté devant tout autre élément sémiologique : apparition brutale, caractère suspendu fixé, touchant le tronc, signes cutanés (lésions infiltrées, nodulaires, purpuriques, ulcérées, nécrotiques) ou généraux associés. Un bilan étiologique ainsi qu'un suivi clinique doivent être réalisés.
La biopsie cutanée (réalisée au centre de la maille [zone blanche ischémique], en regard des zones infiltrées ou nodulaires), peut être utile en cas d'incertitude diagnostique (emboles de cristaux de cholestérol, lésions de vascularite).

Bilan étiologique

Un livedo pathologique peut être secondaire à un trouble vasomoteur (hypovolémie, dysautonomie ou atteinte neurologique centrale avec stase veineuse sur le membre atteint), un mécanisme thrombotique ou embolique, ou une anomalie de la paroi vasculaire [8] (figure 1.10).
Les examens biologiques comportent :

- numération formule sanguine ;
- créatininémie, protéinurie ;
- bilan phosphocalcique ;
- bilan d'hémostase ;
- bilan de thrombophilie, en particulier à la recherche d'anticorps antiphospholipides (APL) ;
- bilan auto-immun : cryoglobulinémie, dosage du complément (fractions C3, C4, CH50), FAN avec recherche de spécificité si positifs, anticorps anti-cytoplasme des polynucléaires neutrophiles (ANCA).

Mécanisme thrombotique

- **Syndromes myéloprolifératifs.**
- **Thrombophilie :**
  - déficit protéine S/protéine C/antithrombine III ;
  - mutation facteur V Leiden, mutation facteur II de la prothrombine ;
  - syndrome des antiphospholipides ;
  - afibrinogénémie et dysfibrinogénémie congénitales.
- **Cryopathies :**
  - cryoglobulinémie ;
  - cryofibrinogénémie ;
  - maladie des agglutinines froides.
- **Thrombopénie immunoallergique induite par l'héparine.**
- **Microangiopathie thrombotique.**
- **Coagulation intravasculaire disséminée.**

Mécanisme embolique

- **Embolies des cristaux de cholestérol.**
- **Causes cardiaques :** endocardite infectieuse ; myxome de l'oreillette ;
- **Syndrome de Nicolau :** complication iatrogène se manifestant par une dermite livédoïde ou nécrose tissulaire postinjection médicamenteuse intramusculaire/sous-cutanée/intraveineuse/intra-articulaire/sous-acromiale.

Anomalie de la paroi du vaisseau ou périvasculaire

- **Vascularites des vaisseaux de petit calibre :**
  - périartérite noueuse ;
  - vascularites associées aux ANCA ;
  - cryoglobulinémies.
- **Syndrome de Sneddon :** association livedo racemosa et accidents vasculaires ischémiques cérébraux, le plus souvent chez la femme jeune, (associé ou non à la présence d'anticorps antiphospholipides).
- **Artériolopathie calcique :** dépôts calciques dans la paroi artériolaire, calciphylaxie (en particulier chez le patient insuffisant rénal dialysé).

Figure 1.10. Principales causes de livedo pathologique.
Source : Duval A, Pouchot J. [Livedo: from pathophysiology to diagnosis]. Rev Med Interne. 2008;29:380-92. DOI : 10.1016/j.revmed.2007.11.006.

Les autres examens complémentaires sont orientés par l'examen clinique :

- échographie cardiaque à la recherche d'une endocardite infectieuse, d'un myxome de l'oreillette ;
- IRM (imagerie par résonance magnétique) cérébrale si suspicion de syndrome de Sneddon ;
- biopsie cutanée si livedo *racemosa* pathologique sans élément d'orientation.

L'examen anatomopathologique est très évocateur dans de nombreuses pathologies :

- anomalies pariétales ou périvasculaires : pseudohyperplasie intimale (syndrome des antiphospholipides [SAPL], syndrome de Sneddon, thrombocytémie essentielle), vascularite nécrosante artériolaire (périartérite noueuse), calcifications pariétales artériolaires ;
- anomalies intraluminales : dépôts hyalins (cryoprotéine), cristaux biconvexes en aiguilles dans la lumière des artérioles (emboles de cholestérol).

Plusieurs autres pathologies, en particulier des maladies endocriniennes, ont également été associées à un livedo, de manière isolée dans la littérature (phéochromocytome, tumeur carcinoïde digestive, hypothyroïdie, maladie de Cushing).

Le diagnostic différentiel du livedo est l'érythème *a calore* dit « des chaufferettes », généralement dû à l'application prolongée d'une bouillotte sur la peau.

La vasculopathie livédoïde doit également être différenciée, localisée habituellement sur le tiers inférieur des jambes et associant atrophie blanche, ulcérations et livedo réticulé (voir chapitre 8).

Érythermalgie (ou érythromélalgie)

Définition

L'EM, ou érythromélalgie, est un acrosyndrome vasculaire paroxystique rare des extrémités, touchant particulièrement la plante des pieds mais également la paume des mains.

Les crises peuvent être déclenchées par la chaleur et l'exercice.

Les critères cliniques nécessaires au diagnostic associent :

- douleurs de types brûlures des extrémités ;
- érythème ;
- augmentation de la température de la peau affectée ;
- symptomatologie exacerbée par le réchauffement et soulagée par le contact avec une surface froide.

Une neuropathie périphérique, en particulier touchant les petites fibres, est retrouvée chez environ deux tiers des patients.

Une hypersensibilité au froid peut également être associée (acrorighose, acrocyanose, et parfois phénomène de Raynaud).

Bilan étiologique

Le bilan étiologique comporte un bilan sanguin, une enquête médicamenteuse, une imagerie (habituellement par scanner thoraco-abdomino-pelvien) et la recherche d'une neuropathie.

Les dépistages organisés de cancer sur le plan national doivent être mis à jour (figure 1.11) [9].

Principales causes à rechercher

- **Syndrome myéloprolifératif,** en particulier polyglobulie (maladie de Vaquez) ou thrombocytémie essentielle.
- **Néoplasie** (érythermalgie paranéoplasique).
- **Maladie auto-immune :** lupus systémique, syndrome de Gougerot-Sjögren, polyarthrite rhumatoïde.
- **Neuropathie périphérique.**
- **Endocrinopathie :** hyperthyroïdie, diabète.
- **Médicamenteuse :** vasodilatateurs (inhibiteurs calciques), bromocriptine (agoniste dopaminergique).

Bilan biologique

- **Numération formule sanguine.**
- **Recherche génétique d'un syndrome myéloprolifératif : Mutations affectant les gènes codant :**
  - **récepteur de la thrombopoïétine (MPL) ;**
  - **janus kinase 2 (tyrosine kinase, JAK2) ;**
  - **calréticuline (CALR).**
- **Bilan auto-immun :**
  - FAN ;
  - recherche spécifique d'anticorps antineuronaux (identifiés dans les syndromes neurologiques paranéoplasiques).
- **TSH.**
- **Électrophorèse des protéines sériques.**
- **Glycémie à jeun, hémoglobine glyquée, bilan hépatique, fonction rénale.**

Biopsie des glandes salivaires accessoires

Imagerie

- Dépistage organisé des cancers sur le plan national.
- TDM thoraco-abdomino-pelvien habituellement réalisé, même en l'absence de point d'appel clinique orientant vers une néoplasie.

Examen électrophysiologique

- Électroneuromyogramme.
- En l'absence d'atteinte des grandes fibres, une neuropathie des petites fibres sensitives et autonomes est recherchée :
  - enregistrement des potentiels évoqués nociceptifs par stimulation laser (PEL) ;
  - quantification des seuils de sensibilité thermique (QST) ;
  - mesure des conductances électrochimiques cutanées (CEC) par Sudoscan®.

Figure 1.11. Bilan étiologique d'une érythermalgie.
Source : Mann N, King T, Murphy R. Review of primary and secondary erythromelalgia. Clin Exp Dermatol. 2019;44:477-82. DOI : 10.1111/ced.13891.

L'électromyogramme peut être normal : vitesses de conduction, potentiels d'action normaux et préservation des potentiels évoqués somesthésiques. Ce sont alors les anomalies des tests évaluant les modalités thermoalgiques et les fonctions sudorimotrices qui orientent vers une neuropathie isolée des petites fibres (sensitives et/ou du système autonome).

Une enquête étiologique exhaustive doit être réalisée en présence d'une neuropathie, en particulier :

- sérologies hépatite B, hépatite C, VIH ;
- sérologie Lyme ;
- diagnostic sérologique de la syphilis : TPHA/VDRL (*Treponema Pallidum Hemagglutination Assay*/Venereal Disease Research Laboratory) ;
- déficit vitaminique (B9, B12, B1, B6) ;
- gammapathie monoclonale : électrophorèse des protéines plasmatiques et immunofixation ;
- dysthyroïdie ;
- diabète ;
- sarcoïdose : dosage de l'enzyme de conversion de l'angiotensine (mais dont la sensibilité et la spécificité sont imparfaites) ;
- amylose héréditaire à transthyrétine : recherche de mutation du gène transthyrétine ;
- amylose et sarcoïdose : biopsie des glandes salivaires accessoires ;
- maladie auto-immune : FAN, anticorps anti-ADN natifs, ANCA, cryoglobuline, facteurs rhumatoïdes, anticorps antineuronaux ;
- maladie cœliaque : anticorps anti-gliadine, anti-endomysium, anti-transglutaminase ;
- maladie de Fabry (origine génétique, secondaire à un déficit en alpha-galactosidase).

L'érythermalgie est dite « secondaire » s'il existe une cause sous-jacente dont la prise en charge spécifique permet la régression de l'acrosyndrome (syndrome myéloprolifératif, néoplasie, arrêt d'un traitement vasodilatateur).
En cas d'enquête étiologique négative, l'érythermalgie est dite « primitive ». Il existe de rares formes familiales dont la transmission est autosomique dominante. Les mutations des gènes impliqués (*SCN9A*, *SCN10A* ou *SCN11A*) entraînent une hyperactivation des canaux sodiques voltage-dépendants expliquant les douleurs et les troubles vasomoteurs. Pour les formes familiales ou à début précoce, le diagnostic doit être confirmé par biologie moléculaire.
Pour les diagnostics différentiels en cas d'enquête étiologique négative, l'insuffisance veineuse doit être évoquée en particulier en cas de symptomatologie vespérale ou du primo-décubitus. Un syndrome du canal carpien ou tarsien peut aussi être à l'origine de troubles vasculaires périphériques (vasodilatation).

Prise en charge thérapeutique

Le traitement des formes secondaires réside dans la prise en charge de la maladie causale :

- aspirine et chimiothérapie pour les syndromes myéloprolifératifs ;
- arrêt ou adaptation des médicaments si possible en cas de traitement vasodilatateur ;
- prise en charge du cancer en cas d'érythermalgie paranéoplasique.

En présence d'un syndrome myéloprolifératif (thrombocytémie essentielle ou polyglobulie), l'aspirine est considérée comme un test diagnostique permettant la disparition rapide de l'érythermalgie.
L'utilisation de molécules neuroactives telles que les tricycliques (amitriptyline), la gabapentine, la prégabaline, ou les benzodiazépines (clonazépam) sont parfois efficaces sur le plan antalgique. Une préparation magistrale pour douleurs neuropathiques (crème à base d'amitriptyline 10 % et excipial hydrocrème 90 %) peut être prescrite pour un effet antalgique, à appliquer quotidiennement sur la ou les zones douloureuses.
Pour les formes primitives familiales, les molécules ayant une action directe sur les canaux sodiques voltage-dépendants sont à privilégier, telles que les anesthésiques locaux (patchs de lidocaïne), ou les antiépileptiques (carbamazépine, phénytoïne).

Connectivites

Les connectivites sont des maladies rares, auto-immunes avec atteinte systémique, non spécifiques d'organe. Ces pathologies, répondant à des critères cliniques et biologiques (critères de l'ACR/EULAR), regroupent :

- la sclérodermie systémique ;
- le lupus systémique ;
- la maladie de Gougerot-Sjögren ;
- la polymyosite/dermatomyosite ;
- les syndromes de chevauchement dont la connectivite mixte (ou syndrome de Sharp).

La polyarthrite rhumatoïde se rapproche des connectivites en raison des manifestations systémiques et du caractère auto-immun, mais présente une prédominance des atteintes articulaires.
La dermatomyosite et la polymyosite se caractérisent par un déficit moteur proximal bilatéral secondaire à l'atteinte inflammatoire musculaire. Un cancer associé doit être systématiquement recherché, en particulier si la maladie survient après 50 ans.
L'atteinte cutanée et les acrosyndromes sont parmi les motifs de consultation les plus fréquents et le médecin vasculaire peut être amené à évoquer le diagnostic de connectivite en primo-consultation. Le phénomène de Raynaud est quasi constant dans la sclérodermie systémique, pouvant parfois précéder de plusieurs années l'atteinte systémique.
Le suivi doit être multidisciplinaire dans un centre spécialisé (Centre national de référence ou de compétence). La FAI^{2}R (filière de santé des maladies auto-immunes et auto-inflammatoires rares) (www.fai2r.org) propose une information destinée aux professionnels de santé sous la forme de protocoles nationaux de diagnostic et de soins (PNDS). Des réunions nationales de concertations

pluridisciplinaires sont proposées aux médecins prenant en charge ces patients, notamment dans le cadre de l'urgence (www.fai2r.org/rcp-nationales-fai2r/). L'éducation thérapeutique du patient est indissociable de la prise en charge de ces maladies chroniques. De plus, un cadre associatif dédié (sites précisés dans les différents PNDS) aide à la prise en charge globale de ces maladies rares (www.association-sclerodermie.fr ; www.lupusplus.com ; www.afgs-syndromes-secs.org...).

Anticorps antinucléaires

Les anticorps antinucléaires (ou facteurs antinucléaires [FAN]) sont dirigés contre des antigènes se trouvant dans le noyau cellulaire, les nucléoprotéines associées à de l'acide nucléique, ADN ou ARN. Leur présence et leur spécificité sont une aide au diagnostic des connectivites.

L'immunofluorescence indirecte est utilisée comme test de dépistage de la présence de FAN. En cas de résultat positif, leur titre (1/80, 1/160... 1/1 280) correspond à la dilution du sérum à laquelle la fluorescence disparaît. Leur présence peut être retrouvée en population générale, au cours du vieillissement, habituellement chez les femmes et à des titres peu élevés (à une dilution 1/80 ou 1/160).

L'aspect homogène de la fluorescence est classiquement associé à la présence d'anticorps anti-DNA, évocateurs d'un lupus systémique ; l'aspect moucheté est associé à la présence d'autoanticorps de type ENA (anti-*Extractable Nuclear Antigen*), rencontrés dans la sclérodermie.

En cas de positivité de l'immunofluorescence indirecte, la méthode immunoenzymatique ELISA (*Enzyme-Linked Immunosorbent Assay*) permet de détecter la spécificité des anticorps dirigés contre les nucléoprotéines (tableau 1.1).

Sclérodermie systémique

La sclérodermie systémique est une connectivite touchant 1/5 000 à 1/10 000 personnes. La physiopathologie est complexe, associant des dysfonctionnements des cellules endothéliales, des fibroblastes et des cellules du système immunitaire [10]. La maladie est secondaire à une accumulation de matrice extracellulaire conduisant à une fibrose cutanée et viscérale (principalement le poumon et le tube digestif) et à une microangiopathie.

La microangiopathie est responsable de phénomène de Raynaud, d'ulcérations des extrémités et de complications viscérales (cardiopathie, crise rénale aiguë) [10]. L'atteinte microvasculaire est secondaire à l'activation des cellules endothéliales, perturbant la fonction antithrombotique physiologique de l'endothélium, stimulant la prolifération des cellules musculaires lisses et la synthèse de composants de la matrice extracellulaire et favorisant le recrutement de cellules

Tableau 1.1. Spécificités des facteurs antinucléaires et connectivite évocatrice.

Facteurs antinucléaires	Connectivite
Anticorps ▪ Anti-DNA double brin natif ▪ Antinucléosome ▪ Anti-Sm **(*Small Ribonuclear Protein*, peu fréquents mais hautement spécifiques)** ▪ Anti-RNP **(*Ribonuclear Protein*, rencontrés également dans le syndrome de Sharp)** ▪ Anti-Ro/SSA et anti-La/SSB	**Lupus érythémateux systémique**
Anticorps ▪ Anti-Scl70 (ou anti-topo-isomérase I) ▪ Anticentromères ▪ Anti-ARN polymérase de type III	**Sclérodermie**
Anticorps ▪ Anti-Ro/SSA ▪ Anti-La/SSB	**Maladie de Gougerot-Sjögren**
Anticorps ▪ Anti-Jo1 et autres antisynthétases **(Ac dirigés contre les aminoacyl-ARNt synthétases)**	**Polymyosites et dermatomyosites**
Anticorps anti-RNP	**Syndrome de Sharp (connectivite mixte) :** *Lupus, sclérodermie, polyarthrite rhumatoïde, polymyosite/dermatomyosite*
Anticorps ▪ Facteur rhumatoïde (immunoglobuline IgM) ▪ Antipeptides cycliques citrullinés (anti-CCP)	**Polyarthrite rhumatoïde**

ARN : acide ribonucléique ; ARNt : acide ribonucléique de transfert ; CCP : peptide cyclique citrulliné ; DNA : acide désoxyribonucléique ; IgM : immunoglobuline M ; RNP : *Ribonuclear Protein*.
Source : Agmon-Levin N, Damoiseaux J, Kallenberg C et al. International recommendations for the assessment of autoantibodies to cellular antigens referred to as anti-nuclear antibodies. Ann Rheum Dis. 2014;73(1):17-23.

inflammatoires. L'évolution des lésions conduit à un épaississement de la paroi des vaisseaux (secondaire à la prolifération intimale et des cellules musculaires lisses), à l'oblitération des petits vaisseaux puis à une raréfaction capillaire.
Sur le plan épidémiologique, la maladie touche le plus souvent les femmes. L'âge moyen de survenue est estimé entre 40 et 60 ans. Sur le plan physiopathologique, des facteurs environnementaux peuvent être impliqués, tels que l'exposition à la silice ou aux solvants (reconnaissance en maladie professionnelle). Un cancer doit être systématiquement recherché, en particulier en cas de sclérodermie survenant après 50 ans.
Le pronostic dépend de la présence et de la sévérité des atteintes viscérales mais également du risque cardiovasculaire (CV) et de la survenue de cancer.

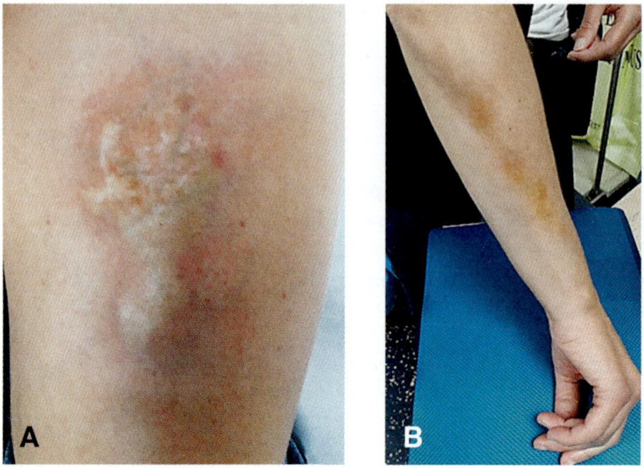

Figure 1.12. Sclérodermie localisée à la peau.
Plaques scléreuses circonscrites (morphées) sur la face antérieure de cuisse (A) ; sur l'avant-bras (B).
Source : Dr Ulrique Michon-Pasturel, Service de médecine vasculaire, Groupe hospitalier Paris Saint-Joseph.

Une augmentation de la prévalence de l'atteinte macrovasculaire a été soulignée par rapport à la population générale, indépendamment des facteurs de risque CV « classiques », au même titre que les patients atteints de lupus systémique ou de polyarthrite rhumatoïde.

Une sclérodermie survenant chez un homme est de plus mauvais pronostic.

Les formes cutanées diffuses paraissent associées à un pronostic péjoratif avec atteinte d'organes d'évolution plus rapide que la forme cutanée limitée. Le suivi des patients présentant une sclérodermie limitée reste nécessaire devant la survenue et la gravité des éventuelles atteintes viscérales.

Il est à noter que l'atteinte cutanée sous la forme de plaques scléreuses circonscrites, encore appelées morphées, peut être un motif de consultation en médecine vasculaire (figure 1.12). Cette atteinte est considérée comme une sclérodermie localisée à la peau. Elle n'est pas associée à des manifestations systémiques et ne présente pas d'évolutivité vers une sclérodermie systémique.

Critères de classification

Le diagnostic est basé sur les critères de classification ACR/EULAR de la sclérodermie systémique. Un score ≥ 9 permet de classer les patients comme ayant une sclérodermie systémique (figure 1.13) [3].

Clinique

Sur le plan phénotypique, la sclérodermie systémique est classée selon LeRoy et Medsger en fonction de l'extension de l'atteinte cutanée [10].

Critères cliniques, biologiques et d'imagerie
Un score ≥ 9 permet de classer les patients comme atteints de sclérodermie systémique

- **Épaississement cutané (ne tenir compte que du score le plus élevé) :**
  - épaississement cutané des doigts des mains s'étendant au-delà des articulations métacarpo-phalangiennes, ***9 points*** ;
  - doigts boudinés, ***2 points*** ;
  - atteinte des doigts ne dépassant pas les articulations métacarpo-phalangiennes, ***4 points.***
- **Lésions pulpaires (ne tenir compte que du score le plus élevé) :**
  - ulcères pulpaires digitaux, ***2 points*** ;
  - cicatrices déprimées, ***3 points.***
- **Télangiectasies, *2 points.***
- **Anomalies capillaroscopiques, *2 points.***
- **HTAP et/ou fibrose pulmonaire, *2 points.***
- **Phénomène de Raynaud, *3 points.***
- **Anticorps spécifiques, *3 points* :** anti-topoisomérase I, anti-centromères ou anti-ARN polymérase III.

Figure 1.13. Critères de classification ACR/EULAR dans la sclérodermie systémique.
HTAP : hypertension artérielle pulmonaire.
Source : Hachulla E, Agard C, Allanore Y et al. Protocole national de diagnostic et de soins sur la sclérodermie systémique, 2017 (révision mai 2022). www.has-sante.fr/upload/docs/application/pdf/2008-11/pnds__sclerodermie_web.pdf.

Sclérodermie systémique limitée

Classiquement associée aux anticorps anticentromères.

- Atteinte cutanée acrale (ne remontant pas au-dessus des coudes et des genoux), atteinte du visage mais épargnant le thorax.
- Atteinte viscérale moins fréquente, ou d'apparition tardive (en particulier hypertension artérielle pulmonaire [HTAP], atteinte digestive).

Le syndrome CREST correspond à l'acronyme pour calcinose, phénomène de Raynaud, trouble de la motilité œsophagienne, sclérodactylie, télangiectasies. Ce syndrome est classiquement défini dans la sclérodermie systémique limitée et associé aux anticorps anticentromères.

Ce sont les formes limitées de sclérodermie qui sont habituellement vues en consultation de médecine vasculaire.

Sclérodermie systémique diffuse

Classiquement associée aux anticorps anti-topo-isomérases I (ou anti-Scl70).

- Atteinte cutanée rapidement évolutive acrale et proximale s'étendant au-dessus du coude et/ou genou et/ou atteinte du thorax.

- Manifestations viscérales apparaissant surtout dans les 3 à 5 premières années : pneumopathie interstitielle/HTAP, insuffisance rénale, atteinte digestive, myocardiopathie.

Sclérodermie systémique *sine scleroderma*

En l'absence de sclérose cutanée, moins de 10 % des patients.

À l'examen clinique, l'atteinte cutanée, l'atteinte microcirculatoire et artérielle périphérique et les signes d'une atteinte viscérale ou ostéoarticulaire sont recherchés (figures 1.14, 1.15 et 1.16) [10].

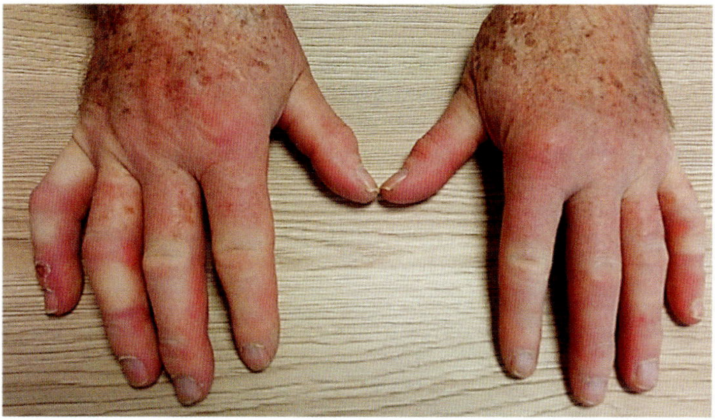

Figure 1.14. Sclérodactylie chez un patient avec sclérodermie systémique.
Source : Service de médecine vasculaire, Groupe hospitalier Paris Saint-Joseph.

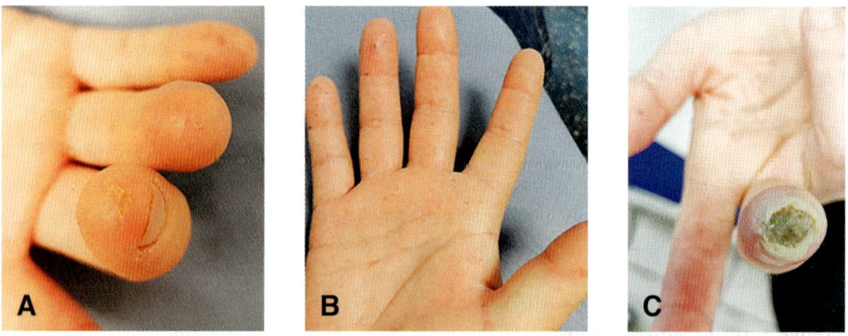

Figure 1.15. Sclérodermie systémique, cicatrice déprimée pulpaire (A) ; télangiectasies (B) ; ulcération pulpaire active (C)
Source : Dr Ulrique Michon-Pasturel, Service de médecine vasculaire, Groupe hospitalier Paris Saint-Joseph.

- **Microangiopathie :**
  - phénomène de Raynaud (parfois phase cyanique d'emblée) : quasi constant, précédant parfois de plusieurs années les autres symptômes.
  - ulcérations ou lésions nécrotiques pulpaires ;
  - capillaroscopie : microangiopathie organique (mégacapillaires, pathognomoniques de connectivite) ;
- **Atteinte macro-vasculaire :** cardio, cérébro-vasculaire ou artérielle périphérique.

Peau | **Vasculaire** | **Viscérale et ostéo-articulaire**

Peau :

- **Score de Rodnan :** évaluation (par la palpation) de l'importance et de l'étendue (diffuse ou limitée) de l'épaississement cutané :
  - 0 (épaisseur cutanée normale) à 3 (épaississement sévère) ;
  - au niveau des doigts, mains, avant-bras, bras, cuisses, jambes, pieds, face antérieure du thorax et abdomen.
- **Sur le visage :**
  - rhagades péribuccales ;
  - limitation de l'ouverture buccale avec lèvres amincies ;
  - effacement des rides.
  - au niveau buccal : syndrome sec, rétraction gingivale.
- **Télangiectasies** (regroupement de plusieurs mégacapillaires en pleine peau, s'effaçant à la vitropression) : le plus souvent au niveau des mains, mais également sur le visage ou les lèvres.
- **Au niveau des mains :**
  - sclérodactylie : impossibilité de plisser la peau de la face dorsale des doigts, aspect boudiné des doigts ;
  - calcinose sous-cutanée ;
  - cicatrices déprimées pulpaires ou ulcérations actives.

Viscérale et ostéo-articulaire :

- **Atteinte pulmonaire :**
  - pneumopathie infiltrante diffuse (PID) ;
  - hypertension artérielle pulmonaire (HTAP, précapillaire par atteinte des petites artères pulmonaires).
- **Atteinte cardiaque :**
  - symptomatologie II^{aire} à l'HTAP ;
  - microcirculatoire, atteinte fibrosante (cardiomyopathie à coronaires saines) ;
  - coronaropathie (atteinte athéromateuse des coronaires épicardiques) ;
  - inflammatoire (myocardite).
- **Crise rénale aiguë :**
  - **URGENCE MÉDICALE** 5 % des patients (forme hypertensive dans 90 % des cas) ;
  - atteinte neurologique, cardiaque ;
  - insuffisance rénale sévère ;
  - microangiopathie thrombotique ;
- **Atteinte digestive :**
  - reflux gastro-œsophagien ;
  - gastroparésie ;
  - gastrite antrale télangiectasique (estomac « pastèque »), risque d'hémorragie digestive ;
  - syndrome de malabsorption : troubles du transit, dénutrition et perte de poids ;
  - syndrome subocclusif ou occlusif à répétition.
- **Atteinte ostéo-articulaire** : fréquente, de type arthralgies, arthrites ou ténosynovites.

Figure 1.16. Atteintes cutanée, microcirculatoire, artérielle périphérique, viscérale et ostéo-articulaire dans la sclérodermie systémique.

Source : Hachulla E, Agard C, Allanore Y et al. Protocole national de diagnostic et de soins sur la sclérodermie systémique, 2017 (révision mai 2022). www.has-sante.fr/upload/docs/application/pdf/2008-11/pnds__sclerodermie_web.pdf.

La crise rénale aiguë (forme hypertensive dans 90 % des cas) constitue une urgence médicale. Une atteinte neurologique et/ou une atteinte cardiaque peuvent y être associées ainsi qu'une insuffisance rénale sévère nécessitant parfois le recours à la dialyse. Sa survenue reste rare (5 % des patients). L'apparition d'une HTA (hypertension artérielle) au cours du suivi et l'apparition d'une insuffisance rénale ou de signes biologiques de microangiopathie thrombotique (MAT) constituent des signes d'alerte. Les mesures de prévention conseillées associent la surveillance régulière de la pression artérielle en automesure, de la créatininémie et de la clairance de la créatinine, et bandelette urinaire ; des doses de prednisone > 10-15 mg/jour sont contre-indiquées car associées au risque de survenue de crise rénale aiguë.

La présence d'anticorps anticentromères est habituellement associée à la sclérodermie systémique limitée tandis que les anticorps anti-topo-isomérases I (anti-Scl70) se retrouvent dans l'atteinte cutanée diffuse. Cependant, ces associations ne sont ni automatiques ni exclusives. La présence d'Ac anti-ARN polymérase III est associée à un risque accru de survenue d'une crise rénale aiguë sclérodermique au cours du suivi ainsi qu'au risque de cancer dans les 2 à 3 ans ou pouvant être synchrone du diagnostic de sclérodermie.

Un âge > 60 ans ou une forme cutanée diffuse évoluant depuis moins de 5 ans doit également amener à dépister un cancer. Le bilan complémentaire associe des examens non invasifs de dépistage de cancer gynécologique, un dosage de PSA (*Prostate Specific Antigen*) chez l'homme et un test immunologique de dépistage du cancer colorectal. Des examens d'imagerie plus complets, scanner thoraco-abdomino-pelvien ou TEP-scanner, sont habituellement réalisés mais ne font pas l'objet de recommandations actuellement.

Bilan complémentaire et approche thérapeutique

Le bilan complémentaire initial doit être exhaustif, y compris en l'absence de symptomatologie évocatrice d'atteinte viscérale (figure 1.17).

Le dosage de FAN et la recherche de spécificité sont à répéter à 6-12 mois en l'absence de FAN au bilan initial ou en cas de FAN mais sans spécificité retrouvée.

En fonction du contexte clinique et/ou biologique, une pathologie associée peut être suspectée :

- cholangite biliaire primitive (syndrome de Reynolds) : bilan hépatique, Ac anti-mitochondries, échographie hépato-biliaire, bili-IRM ;
- possible connectivite mixte : syndrome de Sharp (anticorps anti-RNP), lupus (anticorps anti-DNA natifs, Ac anti-Sm, complément), polyarthrite rhumatoïde (anticorps anti-CCP), myosites auto-immunes (Ac anti-Jo1 ou autres antisynthétases), syndrome des antiphospholipides (SAPL) (Ac anticardiolipines et anti-bêta2GP1, anticoagulant circulant).

Les examens complémentaires seront répétés annuellement ou plus fréquemment, notamment dans les formes cutanées diffuses récentes, en fonction de la présence et de la sévérité de l'atteinte systémique ou si apparition ou aggravation des symptômes.

Poumon

- **Test de marche de 6 minutes :** évaluation de la dyspnée (échelle Borg, NYHA) et de la saturation O_2.
- **Explorations fonctionnelles respiratoires** (tous les 3 à 6 mois si PID) :
  - syndrome restrictif : diminution de la capacité vitale ;
  - diminution de la diffusion du monoxyde de carbone à travers la membrane alvéolo-capillaire.
- **TDM thoracique haute résolution, coupes fines ;** avec injection si aggravation brutale de la dyspnée (éliminer l'embolie pulmonaire).

Cœur

- **Échographie cardiaque :**
  - suspicion de HTAP si VIT ≥ 3 m/sec (PAPs ≥ 41 mmHg) ou si VIT 2,8-3 m/sec associée à une dyspnée non expliquée par une autre cause ;
  - cathétérisme cardiaque droit discuté en RCP (centre de référence HTAP), permettant de confirmer le diagnostic de HTAP.
- **Holter ECG sur 24heures.** Si palpitations, lipothymie (troubles du rythme/ de conduction).
- **Explorations coronaires** si signes évocateurs.
- **IRM cardiaque,** à la recherche d'une myocardite ou d'une atteinte fibrosante.

- **Bilan biologique :**
  - bilan standard : NFS, ionogramme sanguin, créatininémie, CRP, glycémie à jeun, calcémie, phosphorémie, albuminémie, bilan hépatique, TSH ;
  - bilan auto-immun : FAN et recherche de spécificité, recherche d'anticorps antiphospholipides ;
  - recherche d'atteinte d'organe associée :
    - atteinte digestive : ferritine, vitamines B9 et B12, vitamines liposolubles (A, D, E, K), électrophorèse des protéines sériques,
    - atteinte cardiaque : troponine, BNP,
    - atteinte rénale : bandelette urinaire, rapport protéinurie/créatininurie sur échantillon. Si suspicion de crise rénale aiguë : réticulocytes, schizocytes, haptoglobine, lactate déshydrogénase ;
- **Capillaroscopie et examens complémentaires.**

Rein

Risque accru de survenue d'une crise rénale aiguë si Ac anti-ARN polymérase III ou forme cutanée diffuse récente (< 3 ans) :

- surveillance régulière de la pression artérielle en automesure, de la clairance de la créatinine, bandelette urinaire ;
- contre-indication des doses de prednisone > 10-15 mg par jour.

Tube digestif

En présence de symptômes digestifs hauts (RGO) ou si anémie ferriprive :

- **FOGD ;**
- **coloscopie en cas de suspicion d'hémorragie digestive basse ;**
- **TDM abdominal ;**
- **sur avis spécialisé :**
  - manométrie œsophagienne ;
  - vidéocapsule si anémie ferriprive inexpliquée (FOGD et coloscopie normales, sans cause gynécologique), à la recherche de télangiectasies intestinales.

Figure 1.17. Bilan complémentaire à la recherche d'une atteinte viscérale chez un patient avec sclérodermie systémique.

Source : Hachulla E, Agard C, Allanore Y et al. Protocole National de Diagnostic et de Soins sur la Sclérodermie Systémique, 2017 (révision mai 2022). www.has-sante.fr/upload/docs/application/pdf/2008-11/pnds__sclerodermie_web.pdf.

La prise en charge thérapeutique [10] doit faire l'objet d'une évaluation pluridisciplinaire et d'une discussion en RCP (réunion de concertation pluridisciplinaire) dans un centre de référence et/ou de compétence des maladies rares labellisé au sein de la filière nationale FAI²R (figures 1.18 et 1.19).

En cas de suspicion d'HTAP, une discussion en RCP est nécessaire afin de poser l'indication d'un cathétérisme cardiaque droit. Il s'agit du seul examen permettant de confirmer le diagnostic : HTAP précapillaire définie par une pression artérielle pulmonaire (PAP) moyenne ≥ 20 mmHg avec PAP occluse ≤ 15 mmHg et résistance vasculaire pulmonaire ≥ 3 UW [10].

En cas de diagnostic d'HTAP, le patient doit être adressé au centre de référence ou à un centre de compétence des hypertensions pulmonaires [10].

À noter que plusieurs étiologies peuvent conduire à une HTAP dans la sclérodermie [10] :

- HTAP précapillaire ;
- HTAP avec composante veino-occlusive (atteinte des veinules pulmonaires) ;
- HTAP en lien avec une cardiopathie gauche ;
- HTAP en lien avec une pathologie pulmonaire et/ou une hypoxémie ;
- HTAP thromboembolique chronique.

Crise rénale sclérodermique

- **Hospitalisation en réanimation si HTA sévère, atteinte d'organe cible (convulsions, œdème aigu pulmonaire, insuffisance rénale sévère nécessitant une dialyse) ou si microangiopathie thrombotique.**
- **Contrôle précoce de la pression artérielle en milieu hospitalier :**
  - objectifs PA : systolique < 130 mmHg et diastolique < 80 mmHg) ;
  - IEC (1re intention) ou ARA2 si intolérance aux IEC (pas en association) ;
  - ajout inhibiteur calcique (dihydropyridine) si besoin.
- **Épuration extrarénale.**
- **Transplantation rénale en ultime recours** (après un délai de 2 ans au cours duquel essai de sevrage de la dialyse).
- **Prévention primaire systématique par un IEC : pas de preuve d'efficacité.**

↑

Évaluation pluridisciplinaire et discussion en RCP
En lien avec un centre de référence ou un centre de compétence

↓ ↓

Symptomatologie vasculaire

- **Phénomène de Raynaud :**
  - arrêt du tabac, éviter les vasoconstricteurs, protection physique contre le froid et les microtraumatismes ;
  - inhibiteur calcique non bradycardisant (amlodipine ou nifédipine (AMM pour la nifédipine 30 mg/j) plutôt que diltiazem ou vérapamil qui pourraient aggraver une symptomatologie fonctionnelle en cas de HTAP).
- **Phénomène de Raynaud sévère responsable d'ulcérations actives :**
  - analogue de la prostacycline (AMM pour l'iloprost IV) ;
  - si inefficacité ou intolérance à l'iloprost : inhibiteur de la 5-phosphodiestérase (sildenafil).
- **Traitement préventif si ulcères digitaux récidivants :** antagoniste des récepteurs de l'endothéline (AMM bosentan).
- **Macroangiopathie :** antiagrégant plaquettaire discuté ;
- **Thrombose artérielle et/ou veineuse dans le cadre d'un SAPL :** traitement anticoagulant (antivitamine K).

Symptomatologie cardiaque

- **Prise en charge d'une maladie coronaire.**
- **Prise en charge d'une HTAP (précapillaire) :**
  - oxygénothérapie si indiquée ;
  - diurétiques en cas de signes de surcharge cardiaque droite ;
  - antagoniste des récepteurs de l'endothéline (AMM bosentan) ;
  - inhibiteur de la 5-phosphodiestérase (AMM sildénafil et tadalafil) ;
  - analogue de la prostacycline (AMM époprosténol en perfusion IV continue/CVC) ;
  - agoniste des récepteurs de la prostacycline (AMM sélexipag) ;
  - transplantation pulmonaire ou cardiopulmonaire en ultime recours.
- **Insuffisance cardiaque à fonction VG réduite** : IEC ou ARA2 ou inhibiteur des récepteurs de l'angiotensine II et de la néprilysine, bêtabloquant cardiosélectif (à discuter).
- **Insuffisance cardiaque à fonction VG préservée** : Gliflozines (empagliflozine).
- **Myocardite** : traitement immunosuppresseur.
- **Péricardite :** colchicine.
- **Trouble conduction/dysfonction systolique** : pacemaker/défibrillateur implantable.

Figure 1.18. Approche thérapeutique dans l'atteinte cardiovasculaire et rénale de la sclérodermie systémique.

Source : Hachulla E, Agard C, Allanore Y et al. Protocole national de diagnostic et de soins sur la sclérodermie systémique, 2017 (révision mai 2022). www.has-sante.fr/upload/docs/application/pdf/2008-11/pnds__sclerodermie_web.pdf.

Atteinte pulmonaire

- **Arrêt total et définitif du tabac.**
- **Vaccination** antigrippale annuelle et vaccination antipneumococcique, vaccination contre la Covid-19 en fonction de l'évolution épidémique.
- **Pneumopathie infiltrante diffuse :**
  - traitement d'un éventuel reflux gastro-œsophagien ;
  - kinésithérapie adaptée ;
  - oxygénothérapie si indiquée ;
  - traitement de fond immunosuppresseur en cas de PID progressive, sévère d'emblée ou à haut risque de progression :
    - mycophénolate mofétil (MMF) ou azathioprine en relais du cyclophosphamide IV (1re intention),
    - association éventuelle de corticoïdes à faibles doses (< 10 mg/j de prednisone orale),
    - nintédanib (AMM, inhibiteur des tyrosines kinases), seul ou en association au traitement immunosuppresseur et/ou corticothérapie orale ;
  - intensification avec discussion d'autogreffe de cellules souches hématopoïétiques ;
  - transplantation pulmonaire en ultime recours.
- **Hypertension artérielle pulmonaire précapillaire sans PID** (figure 18).

Évaluation pluridisciplinaire et discussion en RCP
En lien avec un centre de référence ou un centre de compétence

Atteinte cutanée et ostéoarticulaire

- **Kinésithérapie adaptée.**
- **Atteinte cutanée diffuse récente :** immunosuppresseur (méthotrexate).
- **Atteinte cutanée diffuse sévère :**
  - immunosuppresseur (cyclophosphamide, mycophénolate mofétil) ;
  - autogreffe de cellules souches hématopoïétiques à discuter.
- **Atteinte articulaire inflammatoire :**
  - AINS sur une courte durée (surveillance fonction rénale et en l'absence de risque de saignement digestif) ;
  - corticoïdes per os (dose initiale d'équivalent prednisone < 10-15 mg/j puis dose plus faible au long cours < 10 mg/j) ;
  - infiltrations de corticoïdes possibles (atteinte articulaire ou ténosynoviale, ou en cas de syndrome du canal carpien) ;
  - polyarthralgie in ammatoire : immunosuppresseur (méthotrexate) ;
- **Polyarthrite réfractaire, en particulier si chevauchement avec une polyarthrite rhumatoïde :** rituximab (Ac anti-CD20) ou tocilizumab (Ac anti-IL-6 récepteur).

Atteinte digestive

- **Reflux gastro-œsophagien :** inhibiteur de la pompe à protons.
- **Atteinte digestive avec troubles moteurs et/ou distension abdominale :** prokinétiques (métoclopramide, dompéridone).
- **Altération de l'état général et dénutrition sévère :** avis auprès de l'équipe de gastroentérologues/spécialistes en nutrition, discussion d'une nutrition entérale ou parentérale.
- **Atteinte ano-rectale :** avis spécialisé.

Figure 1.19. Approche thérapeutique dans l'atteinte viscérale et ostéo-articulaire de la sclérodermie systémique.

Source : Hachulla E, Agard C, Allanore Y et al. Protocole national de diagnostic et de soins sur la sclérodermie systémique, 2017 (révision mai 2022). www.has-sante.fr/upload/docs/application/pdf/2008-11/pnds__sclerodermie_web.pdf.

Lupus érythémateux systémique (ou lupus érythémateux aigu disséminé)

Le lupus érythémateux systémique est une connectivite touchant 1/1000 à 1/3000 personnes, évoluant par poussées et pouvant atteindre plusieurs organes. La maladie est caractérisée par la production de FAN dirigés en particulier contre l'ADN natif [11]. Cependant, l'absence d'anticorps anti-ADN natif ou anti-antigènes nucléaires solubles n'exclut pas le diagnostic de lupus systémique qui est évoqué en premier lieu sur les symptômes cliniques. La maladie débute en général entre 20 et 30 ans, avec une prédominance féminine. Moins de 10 % des formes familiales sont rapportées. La physiopathologie n'est pas bien connue, et pourrait faire intervenir des infections virales, l'exposition aux ultraviolets, un traitement hormonal, et/ou certains médicaments. L'atteinte cutanée, prédominant sur les zones exposées (photosensibilité), est retrouvée chez la majorité des patients. Il existe également des formes cutanées pures qui peuvent évoluer vers un lupus systémique.

Le médecin vasculaire peut être amené à poser le diagnostic de lupus dans le cadre du bilan étiologique d'un acrosyndrome, d'une atteinte microvasculaire ou macrovasculaire artérielle ou veineuse.

Critères de classification

Le diagnostic de lupus érythémateux systémique est affirmé sur un faisceau d'arguments cliniques, biologiques et histologiques [11]. La classification de référence est celle de l'ACR/EULAR [12].

Pour les critères de classification de l'ACR/EULAR, la présence d'au moins un critère parmi les domaines cliniques et un score ≥ 10 points permet de classer les patients comme ayant un lupus érythémateux systémique (figure 1.20) [12].

Au sein des lupus systémiques, on distingue les lupus induits (lupus cutané subaigu d'origine médicamenteuse) des lupus systémiques spontanés. Plusieurs classes médicamenteuses peuvent être impliquées dans l'apparition de lupus cutané subaigu médicamenteux, présentées par ordre de fréquence rapportée dans la littérature (liste non exhaustive) [11] :

- antihypertenseurs (34 %) (inhibiteurs calciques dihydropyridiniques et non dihydropyridiniques, diurétiques thiazidiques, bêtabloquants, inhibiteurs de l'enzyme de conversion de l'angiotensine) ;
- antifongiques (26 %) (terbinafine, griséofulvine) ;
- chimiothérapie (docétaxel, paclitaxel, tamoxifène) ;
- immunomodulateurs (léflunomide, interféron alpha et bêta) ;
- avec une fréquence < 3 % : antiépileptiques (carbamazépine, phénytoïne) ; statines ; inhibiteurs de la pompe à protons ; anti-inflammatoires non stéroïdiens ; ticlopidine.

Critère d'entrée
Présence de FAN à un titre ≥ 1/80

- **Si absence de FAN : ne pas classer en lupus érythémateux systémique.**
- **Si présence de FAN : appliquer les critères additifs ci-dessous :**
  - ne pas compter un critère s'il existe une cause associée plus probable que le lupus ;
  - dans chaque domaine, seul le critère ayant la pondération la plus élevée est pris en compte ;
  - classification en lupus érythémateux systémique si présence d'au moins un critère des domaines cliniques et un score ≥ 10 points.

Domaines cliniques

- **Fièvre, *2 points.***
- **Hématologique :**
  - leucopénie < 4 000/mm^3, ***3 points*** ;
  - thrombopénie < 100 000/mm^3, ***4 points*** ;
  - hémolyse d'origine auto-immune, ***4 points.*** (Hémolyse : réticulocytose, effondrement de l'haptoglobine, élévation des LDH et de la bilirubine non conjuguée ; caractère auto-immun : test de Coombs positif).
- **Neuropsychiatrique :**
  - délire, ***2 points*** ;
  - psychose, ***3 points*** ;
  - convulsions, ***5 points.***
- **Cutanéomuqueux :**
  - alopécie non cicatricielle, ***2 points*** ;
  - ulcérations orales, ***2 points*** ;
  - lésions cutanées de lupus subaigu OU de lupus discoïde, ***4 points*** ;
  - lésions cutanées de lupus aigu, ***6 points.***
- **Atteintes pleurale ou péricardique :**
  - épanchement pleural ou péricardique, ***5 points*** ;
  - péricardite aiguë, ***6 points.***
- **Atteinte articulaire inflammatoire (au moins 2 articulations périphériques), *6 points.***
- **Atteinte rénale :**
  - protéinurie > 0,5 g/24 heures, ***4 points*** ;
  - glomérulonéphrite lupique de classe II ou V, ***8 points*** ;
  - glomérulonéphrite lupique de classe III ou IV, ***10 points.***

Domaines immunologiques

- **Anticorps antiphospholipides positifs, *2 points***
  - Anticoagulant circulant ; ou
  - Anticorps anticardiolipine (IgA, IgG, ou IgM) à des titres modérés ou élevés ; ou
  - Anticorps anti-ß2-glycoprotéine1 (IgA, IgG, ou IgM) ;
- **Diminution du complément :**
  - C3 ou C4, ***3 points***
  - C3 et C4, ***4 points***
- **Anticorps spécifiques du lupus érythémateux systémique, *6 points***
  - anti-ADN natif ; ou
  - anti-Sm ;

Figure 1.20. Critères de classification ACR/EULAR 2019 pour le lupus érythémateux systémique.

LDH : lactate déshydrogénase.

Source : Aringer M, Costenbader K, Daikh D, et al. 2019 European League Against Rheumatism/American College of Rheumatology Classification Criteria for Systemic Lupus Erythematosus. Arthritis Rheumatol. 2019;71(9):1400-12. DOI : 10.1002/art.40930.

Une prédominance féminine est soulignée dans les lupus induits ainsi qu'un âge moyen de début plus avancé. Un mécanisme de photosensibilisation est mis en cause sur terrain prédisposant. L'intervalle de temps entre l'exposition au médicament et l'apparition des lésions cutanées est variable. Dans la plupart des cas, les lésions cutanées s'estompent progressivement dans les semaines suivant le retrait du médicament. Les autoanticorps Ro/SSA et La/SSB sont présents chez la majorité des patients et peuvent rester positifs après la disparition des lésions cutanées. La survenue d'un lupus systémique ou d'un syndrome de Sjögren a également été rapportée, soulignant la nécessité d'un suivi des patients avec lupus cutané subaigu médicamenteux.

Particularités de la prise en charge en médecine vasculaire

Motifs de consultation fréquents

Les lésions cutanées sont très fréquentes au cours du lupus systémique. Les acrosyndromes de types phénomène de Raynaud (fréquent, 30-40 %) ou érythermalgie peuvent également être des motifs de consultation en médecine vasculaire.

Certaines lésions cutanées peuvent prendre l'apparence d'engelures (« lupus engelures ») ou de vasculopathie thrombotique (vascularite livédoïde, nécroses cutanées, ischémie digitale avec hémorragies sous-unguéales en flammèches, lésions purpuriques de la pulpe des doigts/orteils, livedo).

Le lupus érythémateux systémique s'associe parfois au SAPL défini par l'association de thromboses vasculaires et/ou d'événements obstétricaux avec la présence d'anticorps antiphospholipides (voir « Syndrome des antiphospholipides », dans le même chapitre). Les thromboses veineuses, artérielles ou microcirculatoires sont parfois révélatrices de lupus systémique et fortement associées à la présence d'anticorps antiphospholipides. Les thromboses vasculaires peuvent être de site atypique, viscéral (hépatique, rénal), pulmonaire, intracrânien ou coronaire.

Une athérosclérose précoce peut également survenir dans ce contexte de maladie inflammatoire chronique et/ou de corticothérapie prolongée.

Prise en charge

La prise en charge est multidisciplinaire en lien avec un centre de référence et/ou de compétence. La stratégie thérapeutique dépend de la gravité de l'atteinte cutanéo-articulaire, vasculaire ou d'organe associée [11] :

- associé aux mesures de photo-protection, le traitement de fond prévenant les poussées repose sur l'hydroxychloroquine (AMM en « traitement d'appoint ou en prévention des rechutes des lupus systémiques »), voire la chloroquine (sauf contre-indication) ;
- le suivi ophtalmologique permet le dépistage d'une éventuelle rétinopathie liée à l'hydroxychloroquine (constituant une contre-indication à ce traitement). La périodicité de ce suivi est adaptée aux données du 1er examen réalisé sous traitement ;

- le traitement des poussées est adapté à leur gravité et comporte, si besoin, une corticothérapie. Si une corticothérapie doit être maintenue sur le long cours, de faibles doses de corticoïdes (5 à 10 mg/j de prednisone) doivent être utilisées. Afin de réduire le risque de complications CV, l'épargne cortisonique doit être favorisée aussi souvent que possible ;
- le traitement des formes sévères repose sur la corticothérapie seule ou associée aux immunosuppresseurs, en plus de l'hydroxychloroquine ;
- le risque iatrogène lié à la corticothérapie doit être prévenu (détaillé dans le chapitre 6 « Vascularites ») ;
- en présence d'un SAPL associé, un traitement prolongé par anticoagulant est indiqué en prévention secondaire des thromboses. Le traitement AVK (antivitamine K) est la référence avec un INR cible à 2,5 dont l'intensité peut être majorée lorsqu'une récidive survient sous traitement bien conduit. Les anticoagulants oraux directs (AOD) ne sont pas recommandés chez les patients atteints de SAPL à haut risque (triple positivité, antécédent de thrombose artérielle, atteinte d'organe).

Le sevrage tabagique doit être obtenu.

La grossesse doit être planifiée après une période de rémission prolongée (minimum 6 mois). Les anticorps antiphospholipides sont systématiquement recherchés car associés à une morbidité obstétricale imposant une adaptation thérapeutique pendant la grossesse (prise en charge précisée dans le chapitre 3, « Maladie thromboembolique veineuse et grossesse »). La présence d'anticorps anti-SSA et/ou anti-SSB expose au risque de lupus néonatal et en particulier de bloc auriculo-ventriculaire congénital (1-2 % des cas) faisant toute la gravité de ce syndrome (surveillance échocardiographique fœtale obligatoire).

Une contraception est indispensable quand un traitement tératogène est administré (immunosuppresseurs de types méthotrexate, cyclophosphamide, mycophénolate mofétil…).

Si besoin, l'emploi des œstroprogestatifs peut être envisagé, en l'absence d'antécédent thrombotique, en l'absence de biologie antiphospholipide ou de manifestation sévère active du lupus [11]. Sinon, une contraception par microprogestatif pur ou dispositif intra-utérin hormonal ou non est initiée.

Maladie de Gougerot-Sjögren

La maladie de Gougerot-Sjögren est une exocrinopathie auto-immune caractérisée par la survenue d'une sécheresse des muqueuses (lacrymales et salivaires en particulier) secondaire à un infiltrat lymphocytaire des glandes.

La prévalence est estimée entre 1/1 000 et 1/10 000 personnes, avec une nette prédominance féminine et un âge moyen de 40-60 ans.

Il existe deux formes, primaire (isolée chez un patient) et secondaire associée à une autre maladie auto-immune (en particulier, polyarthrite rhumatoïde, lupus, sclérodermie, polymyosite ou thyroïdite auto-immune).

L'étiologie est inconnue. Le rôle d'un facteur déclenchant infectieux est proposé sur terrain génétique prédisposé. Chez un patient présentant un syndrome sec, le diagnostic repose soit sur l'histologie (biopsie des glandes salivaires accessoires [BGSA]) soit sur la présence de FAN spécifiques sur le bilan sanguin.

Le médecin vasculaire peut être amené à poser le diagnostic de Gougerot-Sjögren dans le cadre du bilan étiologique d'un acrosyndrome ou d'une vascularite cutanée.

La gravité de la maladie tient à l'atteinte extra-glandulaire systémique surtout dans les formes primaires (figure 1.21) [13]. La principale complication systémique est la survenue de lymphome malin non hodgkinien (5 % des patients).

Le pronostic vital est mis en jeu s'il existe une atteinte systémique ou la survenue d'un lymphome. Le pronostic est bon si le tableau clinique est un syndrome sec pur (deux tiers des patients).

La grossesse doit être surveillée en cas de présence d'anticorps anti-SSA (avec ou sans anti-SSB) devant le risque de lupus néonatal et de bloc auriculo-ventriculaire congénital.

Critères de classification

Le syndrome sec se manifeste particulièrement au niveau :

- oculaire : xérophtalmie associant brûlures oculaires, sensation de corps étranger ou de voile, conjonctivites récidivantes, nécessité d'utiliser des larmes artificielles, risque de kératite ;
- buccal : xérostomie, hyposialie, hypertrophie des glandes parotides, nécessité de boire fréquemment, langue dépapillée fissurée, atrophie et fragilité des muqueuses, risque de caries dentaires et mycose récidivante.

Le syndrome sec peut également être cutané, bronchique, vaginal ou digestif (constipation).

Une cause iatrogène médicamenteuse doit être recherchée devant un syndrome sec, en particulier les antidépresseurs imipraminiques, neuroleptiques antiparkinsoniens atropiniques, morphiniques, antihistaminiques anticholinergiques, toxiques (tabac, cannabis, cocaïne), vapote, mais aussi les bêtabloquants et alphabloquants, inhibiteurs calciques, benzodiazépines, antidépresseurs inhibiteurs de la recapture de sérotonine.

Tout syndrome sec n'est pas une maladie de Gougerot-Sjögren.

Atteinte systémique
Profil immunologique habituellement plus actif :

- positivité des autoanticorps : anti-SSA/Ro60, anti-SSB, FR et cryoglobuline ;
- consommation du complément ;
- lymphopénie.

↓

- **Anomalies hématologiques :** cytopénies : lymphopénie (signe d'activité), neutropénie, thrombopénie auto-immune, anémie hémolytique auto-immune.
- **Lymphome B : complication principale (5 % des patients), la plus redoutée, suspectée en cas d'hypogammaglobulinémie.**
  Facteurs prédictifs, reflet de l'activité systémique de la maladie : purpura vasculaire, organomégalie (parotidomégalie, splénomégalie, adénopathies), gammapathie monoclonale, lymphopénie, cryoglobulinémie ou facteur rhumatoïde, consommation du complément.
- **Atteinte pulmonaire :**
  - bronchites à répétition (trouble ventilatoire obstructif et dilatation des bronches) ;
  - pneumopathie interstitielle ;
  - pleurésie ;
  - fibrose ;
  - hypertension artérielle pulmonaire (rare).
- **Atteinte rénale :**
  - néphropathie tubulo-interstitielle ;
  - glomérulonéphrite membrano-proliférative ;
- **Vascularite cryoglobulinémique.**
- **Atteinte musculaire inflammatoire (myosite).**
- **Système nerveux :**
  - périphérique : polyneuropathies (associées ou non à une vascularite cryoglobulinémique) ;
  - central (très rare) : sclérose en plaques ou de type pseudo-sclérose en plaques, vascularite du système nerveux central.
- **Système digestif :**
  - gastrite ;
  - insuffisance pancréatique exocrine ;
  - hépatite ;
  - cholangite biliaire primitive.
- **Atteinte articulaire :** atteinte inflammatoire avec polyarthrite non érosive le plus souvent des métacarpophalangiennes, poignets, interphalangiennes proximales, atteinte possible au niveau des genoux ou chevilles, coudes et épaules.

Figure 1.21. Atteinte extra-glandulaire systémique dans le syndrome de Gougerot-Sjögren.

FR : facteur rhumatoïde.

Source : Protocole national de diagnostic et de soins – Maladie (ou syndrome) de Sjögren, sous la coordination du Pr Devauchelle V et du Pr Mariette X, mars 2022. www.has-sante.fr/upload/docs/application/pdf/2022-03/pnds_sjogren_mars_2022.pdf.

Le diagnostic repose sur les critères de classification ACR/EULAR 2016, critères pondérés avec un score ≥ 4 chez les patients présentant un syndrome sec oculaire et/ou buccal et en l'absence de critère d'exclusion (figure 1.22) [13]. Le diagnostic repose donc soit sur la présence d'anticorps anti-SSA (uniquement Ro60 et non pas anti-Ro52 ; et sans prise en compte des anti-SSB), soit sur une histologie spécifique à la BGSA avec un infiltrat lymphocytaire (score de Chisholm ≥ 3, équivalent d'un focus score ≥ 1) réalisée en ambulatoire dans un centre expert.

- ***Présence d'un score ≥ 4 sur les critères de classification chez un patient présentant un syndrome sec oculaire et/ou buccal ;***
- ***Absence de critères d'exclusion.***

↓

- **Critères de classification :**
  - sialadénite lymphocytaire sur la BGSA avec focus score ≥ 1, ***3 points*** ;
  - anticorps anti-SSA/Ro positifs (uniquement Ro60 et pas Ro52)*, ***3 points*** ;
  - *Ocular Staining Score* ≥ 5 (ou score de van Bijsterveld ≥ 4) pour au moins un œil, ***1 point*** ;
  - test de Schirmer ≤ 5 mm/5 minutes pour au moins un œil, ***1 point*** ;
  - flux salivaire sans stimulation ≤ 0,1 mL/min, ***1 point.***
- **Critères d'exclusion :**
  - antécédent d'irradiation cervicale ;
  - infection par le VHC ;
  - infection par le VIH ;
  - sarcoïdose ;
  - amylose ;
  - réaction du greffon contre l'hôte ;
  - maladie associée aux IgG4.

* À noter que les Ac anti-SSB (ou anti-La) ne sont jamais présents dans le syndrome de Gougerot-Sjögren sans Ac anti-SSA (ils sont retrouvés chez 50 % des patients avec Ac anti-SSA).

Figure 1.22. Critères de classification ACR/EULAR pour le syndrome de Gougerot-Sjögren.

BGSA : biopsie des glandes salivaires accessoires ; IgG4 : immunoglobuline d'isotype G4.

Source : Protocole national de diagnostic et de soins — Maladie (ou syndrome) de Sjögren, sous la coordination du Pr Devauchelle V et du Pr Mariette X, mars 2022. www.has-sante.fr/upload/docs/application/pdf/2022-03/pnds_sjogren_mars_2022.pdf.

Particularités de la prise en charge en médecine vasculaire

Motifs de consultation fréquents

Les manifestations vasculaires les plus fréquentes sur le plan cutané sont le phénomène de Raynaud et les vascularites cutanées. L'acrosyndrome est souvent précoce, précédant de plusieurs années le diagnostic de Gougerot-Sjögren. La capillaroscopie présente des anomalies dans la moitié des cas, souvent peu spécifiques (capillaires tortueux), ou avec diminution de la densité capillaire (mais sans plage déserte), et parfois des hémorragies.

Les vascularites cutanées peuvent se présenter sous la forme :
- d'un livedo ;
- d'un purpura hypergammaglobulinémique (dit « de Waldenstrom ») caractérisé par un purpura vasculaire récidivant associé à une hypergammaglobulinémie ;
- de vascularite cryoglobulinémique ;
- de vascularite urticarienne ;
- de manifestations cutanées d'un éventuel SAPL associé.

Comme pour les autres maladies inflammatoires chroniques, le dépistage CV est important dans le suivi avec la mise en place d'un traitement adapté en prévention primaire selon le risque individuel.

Prise en charge

La prise en charge thérapeutique reste symptomatique pour le syndrome sec :
- oculaire : larmes artificielles, éviction des facteurs irritants externes tels que le tabac, éviction des lentilles de contact ;
- buccal : hygiène dentaire, chewing-gums au fluor sans sucre, bains de bouche, salive artificielle en spray ou en gel ;

La stimulation pharmacologique repose sur la pilocarpine, agoniste muscarinique (effet secondaire : hypersudation, tachycardie), efficace sur la sécheresse buccale, nasale et vaginale.

Les traitements immunosuppresseurs, immunomodulateurs ou les thérapies ciblées biologiques sont réservés aux complications systémiques [13]. La prise en charge thérapeutique devra être multidisciplinaire en prenant en compte le type d'atteinte systémique et sa sévérité, en lien avec un centre de référence et/ou de compétence. Compte tenu de son risque iatrogène, en particulier sur le plan CV au long cours, la corticothérapie ne doit pas être utilisée comme traitement de fond. Ce traitement peut être instauré à l'occasion d'une poussée systémique avec un objectif de sevrage (seuil de 5 mg/j d'équivalent prednisone à 3 mois de l'instauration). L'hydroxychloroquine est habituellement proposée pour la prise en charge des arthralgies inflammatoires (du fait de l'expérience clinique dans le lupus systémique), ou en présence d'un purpura hypergammaglobulinémique.

La fréquence du suivi varie en fonction de la présence d'une atteinte systémique, des critères d'activité de la maladie et des traitements en cours. Le lymphome est la complication principale (5 % des patients), la plus redoutée, suspectée au cours du suivi en cas d'hypogammaglobulinémie. Les facteurs prédictifs de la survenue d'un lymphome sont le reflet de l'activité systémique de la maladie : purpura vasculaire, organomégalie (parotidomégalie, splénomégalie, adénopathies), gammapathie monoclonale, lymphopénie, cryoglobulinémie ou facteur rhumatoïde et consommation du complément.

La surveillance biologique doit comporter la recherche de facteurs rhumatoïdes, des FAN (anti-SSA/Ro60, anti-SSB), bêta-2-microglobuline, électrophorèse des protéines sériques et immunofixation, dosage pondéral des immunoglobulines, complément C4 et C3, cryoglobuline.

Ischémie digitale

L'ischémie digitale représente une urgence diagnostique et thérapeutique et nécessite un bilan étiologique approfondi, même en présence d'un mécanisme évident identifié.

Les causes peuvent en effet être multiples et associées entre elles.

Le tabac est le cofacteur le plus souvent associé [14].

Une origine embolique et/ou thrombotique et une atteinte de la microcirculation isolée et/ou de la macrocirculation associée doivent être recherchées.

Les ischémies digitales sont moins fréquentes que les lésions ischémiques d'orteils. De plus, la prévalence des différentes étiologies diffère. Les lésions ischémiques des orteils sont le plus souvent secondaires à l'évolution de la maladie athéromateuse (ischémie critique, maladie des emboles de cristaux de cholestérol) (voir chapitre 2).

Diagnostic clinique et bilan étiologique

Le diagnostic d'ischémie digitale repose sur la clinique : la symptomatologie est le plus souvent brutale et bruyante, l'extrémité du doigt est froide, très douloureuse, de coloration pâle ou cyanique (figure 1.23). Des lésions nécrotiques péri-unguéales et des hémorragies en flammèches sous-unguéales peuvent également être observées.

L'examen clinique recherche une arythmie cardiaque, un souffle cardiaque ou sur l'axe artériel axillo-sous-clavier, une abolition du pouls radial et/ou cubital. La manœuvre d'Allen recherche une obstruction des artères digitales, de l'arcade palmaire ou de la partie distale de l'artère radiale et cubitale : la recoloration de la paume de la main doit être < 8 secondes, en relâchant d'abord la cubitale puis la radiale au poignet.

Les principales étiologies pouvant rendre compte d'une ischémie digitale regroupent les thrombophilies ou toute autre pathologie responsable d'hyperviscosité, l'atteinte vasculaire inflammatoire, les mécanismes emboliques (cardiaques ou artériels périphériques), les infections, les causes médicamenteuses ou la prise de toxiques (figure 1.24).

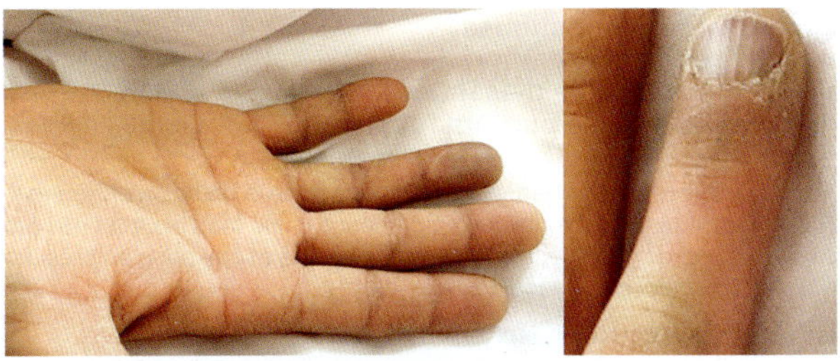

Figure 1.23. Ischémie de l'annulaire droit.
Source : Service de médecine vasculaire, Groupe hospitalier Paris Saint-Joseph.

Causes emboliques

- **Anévrismes artériels :** artère sous-clavière dans le défilé thoraco-brachial, artère cubitale dans le syndrome du marteau hypothénar.
- **Athérome ulcéré de l'artère sous-clavière ou de la crosse aortique.**
- **Cardiopathies emboligènes.**

Causes iatrogènes et prise de toxiques

- **Médicaments** : adrénaline, chimiothérapies, interféron, thrombopénie induite à l'héparine, antivitamine K.
- **Vol vasculaire sur fistule d'hémodialyse.**
- **Toxiques** : tabac, cannabis, cocaïne, amphétamines, ecstasy, injection artérielle accidentelle chez les toxicomanes.

Origine embolique et/ou thrombotique, atteinte microcirculatoire isolée et/ou de la macrocirculation associée.
Tabac : cofacteur le plus souvent associé

Thrombose/hyperviscosité

- **Thrombophilies :**
  - acquise : syndrome des antiphospholipides ;
  - héréditaires* : mutations facteur II/Facteur V, déficit en antithrombine, déficit en protéine C, déficit en protéine S.
- **Cryoprotéines** : cryoglobuline, cryofibrinogène, agglutinines froides primaires ou secondaires à une hémopathie, une maladie auto-immune ou une infection.
- **Syndromes myéloprolifératifs :**
  - leucémie myéloïde chronique ;
  - thrombocytémie essentielle ;
  - maladie de Vaquez (polyglobulie) ;
  - syndrome hyperéosinophilique ;
  - myélofibrose primitive.

Secondaires à des mutations affectant les gènes codant le récepteur de la thrombopoïétine (MPL), la tyrosine kinase JAK2 (janus kinase 2) ou la calréticuline (CALR).
Risques : complications thrombotiques et hémorragiques, et risque évolutif en leucémie myéloïde aiguë.

- **Hémopathies malignes lymphoïdes :**
  - maladie de Waldenström ;
  - lymphome non hodgkinien ou hodgkinien ;
  - leucémie lymphoïde chronique ;
  - myélome.
- **Microangiopathies thrombotiques.**
- **Syndrome paranéoplasique.**
- **Coagulation intravasculaire disséminée.**
- **Infections compliquées de purpura fulminans.**

Atteinte vasculaire inflammatoire

- **Connectivites :** en particulier la sclérodermie systémique et le lupus systémique.
- **Thromboangéite oblitérante (maladie de Buerger).**
- **Vascularites touchant la microcirculation** :
  - périartérite noueuse ;
  - vascularites à ANCA ;
  - vascularite cryoblobulinémique.
- **Vascularites touchant la macrocirculation :**
  - maladie de Horton ;
  - maladie de Takayasu.
- **Déficit en ADA2 (DADA2)** : maladie génétique inflammatoire rare, autosomique récessive, liée à des mutations du gène *ADA2* entraînant un déficit en adénosine désaminase 2.

* Thrombophilies héréditaires habituellement recherchées dans la pathologie veineuse thromboembolique. À discuter selon le contexte clinique en présence d'une maladie artérielle (maladie artérielle thrombotique chez un patient jeune sans facteur de risque et/ou en présence d'une histoire familiale de thromboses veineuses)

Figure 1.24. Principales causes d'ischémie digitale.

Source : Raimbeau A, Pistorius MA, Goueffic Y, et al. Digital ischaemia aetiologies and mid-term follow-up: A cohort study of 323 patients. Medicine (Baltimore). 2021;100:e25659. DOI : 10.1097/MD.0000000000025659.

Le bilan étiologique doit être exhaustif et associe :

- un bilan sanguin standard associé à une électrophorèse des protéines sériques (complété si besoin par une immunofixation des protéines sériques avec recherche de chaînes légères libres plasmatiques et de la protéine de Bence-Jones dans les urines), un bilan auto-immun, une recherche de thrombophilie et de mutation JAK2/MPL/CALR (*Janus Kinase* 2/récepteur de la thrombopoïétine/calréticuline) ;
- un écho-Doppler des troncs supra-aortiques et des axes axillo-sous-claviers ;
- un bilan cardioembolique associant en première intention une échographie cardiaque et un Holter ECG/24 heures (complété si besoin par épreuve de bulle à l'ETT [échographie cardiaque transthoracique], échographie transœsophagienne, IRM cardiaque, Holter ECG de longue durée) ;
- un angio-TDM de la crosse de l'aorte et des membres supérieurs ;
- un TDM thoraco-abdomino-pelvien, complété si argument pour une néoplasie, par des examens plus ciblés (endoscopies digestives, TEP-TDM).

La prise en charge thérapeutique est guidée par le bilan étiologique [14].

Le traitement symptomatique est une urgence médicale avec le recours aux vasodilatateurs (cures d'iloprost IV [intraveineux]), au traitement antithrombotique (en cas d'origine embolique, thrombotique ou en présence d'une hyperviscosité) et à une prise en charge spécialisée pour cicatrisation dirigée en cas de lésions nécrotiques. L'objectif est d'obtenir une délimitation et une momification des tissus nécrosés à l'aide de pansements Bétadine® et de limiter ainsi le niveau d'amputation digitale.

Syndrome des antiphospholipides

Le SAPL est une thrombophilie auto-immune acquise associant des manifestations cliniques (thromboses artérielle, veineuse, microcirculatoire et/ou événement obstétrical) à la présence de critères biologiques avec positivité persistante d'APL sur 2 prélèvements sanguins à au moins 12 semaines d'intervalle.

Le SAPL primaire, isolé (plus de la moitié des patients) est distingué du SAPL associé à la présence d'une autre maladie auto-immune, en particulier le lupus systémique. Il est donc important de rechercher les signes évocateurs d'une connectivite associée, cliniques et biologiques. De nombreuses situations pathologiques sont associées à la présence d'APL, telles que les cancers, les hémopathies ou certains médicaments (dont les phénothiazines, phénytoïne, quinidine, interféron alpha, bêtabloquants, œstrogènes, anti-TNF-α, chlorothiazide).

Le syndrome catastrophique des antiphospholipides (CAPS) est rare (< 1 % des SAPL) [15]. Le CAPS peut être inaugural du SAPL (50 % des cas) ou survenir au cours de l'évolution d'un SAPL déjà connu. Il se manifeste par une atteinte microcirculatoire systémique avec la survenue simultanée, ou en moins d'une semaine, de thromboses disséminées dans au moins 3 organes différents. Le CAPS peut être favorisé par une infection, une chirurgie, une grossesse, un arrêt transitoire d'un traitement anticoagulant ou la survenue d'un cancer. Il s'agit d'une urgence thérapeutique.

Diagnostic positif

L'identification des patients atteints de « SAPL » est possible grâce à des critères de classification nécessitant l'association d'un critère clinique ou plus et d'un critère biologique ou plus parmi ceux proposés par Sapporo en 1999 et révisés lors de la conférence de Sydney [15] (figure 1.25). Les critères cliniques sont représentés par la survenue d'une thrombose vasculaire (artérielle, veineuse et/ou microcirculatoire) et/ou d'une morbidité obstétricale. Les événements thrombotiques artériels et/ou veineux surviennent volontiers sur des sites atypiques ou peuvent se présenter sous forme d'accidents vasculaires cérébraux (AVC) ischémiques ou d'infarctus du myocarde inauguraux. Le caractère multiple et récidivant des événements thrombotiques est un signe d'alerte.
Il existe cependant un large spectre de présentations cliniques du SAPL, et parmi celles-ci des manifestations dites « non-critères » (non présentes dans les critères de classification de Sydney), en particulier [15] :

- microangiopathie : livedo, vasculopathie livédoïde, atteinte d'organe (rénale, pulmonaire, myocardique) ;
- endocardite de Libman-Sacks (épaississement valvulaire diffus ou nodulaire) ;
- atteinte neurologique : encéphalopathie, chorée ;
- manifestations abdominales (moins fréquentes), en particulier nécrose hémorragique des surrénales (10 % des patients) ;
- thrombopénie.

L'absence de prise en compte d'éventuels facteurs de risque associés à l'événement thrombotique (caractère provoqué ou non provoqué) représente aussi une des limites des critères de classification de Sydney. De plus, les différents profils biologiques APL n'apparaissent pas associés au même risque d'avoir une manifestation liée à ce syndrome (thrombose, morbidité obstétricale...). Ce risque est plus élevé en présence (par ordre décroissant) d'un test anticoagulant circulant de type lupique positif > d'anticorps d'isotype IgG > d'anticorps d'isotype IgM. Le risque est associé également à un titre d'APL plus élevé et à l'association de tests APL positifs.

Association d'au moins un critère clinique et un critère biologique

Critères cliniques

- **Thrombose vasculaire :**
  - au moins un épisode thrombotique artériel, veineux ou des petits vaisseaux, touchant tout tissu ou organe* ;
  - thrombose confirmée par un critère objectif et validé (aspect typique à l'imagerie ou lors de l'examen anatomopathologique ; en l'absence d'inflammation vasculaire sous-jacente).
- **Morbidité obstétricale :**
  - survenue ≥ 1 mort fœtale inexpliquée, à un terme ≥ 10 semaines d'aménorrhée, avec morphologie fœtale normale documentée par une échographie ou par examen macroscopique ;
  - OU survenue ≥ 1 naissance prématurée avant la 34e semaine d'aménorrhée, d'un fœtus morphologiquement normal, en rapport avec la survenue d'une éclampsie ou d'une prééclampsie sévère ou avec autre cause d'insuffisance placentaire ;
  - OU survenue ≥ 3 fausses couches consécutives et inexpliquées avant la 10e semaine d'aménorrhée, après exclusion d'une anomalie anatomique ou hormonale maternelle et d'une anomalie chromosomique maternelle ou paternelle.

Critères biologiques

Présence persistante à au moins deux reprises à 12 semaines d'intervalle

- **Anticorps anticardiolipines (IgG et/ou IgM) à un titre modéré ou élevé (> 40 UGPL ou MPL ou > 99e percentile) mesuré par une technique ELISA standardisée.**
- **Lupus anticoagulant**.**
- **Anticorps anti-bêta2GP1 (IgG ou IgM) présents à un titre > au 99e percentile, selon une technique ELISA standardisée.**

* Chez l'adulte, une thrombose veineuse superficielle n'est pas considérée comme un événement permettant de définir un SAPL.

** Dénomination portant à confusion : l'anticoagulant circulant est procoagulant et peut être retrouvé au cours d'autres maladies auto-immunes.

Figure 1.25. Critères de classification du SAPL (critères de Sapporo révisés).
ELISA : *Enzyme-Linked Immunosorbent Assay* ; UGPL : unités d'IgG antiphospholipides ; UMPL : unités d'IgM antiphospholipides.
Source : Protocole national de diagnostic et de soins — Syndrome des anti-phospholipides de l'adulte et de l'enfant, coordonné par le Pr Amoura Z et le Dr Bader-Meunier B, octobre 2022. www.has-sante.fr/upload/docs/application/pdf/2022-10/pnds_sapl_vf_3.pdf.

De nouveaux critères de classification du SAPL soutenus par l'ACR/EULAR ont été publiés en août 2023, permettant d'améliorer la spécificité de ce système de classification tout en conservant une forte sensibilité (figure 1.26) [16,17]. Pour classer un patient comme ayant un SAPL, il faut :

- au moins un critère clinique (domaines 1-6) **ET** au moins un test biologique APL positif (lupus anticoagulant ou titres modérés à élevés d'APL [IgG ou IgM]) dans les 3 ans suivant le critère clinique ; puis
- un score ≥ 3 points dans les domaines cliniques **ET** ≥ 3 points dans les domaines biologiques.

En cas de survenue d'une thrombose veineuse ou artérielle, l'absence de facteurs de risque identifiés (figure 1.27) présente une plus forte probabilité pour un SAPL en présence d'une biologie évocatrice [16,17]. Du fait de la complexité que peut présenter un système de classification, un calculateur en ligne dédié est disponible pour faciliter la classification « SAPL » (www.apsnancy.com).

Il est à noter que les critères de classification du SAPL ne sont pas des critères de diagnostic. Leur objectif est de définir des cohortes homogènes de patients dans le domaine de la recherche. Les critères de diagnostic auraient pour objectif d'identifier tous les patients atteints de SAPL, y compris ceux présentant des manifestations cliniques rares ou atypiques de la maladie.

Les critères de classification peuvent toutefois servir de guide lors de l'évaluation clinique des patients ayant une biologie APL positive.

Pour un patient donné, il est préférable de rechercher les anticorps APL au sein d'un même laboratoire et de ne pas comparer les titres d'APL sans connaître la technique utilisée. Avec la technique Elisa, des taux entre 20 et 39 U d'anticorps APL sont considérés faiblement positifs, des taux ≥ 40 U sont considérés comme intermédiaires à élevés.

En cas d'anticoagulant circulant, il existe un allongement du TCA non corrigé par adjonction de plasma témoin (ce qui élimine un déficit en facteurs de coagulation). La détection d'un anticoagulant lupique fait appel à 2 tests coagulométriques différents (dont un dRVVT [*Dilute Russell's Viper Venom Time*]) et repose sur la mise en évidence d'un allongement des temps de coagulation se corrigeant après l'apport de phospholipides. La présence d'un traitement anticoagulant quel qu'il soit peut être à l'origine d'un résultat ininterprétable. Les résultats faussement positifs sont très fréquents, même avec de très faibles concentrations plasmatiques d'anticoagulant oral direct, ou lors d'une infection ou d'un syndrome inflammatoire.

Critères biologiques APL

- **Domaine 7 : lupus anticoagulant :**
  – positivité une fois, ***1 point*** ;
  – positivité persistante (> 12 semaines), ***5 points.***
- **Domaine 8 : anticardiolipines (aCL)/anti-bêta2GP1 ELISA persistants.**

Les valeurs modérées (40-79 U) ou élevées (≥ 80 U) des aCL et des anti-bêta2GP1 sont évaluées par technique ELISA
  – positivité modérée ou élevée IgM (aCL **ET/OU** anti-bêta2GP1), ***1 point*** ;
  – positivité modérée IgG (aCL **ET/OU** anti-bêta2GP1), ***4 points*** ;
  – positivité élevée IgG (aCL **OU** anti-beta2GP1), ***5 points*** ;
  – positivité élevée IgG (aCL **ET** anti-bêta2GP1), ***7 points.***

Critères d'entrée

Au moins un critère clinique (***domaines 1-6***) et au moins un test biologique APL positif (lupus anticoagulant ou titres modérés à élevés d'APL [IgG ou IgM]) dans les 3 ans suivant le critère clinique.

- **Si critères d'entrée absents : non classé SAPL.**
- **Si présents, appliquer les critères additifs suivants** *(dans chaque domaine, seul le critère ayant la pondération la plus élevée est pris en compte dans le score total ; ne pas compter un critère si cause associée plus probable que le SAPL) :*
  SAPL si ≥ 3 points dans les domaines cliniques et ≥ 3 points dans les domaines biologiques.

Clinique

- **Domaine 1 : événement macrovasculaire veineux**

Terrain à haut risque*, ***1 point***/ sans terrain à haut risque*, ***3 points.*** *(*Figure 1.27)*

- **Domaine 2 : événement macrovasculaire artériel**

Terrain à haut risque*, ***2 points***/ sans terrain à haut risque*, ***4 points.*** *(*Figure 1.27)*

- **Domaine 3 : atteinte microvasculaire suspectée (au moins 1 critère), *2 points :***
  – livedo racemosa (clinique) ;
  – vasculopathie livédoïde (clinique) ;
  – néphropathie associée aux APL, aiguë/chronique (HTA, biologie) ;
  – hémorragie pulmonaire (clinique et imagerie).

Établie (au moins 1 critère), *5 points :*
  – vasculopathie livédoïde (histologie) ;
  – néphropathie associée aux APL, aiguë/chronique (histologie) ;
  – hémorragie pulmonaire (lavage broncho-alvéolaire ou histologie) ;
  – atteinte myocardique (imagerie ou histologie) ;
  – hémorragie des surrénales (imagerie ou histologie).

- **Domaine 4 : obstétrique :**
  – ≥ 3 fausses couches consécutives (< 10 SA) et/ou morts fœtales (10 SA-16 SA), ***1 point*** ;
  – mort fœtale (16 SA-34 SA) en l'absence de prééclampsie sévère ou insuffisance placentaire sévère, ***1 point*** ;
  – prééclampsie sévère (< 34 SA) **ou** insuffisance placentaire sévère (< 34 SA) avec ou sans mort fœtale, ***3 points*** ;
  – prééclampsie sévère (< 34 SA) **et** insuffisance placentaire sévère (< 34 SA) avec ou sans mort fœtale, ***4 points.***
- **Domaine 5 : valves cardiaques :**
  – épaississement, ***2 points*** ;
  – végétations, ***4 points.***
- **Domaine 6 : thrombopénie.** Numération plaquettaire entre 20 000 et 130 000/mm^3, ***2 points.***

Figure 1.26. Nouveaux critères de classification du SAPL de l'ACR/EULAR 2023.

SA : semaine d'aménorrhée.

Sources : Barbhaiya M, Zuily S, Naden R, et al. 2023 ACR/EULAR antiphospholipid syndrome classification criteria. Ann Rheum Dis. 2023 ;82(10):1258-70. DOI : 10.1136/ard-2023-224609 ; Barbhaiya M, Zuily S, Naden R, et al. 2023 ACR/EULAR Antiphospholipid Syndrome Classification Criteria. Arthritis Rheumatol. 2023 75(10):1687-702. DOI : 10.1002/art.42624.

Terrain à haut risque thrombotique veineux
≥ 1 facteur de risque majeur
Ou ≥ 2 facteurs de risque mineurs

↓

Facteurs de risque majeurs :

- cancer actif (non traité ou en cours de traitement dont hormonothérapie, récidivant ou en progression) ;
- hospitalisation ≥ 3 jours avec alitement pour problème médical aigu, dans les 3 mois précédant l'événement thrombotique ;
- traumatisme majeur avec fractures ou lésions de la moelle épinière dans le mois précédant l'événement ;
- chirurgie avec anesthésie générale/rachidienne/épidurale pendant > 30 minutes dans les 3 mois précédant l'événement.

Facteurs de risque mineurs :

- maladie auto-immune systémique active ou maladie inflammatoire de l'intestin active ;
- infection sévère aiguë/active (par exemple : septicémie, pneumonie, infection à Sars-CoV2) ;
- cathéter veineux central sur le même site vasculaire atteint ;
- traitement hormonal substitutif, contraceptifs oraux avec œstrogènes ou procédure de procréation médicalement assistée ;
- voyage sur une longue distance (≥ 8 heures) ;
- obésité (indice de masse corporelle ≥ 30 kg/m²) ;
- grossesse ou dans les 6 semaines post-partum ;
- immobilisation prolongée non prise en compte ci-dessus (ex : traumatisme à la jambe associée à une mobilité réduite, ou alitement en dehors de l'hôpital ≥ 3 jours)
- chirurgie avec anesthésie générale/rachidienne/épidurale pendant < 30 minutes dans les 3 mois précédant l'événement.

Terrain à haut risque thrombotique artériel
≥ 1 facteur de risque majeur
Ou ≥ 3 facteurs de risque modérés

↓

Facteurs de risque CV majeurs :

- HTA sévère avec PA systolique ≥ 180 mmHg ou PA diastolique ≥ 110 mmHg ;
- maladie rénale chronique avec débit de filtration glomérulaire ≤ 60 ml/min depuis plus de 3 mois ;
- diabète avec atteinte d'organes cibles* ou durée d'évolution de la maladie ≥ 20 ans (diabète type 1), ≥ 10 ans (diabète type 2) ;
- dyslipidémie sévère (cholestérol total ≥ 310 mg/dl ou LDL ≥ 190 mg/dl).

Facteurs de risque CV modérés :

- HTA traitée ou persistance d'une PA systolique ≥ 140 mmHg ou PA diastolique ≥ 90 mmHg ;
- tabagisme actif ;
- diabète sans atteinte d'organes cibles* et durée d'évolution < 20 ans (diabète type 1), < 10 ans (diabète type 2) ;
- dyslipidémie traitée, ou avec cholestérol total supérieur à la normale et < 310 mg/dl, ou LDL supérieur à la normale et < 190 mg/dl ;
- obésité (IMC ≥ 30 kg/m²).

* Atteinte d'organes cibles : protéinurie, maladie rénale chronique, hypertrophie ventriculaire gauche ou rétinopathie.

Figure 1.27. Facteurs de risque à prendre en compte lors d'un événement thrombotique veineux ou artériel en présence d'une biologie APL.

Sources : Barbhaiya M, Zuily S, Naden R, et al. 2023 ACR/EULAR antiphospholipid syndrome classification criteria. Ann Rheum Dis. 2023 ;82(10):1258-70. DOI : 10.1136/ard-2023-224609 ; Barbhaiya M, Zuily S, Naden R, et al. 2023 ACR/EULAR Antiphospholipid Syndrome Classification Criteria. Arthritis Rheumatol. 2023;75(10):1687-702. DOI : 10.1002/art.42624.

Le diagnostic du CAPS est porté si [15] :

- atteinte ischémique ou thrombotique d'au moins 3 organes, systèmes et/ou tissus ;
- développement des manifestations de façon simultanée ou en moins d'une semaine ;
- confirmation par l'histopathologie de l'occlusion des petits vaisseaux dans au moins un organe ou tissu ;
- présence d'anticorps APL (anticoagulant lupique et/ou anticardiolipine et/ou anti-bêta2GP1, à 2 reprises à 12 semaines d'intervalle).

Le diagnostic est certain si les 4 critères sont présents.

Il est probable si :

- l'atteinte ischémique ou thrombotique intéresse 2 organes, systèmes ou tissus seulement ;
- **OU** si le décès du patient survient avant la confirmation biologique (contrôle des anticorps à 12 semaines) ;
- **OU** en l'absence de preuve histologique ;
- **OU** survenue d'un 3e événement ischémique ou thrombotique à plus d'une semaine et avant 1 mois malgré le traitement anticoagulant.

Prise en charge thérapeutique

La prise en charge est adaptée selon l'existence d'un SAPL avec antécédents thrombotiques artériels et/ou veineux, récidivants ou la présence d'APL asymptomatique. La prise en charge spécifique en cas de projet de grossesse est précisée dans le chapitre 3.

Le traitement des patients ayant présenté un événement thrombotique repose sur une anticoagulation par HBPM (ou héparine non fractionnée [HNF] en cas d'insuffisance rénale sévère) relayée par des antivitamines K au long cours :

- en cas de thrombose veineuse, un objectif d'INR entre 2 et 3 est recommandé ;
- en cas de thrombose artérielle, certaines équipes proposent d'augmenter l'objectif d'INR entre 3 et 4 ou de maintenir l'INR entre 2 et 3 en association avec de l'aspirine 75-100 mg/jour, en particulier en cas de thromboses artérielles récidivantes.

De l'aspirine à dose antiagrégante est souvent proposée chez les patients porteurs d'APL asymptomatiques (sans SAPL).

Actuellement, les AOD sont déconseillés au cours du SAPL notamment chez les patients à haut risque (par exemple : triple positivité, antécédent de thrombose artérielle, atteinte d'organe). En effet, il a été clairement établi que le risque de récidive thrombotique était plus élevé chez les patients avec SAPL triple positif (présence d'un anticoagulant circulant, d'anticorps anticardiolipines et anti-bêta2GP1) et chez les patients avec antécédent de thrombose artérielle traités par AOD versus AVK. De plus, la majorité des événements récidivants sont des thromboses artérielles, principalement des AVC ischémiques. Inversement, il n'a pas été montré d'augmentation du risque de récidive thrombotique sous AOD si l'événement thrombotique inaugural était veineux et pour la prévention secondaire des événements thrombotiques veineux [18].

Un traitement anticoagulant par AVK et non AOD doit donc être utilisé chez les patients présentant un SAPL dénommé « à haut risque » [19] :

- triple positivité APL ;
- thrombose artérielle ;
- thrombose microcirculatoire ou atteinte d'organe ;
- valvulopathie cardiaque selon les critères de Sydney.

De plus, il est recommandé de ne pas utiliser les AOD chez les patients SAPL avec récidive thrombotique sous traitement AVK d'intensité thérapeutique. Dans ce cas, d'autres options thérapeutiques peuvent inclure une augmentation de l'objectif de l'INR, un traitement par HBPM ou l'ajout d'un traitement antiplaquettaire.

Chez les patients présentant un SAPL simple ou double positif, avec profil non « à haut risque », qui ont été sous AOD pendant plusieurs mois pour un premier épisode de maladie thromboembolique veineuse, il est recommandé d'exposer les options thérapeutiques au patient incluant les risques et incertitudes, avec une discussion sur la possibilité de poursuivre le traitement avec un AOD. Un suivi rapproché est conseillé dans ce cas dans le cadre de registres nationaux (registre OBSTINATE [Observatoire national des patients antiphospholipides traités par AOD] Nancy).

Dans les formes catastrophiques de ce syndrome, le traitement anticoagulant seul est insuffisant. La prise en charge thérapeutique recommandée associe une triple thérapie :

- héparinothérapie efficace avec surveillance sur l'héparinémie activité anti-Xa et non sur le TCA (spontanément allongé s'il existe un « lupus » anticoagulant) ;
- corticothérapie (méthylprednisolone en bolus, relayée par prednisone orale) ;
- immunoglobulines en intraveineux et/ou échanges plasmatiques.

En seconde ligne (CAPS réfractaire), un traitement immunosuppresseur/immunomodulateur peut être proposé (rituximab, cyclophosphamide IV, éculizumab).

Maladie des agglutinines froides

Les anémies hémolytiques auto-immunes (AHAI) sont des maladies acquises rares liées à la production d'autoanticorps dirigés contre des antigènes de la membrane érythrocytaire. Elles peuvent être primitives ou secondaires à une maladie associée (maladie auto-immune [en particulier le lupus systémique], hémopathie lymphoïde, infection) ou à la prise d'un médicament. Elles sont définies par l'association d'une anémie normo- ou macrocytaire, régénérative et de signes d'hémolyse (augmentation de la bilirubine « libre » ou non conjuguée, du taux de LDH et diminution du taux d'haptoglobine). Avant toute transfusion globulaire, un test de Coombs direct (ou test direct à l'antiglobuline = TDA) positif confirme la nature auto-immune de l'hémolyse par la mise en évidence d'autoanticorps fixés sur la membrane des hématies [20].

Les AHAI sont distinguées selon les propriétés de l'autoanticorps en cause :

- AHAI à autoanticorps « chauds », les plus fréquentes, exerçant leur activité hémolytique maximale à des températures proches de 37 °C ;
- AHAI à autoanticorps « froids » (appelés « agglutinines froides ») dont l'activité hémolytique s'exerce pour des températures < 37 °C avec une hémolyse maximale à +4 °C.

Un avis spécialisé doit être rapidement obtenu et une hospitalisation envisagée en urgence en cas d'anémie sévère ou mal tolérée [20].

La maladie des agglutinines froides est une cause rare de nécroses digitales.

Un acrosyndrome au froid est quasi constant (acrocyanose, livedo, phénomène de Raynaud) et peut être au premier plan en clinique.

Il existe une forme primitive idiopathique et une forme secondaire à une hémopathie lymphoïde chronique ou une infection (mycoplasme, VIH, virus de l'hépatite C [VHC], *Epstein Barr Virus*, CMV, Parvovirus B19).

L'évolution peut être aiguë et transitoire en particulier si elle est secondaire à une origine infectieuse chez le sujet jeune. Le traitement est alors spécifique de l'infection et symptomatique avec support transfusionnel si besoin. L'évolution est spontanément régressive à la fin de l'infection. La forme chronique de la maladie des agglutinines froides se rencontre chez le sujet âgé. Elle est associée dans la majorité des cas à une gammapathie monoclonale de classe IgM kappa présentant une activité de type « agglutinine froide » antiglobule rouge.

L'association possible avec une hémopathie lymphoïde telle qu'une gammapathie monoclonale de signification indéterminée, une maladie de Waldenström, un lymphome B non hodgkinien, un lymphome de Hodgkin ou une leucémie lymphoïde chronique nécessite la réalisation d'un bilan étiologique comprenant :

- électrophorèse et immunoélectrophorèse des protéines sériques, immunophénotypage des lymphocytes B circulants ;
- scanner thoraco-abdomino-pelvien ;
- biopsie ostéomédullaire (notamment si pic monoclonal > 5 g/L et/ou syndrome tumoral).

Cela implique une surveillance biologique régulière et au long cours afin de dépister la survenue d'une hémopathie maligne à distance.

Le traitement est symptomatique, conditionné par la sévérité de l'anémie hémolytique qui évolue par poussées. Celles-ci sont favorisées par l'exposition au froid et/ou la survenue d'infections intercurrentes. Il n'existe pas de traitement spécifique

curatif, le pronostic à long terme est le plus souvent favorable, la transformation en lymphome de haut grade restant exceptionnelle.
Les mesures physiques de protection contre le froid sont essentielles afin de prévenir l'apparition de troubles trophiques des extrémités.
Une transfusion avec des concentrés érythrocytaires réchauffés à 37 °C est réalisée en cas d'anémie sévère ou mal tolérée. Le recours à un agent stimulant l'érythropoïèse (érythropoïétine recombinante) se discute à visée d'épargne transfusionnelle.
Pour les formes les plus sévères, un traitement par le rituximab est discuté dans le cadre d'une prise en charge spécialisée hospitalière [20].

Les principaux diagnostics différentiels en cas d'hémolyse acquise et de TDA négatif sont la microangiopathie thrombotique (MAT), et en particulier le purpura thrombotique thrombocytopénique auto-immun (PTT) qui représente une urgence médicale. Il doit être évoqué en présence d'une anémie hémolytique avec thrombopénie, présence de schizocytes sur le frottis sanguin, associée à des manifestations neurologiques et/ou rénales.
L'hémoglobinurie paroxystique nocturne est le principal diagnostic différentiel en cas d'anémie hémolytique acquise isolée ou associée à une thrombopénie avec un TDA négatif et en l'absence de schizocytes. La recherche d'un clone HPN est alors réalisée par cytométrie en flux sur le sang périphérique [20].

Microangiopathies thrombotiques

Les MAT sont caractérisées par des thromboses microcirculatoires associées à une hémolyse mécanique (présence de schizocytes) et une thrombopénie périphérique de consommation [21]. L'absence de schizocytes sur le frottis doit faire remettre en cause le diagnostic de MAT. L'atteinte cutanée peut se manifester par une ischémie ou des nécroses distales. L'atteinte systémique d'organes est de sévérité variable, en particulier neurologique et rénale, mais également cardiaque, pulmonaire, hépatique, surrénalienne ou digestive.
Il s'agit de pathologies rares mais graves pouvant engager rapidement le pronostic vital. L'évolution est particulièrement sévère, et fonction du terrain et de l'existence d'une pathologie associée, en particulier une néoplasie. Le diagnostic de MAT représente une urgence diagnostique et thérapeutique. La mortalité est importante en cas d'atteinte neurologique et l'insuffisance rénale est souvent définitive.

Les MAT regroupent un ensemble de pathologies distinctes avec une physiopathologie commune secondaire à une agression endothéliale :

- PTT (tropisme cérébral), héréditaire ou acquis (idiopathique ou associé à une pathologie) ;

- syndrome hémolytique urémique (SHU, tropisme rénal), héréditaire ou acquis (idiopathique ou contexte associé post-diarrhéique ou autre pathologie associée) ;
- autres formes de MAT.

Le PTT est dû à un déficit fonctionnel sévère (< 5 %) en protéase *ADAMTS13*.
Ce déficit est dû à une mutation du gène *ADAMTS13* dans les formes héréditaires ou à la présence d'auto-anticorps anti-*ADAMTS13* dans le PTT acquis auto-immun. La protéase *ADAMTS13* a pour rôle physiologique de cliver le facteur Willebrand afin de réguler l'agrégation plaquettaire dans l'hémostase primaire. Ce déficit en *ADAMTS13* entraîne l'accumulation de très grands multimères du facteur Willebrand, très adhésifs, en circulation dans le plasma. Ces multimères favorisent une hyperagrégabilité plaquettaire et la formation spontanée de thrombi plaquettaires dans la microcirculation.
Le PTT évolue par poussées, en particulier en cas de grossesse ou d'infections, situations majorant le taux de facteur von Willebrand.
L'association thrombopénie + schizocytes + augmentation du taux de LDH suffit à évoquer le diagnostic.
Le traitement par plasmaphérèse (échanges plasmatiques quotidiens) doit être instauré en urgence, sans attendre le dosage *ADAMTS13*. Des thérapies immunomodulatrices sont discutées pour les cas réfractaires aux échanges plasmatiques [22]. Les transfusions plaquettaires ne doivent pas être réalisées devant le risque d'aggravation des atteintes thrombotiques. La plasmaphérèse permet une normalisation plaquettaire rapide et représente une source d'*ADAMTS13* active. Cette prise en charge thérapeutique est réalisée sur voie veineuse centrale en réanimation.
Dans les autres formes de MAT, il n'existe pas de déficit sévère en protéase *ADAMTS13*. Le SHU se distingue du PTT par l'atteinte rénale souvent au premier plan (insuffisance rénale sévère, HTA sévère) et l'association moins fréquente à une atteinte neurologique. Le SHU post-diarrhéique de l'enfant, secondaire à une infection à *Escherichia coli* O157-H7, est appelé classiquement « SHU typique ». Chez l'adulte ou chez l'enfant, les formes pour lesquelles aucune cause n'est identifiée sont appelées SHU atypique.
Les pathologies pouvant s'exprimer par une MAT regroupent :

- maladies auto-immunes : lupus systémique, sclérodermie systémique, CAPS ;
- HELLP syndrome : microangiopathie thrombotique gravidique disséminée avec ischémie placentaire. Le pronostic vital, maternel et fœtal, est engagé. Le seul traitement curatif est l'extraction fœtale, avec le risque de prématurité induite. « HELLP » est défini par « *Hemolysis* (augmentation du taux de LDH > 600 UI/L + schizocytes), *Elevated Liver Enzymes* (ASAT > 70 UI/l), *Low Platelet Count* (plaquettes < 100 000/mm^3) ». La clinique est non spécifique associant

douleurs de l'hypochondre droit, vomissements, ictère, hypertension artérielle gravidique, protéinurie, œdème des membres inférieurs ;

- médicaments et chimiothérapies (liste non exhaustive) : ticlopidine, clopidogrel, ciclosporine A, tacrolimus, interféron alpha, œstroprogestatif, quinine, cisplatine, bléomycine, gemcitabine ;
- cancers ;
- HTA maligne ;
- infections : SHU post-diarrhéique de l'enfant, VIH, CMV, infections bactériennes.

En cas de MAT secondaire à une cause identifiable, le traitement est celui du facteur causal (HELLP syndrome, HTA maligne, coagulation intravasculaire disséminée, CAPS, arrêt de médicaments inducteurs). Les échanges plasmatiques intensifs doivent être initiés en urgence dans le PTT et le SHU et peuvent être discutés pour les autres formes de MAT. Un traitement immunomodulateur est discuté dans les formes réfractaires.

! Points clés

Acrosyndromes vasculaires paroxystiques

- Phénomène de Raynaud :
  - la présence de troubles trophiques exclut un phénomène de Raynaud primaire ;
  - l'interrogatoire et l'examen clinique doivent rechercher une cause secondaire : connectivite, artériopathie, néoplasie (surtout si nécroses digitales associées), médicaments.
- Érythermalgie :
  - le bilan étiologique doit éliminer un syndrome myéloprolifératif et une néoplasie ;
  - en présence d'une neuropathie des grandes ou des petites fibres, le bilan étiologique doit être adapté.

Connectivites

- Sclérodermie systémique :
  - l'atteinte cutanée isolée à type de plaques scléreuses circonscrites (morphées) n'évolue jamais vers une sclérodermie systémique ;
  - un cancer associé doit être systématiquement recherché dans le bilan initial de sclérodermie et pendant les premières années de suivi des patients, en particulier si début de la maladie à 60 ans ou plus ;
  - si nécessité de corticothérapie en cas d'atteinte articulaire inflammatoire : jamais plus de 10-15 mg/jour de prednisone en traitement d'attaque car risque de survenue d'une crise rénale aiguë sclérodermique ;
  - estomac « pastèque » et risque d'hémorragie digestive ;

- en cas d'aggravation respiratoire chez un patient avec une fibrose pulmonaire connue : rechercher une embolie pulmonaire, une cardiopathie, une surinfection bronchique ou l'apparition d'une HTAP sur fibrose ;
- cardiomyopathie sclérodermique et coronarographie normale : l'atteinte cardiaque de la sclérodermie est souvent microcirculatoire.

- Lupus systémique :
  - la grossesse doit être planifiée après une période de rémission prolongée (minimum 6 mois). Les anticorps antiphospholipides doivent systématiquement être recherchés car associés à une morbidité obstétricale ;
  - la présence d'anticorps anti-SSA et/ou anti-SSB expose au risque de lupus néonatal et en particulier de bloc auriculo-ventriculaire congénital (1-2 % des cas).
- Maladie de Gougerot-Sjögren :
  - la gravité de la maladie tient à l'atteinte extra-glandulaire systémique surtout dans les formes primaires ;
  - le lymphome est la complication la plus redoutée (5 % des patients), suspecté en cas d'hypogammaglobulinémie, gammapathie monoclonale, lymphopénie ou organomégalie.

Ischémie digitale

- Urgence diagnostique et thérapeutique.
- Bilan étiologique à la recherche d'une origine embolique et/ou thrombotique, d'une atteinte de la microcirculation isolée et/ou de la macrocirculation associée.

Syndrome des antiphospholipides

- Nouveaux critères de classification ACR/EULAR 2023.
- Actuellement, les anticoagulants oraux directs sont déconseillés au cours du SAPL. En particulier, un traitement anticoagulant par AVK doit être instauré chez les patients présentant un SAPL dénommé « à haut risque » (triple positivité APL, thrombose artérielle, thrombose des petits vaisseaux ou atteinte d'organe, valvulopathie cardiaque).

Références

[1] Atlas de capillaroscopie. Collège des enseignants de médecine vasculaire: Elsevier Masson ; juin 2013. ISBN : 9782294726613.

[2] Priollet P, Vayssairat M, Housset E. How to classify Raynaud's phenomenon. Long-term follow-up study of 73 cases. Am J Med. 1987 ; 83(3) : 494-8.

[3] Kowal-Bielecka O, Fransen J, Avouac J, et al. Update of EULAR recommendations for the treatment of systemic sclerosis. Ann Rheum Dis. 2017 ; 76(8) : 1327-39.

[4] Hartmann S, Yasmeen S, Jacobs BM, et al. ADRA2A and IRX1 are putative risk genes for Raynaud's phenomenon. Nat Commun. 2023 ; 14(1) : 6156.

[5] Belch J, Carlizza A, Carpentier PH, et al. ESVM guidelines – the diagnosis and management of Raynaud's phenomenon. Vasa. 2017 ; 46(6) : 413-23.

[6] Priollet P, Bruneval P, C Laurian C, et al. [Subungual glomus tumor. Apropos of a case]. Rev Med Interne. 1985 ; 6 : 121-5.

[7] Su KYC, Sharma M, Kim HJ, et al. Vasodilators for primary Raynaud's phenomenon. Cochrane Database Syst Rev. 2021 ; 5(5) : CD006687.

[8] Duval A, Pouchot J. [Livedo: from pathophysiology to diagnosis]. Rev Med Interne. 2008 ; 29(5) : 380-92.

[9] Mann N, King T, Murphy R. Review of primary and secondary erythromelalgia. Clin Exp Dermatol. 2019 ; 44(5) : 477-82.

[10] Hachulla E, Agard C, Allanore Y et al. Protocole National de Diagnostic et de Soins sur la Sclérodermie Systémique, 2017 (révision mai 2022). www.has-sante.fr/upload/docs/application/pdf/2008-11/pnds__sclerodermie_web.pdf

[11] Protocole national de diagnostic et de soins-lupus systémique. Janvier 2017 (mise à jour février 2020), coordonné par le Pr Amoura Z. www.has-sante.fr/upload/docs/application/pdf/2017-03/dir1/pnds_-_lupus_systemique.pdf

[12] Aringer M, Costenbader K, Daikh D, et al. 2019 European League Against Rheumatism/American College of Rheumatology Classification Criteria for Systemic Lupus Erythematosus. Arthritis Rheumatol. 2019 ; 71(9) : 1400-12.

[13] Protocole national de diagnostic et de soins – Maladie (ou syndrome) de Sjögren, sous la coordination du Pr Devauchelle V et du Pr Mariette X, mars 2022. www.has-sante.fr/upload/docs/application/pdf/2022-03/pnds_sjogren_mars_2022.pdf

[14] Raimbeau A, Pistorius MA, Goueffic Y, et al. Digital ischaemia aetiologies and mid-term follow-up: A cohort study of 323 patients. Medicine (Baltimore). 2021 ; 100(20) : e25659.

[15] Protocole national de diagnostic et de soins, Syndrome des anti-phospholipides de l'adulte et de l'enfant, coordonné par le Pr Amoura Z et le Dr Bader-Meunier B, octobre 2022. www.has-sante.fr/upload/docs/application/pdf/2022-10/pnds_sapl_vf_3.pdf

[16] Barbhaiya M, Zuily S, Naden R, et al. 2023 ACR/EULAR antiphospholipid syndrome classification criteria. Ann Rheum Dis. 2023 ; 82(10) : 1258-70.

[17] Barbhaiya M, Zuily S, Naden R, et al. 2023 ACR/EULAR Antiphospholipid Syndrome Classification Criteria. Arthritis Rheumatol. 2023 ; 75(10) : 1687-702.

[18] Dufrost V, Wahl D, Zuily S. Direct oral anticoagulants in antiphospholipid syndrome: Meta-analysis of randomized controlled trials. Autoimmun Rev. 2021 ; 20(1) : 102711.

[19] Zuily S, Cohen H, Isenberg D, et al. Use of direct oral anticoagulants in patients with thrombotic antiphospholipid syndrome: Guidance from the Scientific and Standardization Committee of the International Society on Thrombosis and Haemostasis. J Thromb Haemost. 2020 ; 18(9) : 2126-37.

[20] Protocole national de diagnostic et de soins, anémie hémolytique auto-immune de l'adulte et de l'enfant, actualisation février 2017. Coordonné par le Pr Michel M du Centre de référence des cytopénies auto-immunes de l'adulte (Cerecai). www.has-sante.fr/upload/docs/application/pdf/2017-02/pnds_ahai_version_actualisee_2017.pdf

[21] George JN, Nester CM. Syndromes of thrombotic microangiopathy. N Engl J Med. 2014 ; 371(19) : 1847-8.

[22] Bae SH, Kim SH, Bang SM. Recent advances in the management of immune-mediated thrombotic thrombocytopenic purpura. Blood Res. 2022 ; 57(S1) : 37-43.

CHAPITRE

2

Maladie artérielle périphérique

Avec l'expertise de :
Joseph Emmerich et Pascal Priollet

PLAN DU CHAPITRE

La maladie athéromateuse représente la principale cause d'artériopathie périphérique, atteignant les artères de gros et de moyen calibre. L'atteinte vasculaire sur plusieurs territoires artériels est fréquente. Dans l'artériopathie oblitérante des membres inférieurs (AOMI), trois stades sont classiquement individualisés : le stade asymptomatique, le stade d'ischémie d'effort et le stade d'ischémie permanente chronique. L'ischémie critique représente le stade le plus sévère de l'ischémie permanente chronique et doit être distinguée de l'ischémie aiguë de membre dont la symptomatologie est liée à une occlusion artérielle brutale d'origine embolique ou thrombotique. Parmi les artériopathies périphériques non athéromateuses, seront présentées dans ce chapitre :

- la maladie de Buerger ou thromboangéite oblitérante, artériopathie inflammatoire affectant les artères de moyen et de petit calibre des membres supérieurs et inférieurs. La maladie survient généralement chez les adultes jeunes après une exposition prolongée au tabac et/ou au cannabis ;
- la dysplasie fibromusculaire, maladie artérielle non inflammatoire, touchant le plus souvent les femmes, se caractérisant typiquement par des lésions sténosantes. L'atteinte artérielle intéresse le plus souvent les artères rénales et les troncs supra-aortiques ;
- les maladies vasculaires rares de cause génétique : le syndrome d'Ehlers-Danlos (SED) vasculaire, la maladie de Marfan et le pseudoxanthome élastique.

Artériopathie oblitérante athéromateuse des membres inférieurs

L'AOMI est une pathologie fréquente dont la prévalence augmente avec l'âge, estimée à 10 % des patients > 70 ans et à 20 % des patients > 80 ans. L'anévrysme de l'aorte abdominale (AAA) est une localisation de l'atteinte athéromateuse qui doit être dépistée chez les patients avec AOMI. Le plus souvent, l'AAA est détecté de façon fortuite sur l'imagerie.

Indépendamment de la présence de symptômes, l'AOMI est associée à un risque élevé de morbidité et de mortalité cardiovasculaire (CV) et de décès toutes causes [1]. Les patients en ischémie critique présentent le pronostic fonctionnel et vital le plus péjoratif. La mortalité CV est principalement d'origine coronaire et cérébrale. Les cancers liés au tabagisme représentent la 1re cause de mortalité non vasculaire chez ces patients. La présence d'une AOMI justifie donc la mise en place d'une prévention CV optimale. De plus, le dépistage précoce de lésions néoplasiques, en particulier pulmonaires, pourrait améliorer la survie de ces patients.

La prise en charge des patients avec AOMI doit être pluridisciplinaire dans des centres dédiés associant compétences médicales, radio-interventionnelles et chirurgicales, afin de proposer un traitement adapté en fonction de la symptomatologie, de l'étendue de l'atteinte artérielle, de la présence de plaies et des comorbidités associées.

Bilan diagnostique

À la classique classification de Leriche et Fontaine et celle de Rutherford (tableau 2.1), présentant les différents stades de gravité croissante de l'AOMI, trois tableaux cliniques sont actuellement distingués (figure 2.1) [2,3] :

- l'AOMI asymptomatique, dont le dépistage permet d'identifier une population à haut risque CV ;
- l'ischémie d'effort marquée par la claudication douloureuse intermittente des membres inférieurs ;
- l'ischémie permanente chronique.

L'ischémie critique représente le stade le plus sévère de l'ischémie permanente chronique marquée par des douleurs de décubitus et/ou l'existence d'ulcérations au niveau du pied, évoluant depuis au moins 2 semaines et confirmée par des mesures hémodynamiques (pressions de cheville et d'orteil, pression transcutanée d'oxygène [$TcPO_2$]) (figure 2.1).

Le terme d'ischémie chronique menaçant le membre a été récemment proposé pour inclure une population plus large de patients présentant des degrés variables d'ischémie retardant la cicatrisation des plaies et augmentant le risque d'amputation [2]. La prévalence croissante du diabète dans ces situations à risque d'amputation se manifeste surtout par des ulcères du pied neuro-ischémiques. Les ulcères de jambe de cause artérielle sont aussi le reflet d'une ischémie permanente chronique (figure 2.2). Le risque d'amputation dépend non seulement de la gravité de l'ischémie, mais aussi de la présence d'une plaie et d'une infection. Plutôt que de proposer un seuil de pressions distales ou de $TcPO_2$, l'ischémie menaçant un membre est définie principalement en fonction de la présentation clinique, complétée par des mesures hémodynamiques montrant un degré d'ischémie suffisant pour causer la douleur, altérer la cicatrisation et augmenter le risque d'amputation [2].

Tableau 2.1. Classification clinique de l'artériopathie oblitérante des membres inférieurs.

Classification	Clinique	Classification	Clinique
Leriche et Fontaine		Rutherford	
I	Asymptomatique	0	Asymptomatique
IIa	Distance de marche > 200 m	1-2	Claudication légère à modérée
IIb	Distance de marche < 200 m	3	Claudication « sévère »
III	Douleur de décubitus	4	Douleur de décubitus
IV	Ulcérations, nécrose, gangrène	5	Ulcération limitée à l'avant-pied
		6	Ulcération au-delà de la tête des métatarsiens

Source : Aboyans V, Ricco JB, Bartelink MEL, et al. 2017 ESC Guidelines on the Diagnosis and Treatment of Peripheral Arterial Diseases, in collaboration with the European Society for Vascular Surgery (ESVS). Eur Heart J. 2018;39(9):763-816.

AOMI asymptomatique

Dépistage d'une population à haut risque cardiovasculaire

- AOMI hémodynamiquement significative sans traduction clinique dans les conditions d'activités usuelles du patient ou selon le terrain (neuropathie diabétique).
- **Dépistage** :
  - **au moins un pouls distal absent ;**
  - **index de pression systolique à la cheville :**
    - IPS ≤ 0,9 : critère diagnostique d'AOMI,
    - IPS > 1,30 évocateur de médiacalcose ;
  - **si médiacalcose : index de pression à l'orteil** : IPGO < 0,7, critère diagnostique d'AOMI ;
  - **analyse des formes d'ondes Doppler** : amortissement et démodulation du flux en aval d'une lésion artérielle hémodynamiquement significative.

Absence de symptômes + palpation de tous les pouls + IPS > 0,9 et < 1,30 + signaux Doppler normaux : absence d'artériopathie hémodynamique.

Ischémie d'effort

Claudication douloureuse intermittente des membres inférieurs

- **Habituellement AOMI proximale (aortique, ilio-fémorale ou fémoro-poplitée) :** absence ou diminution des pouls distaux, IPS cheville ≤ 0,9, anomalies des formes d'ondes Doppler.
- **Symptomatologie rapportée à une AOMI mais avec IPS de repos > 0,9 ou origine ischémique de la douleur d'un membre incertaine.** Étude hémodynamique avec mesure IPS post-effort :
  - test sur tapis roulant, vitesse 3 km/h, pente 10 % ;
  - arrêt à cause de la douleur ;
  - mesure IPS dans la minute après l'arrêt de l'exercice : diminution de la valeur absolue de la pression à la cheville de plus de 30 mmHg ou diminution de l'IPS de plus de 20 %.
- **Symptomatologie proximale (fesses, cuisses, région lombaire) :** $TcPO_2$ d'effort, en particulier en cas de pathologies rhumatologiques aassociées (arthrose, canal lombaire étroit).

Ischémie permanente chronique

- **Ischémie critique :**
  - **clinique :**
    - douleurs de décubitus et/ou ulcérations ou gangrène au niveau du pied/talon/orteils,
    - évoluant depuis au moins 2 semaines ;
  - **confirmation hémodynamique :**
    - **IPS ≤ 0,4 (en prenant la valeur la plus haute des pressions de cheville),**
    - **pression absolue la plus élevée de cheville ≤ 50 mmHg,**
    - **pression absolue d'orteil ≤ 30 mmHg,**
    - **TcPO2 à l'avant-pied ≤ 30 mmHg,**
    - **flux artériel amorti et démodulé au Doppler.**
- **Ischémie chronique menaçante.** Population plus large de patients présentant des degrés variables d'ischémie retardant la cicatrisation des plaies et augmentant le risque d'amputation :
  - ulcère de jambe de cause artérielle ;
  - plaie neuro-ischémique sur pied diabétique.

Figure 2.1. Critères cliniques et hémodynamiques pour le diagnostic et la sévérité de l'artériopathie oblitérante des membres inférieurs.
Source : Aboyans V, Ricco JB, Bartelink MEL, et al. 2017 ESC Guidelines on the Diagnosis and Treatment of Peripheral Arterial Diseases, in collaboration with the European Society for Vascular Surgery (ESVS). Eur Heart J. 2018;39(9):763-816. DOI : 10.1093/eurheartj/ehx095.

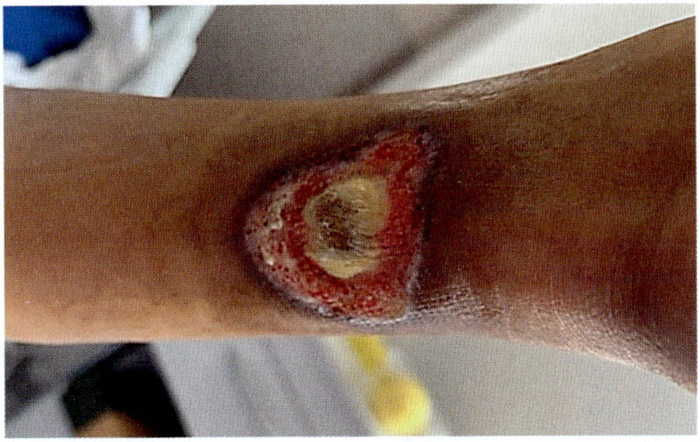

Figure 2.2. Ischémie permanente chronique compliquée d'ulcère artériel avec exposition tendineuse sur la face postérieure de jambe.
Source : Service de médecine vasculaire, Groupe hospitalier Paris Saint-Joseph.

Évaluation clinique

L'anamnèse recherche une symptomatologie d'effort évocatrice.
L'examen clinique recherche l'abolition des pouls périphériques, la présence d'une masse pulsatile aortique ou poplitée et des signes d'ischémie permanente chronique :

- douleurs de décubitus au niveau des orteils, du talon ou de l'avant-pied soulagées par la déclivité ;
- pâleur à la surélévation ;
- érythrocyanose majorée par la déclivité souvent accompagnée d'un œdème ;
- froideur et pâleur des orteils et de la plante du pied ;
- pulpes digitales et coques talonnières déshabitées ;
- ulcérations hyperalgiques, à rechercher en particulier au niveau des orteils, des espaces interdigitaux (figure 2.3).

Évaluation hémodynamique

Un index de pression systolique (IPS) à la cheville ≤ 0,9 est retenu dans les différentes recommandations comme critère diagnostique d'AOMI et représente un marqueur du risque CV. Un IPS > 1,30 est évocateur de médiacalcose et est également associé au risque d'événements CV et de décès.
Le dépistage d'une AOMI asymptomatique permet d'identifier une population à haut risque CV (figure 2.1).
Il est recommandé de manière générale de calculer l'IPS à la cheville en divisant la pression systolique distale la plus élevée (en pédieux ou tibial postérieur) par la pression systolique humérale (valeur moyenne des deux bras ou valeur la plus élevée si la différence dépasse 10 mmHg) [2,4]. La mesure est réalisée à

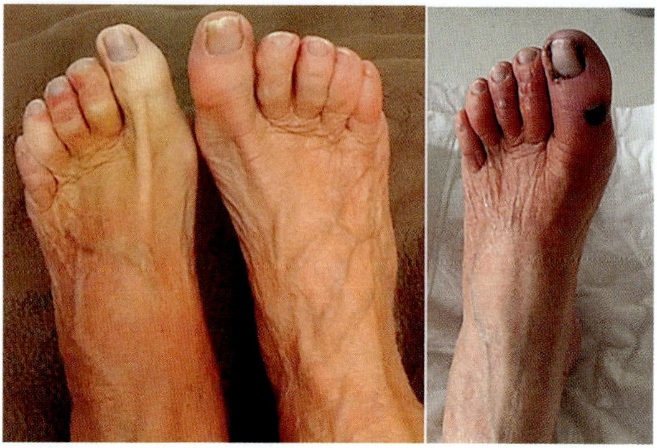

Figure 2.3. Ischémie critique du pied gauche.
Source : Service de médecine vasculaire, Groupe hospitalier Paris Saint-Joseph.

l'aide d'une sonde Doppler (5-10 MHz) et d'un brassard, le patient allongé, au repos depuis 5-10 minutes.

La mesure de l'IPS est recommandée [2-4] :

- chez les patients symptomatiques ou avec suspicion d'AOMI :
  - abolition d'un pouls périphérique et/ou présence de souffle vasculaire, signes cliniques d'ischémie permanente chronique, claudication intermittente des membres inférieurs, ou ulcère de jambe. En présence d'un ulcère des membres inférieurs, de signes cliniques d'ischémie permanente chronique, d'un diabète ou d'un IPS > 1,3, il est recommandé de mesurer l'index de pression systolique à l'orteil (IPGO) ;
  - étude hémodynamique avec mesure de l'IPS en post-effort particulièrement utile en cas de claudication mais avec IPS de repos > 0,9 ou lorsque l'origine ischémique de la douleur d'un membre est incertaine [5] ;
- chez les patients asymptomatiques mais à risque d'AOMI :
  - patients diabétiques > 40 ans ou dont le diabète évolue depuis au moins 20 ans, ou en cas de facteurs de risque CV associés ;
  - patients > 65 ans ou > 50 ans avec des antécédents familiaux d'AOMI, ou patients présentant des facteurs de risque CV ;
  - patients avec maladie CV sur un autre territoire ou avec insuffisance rénale chronique.

Les pressions systoliques à la cheville peuvent être faussement élevées en raison d'une médiacalcose. L'IPGO a alors une meilleure sensibilité par rapport à l'IPS à la cheville pour dépister l'artériopathie dans ces populations à risque (patients diabétiques, âgés ou avec insuffisance rénale chronique) (figure 2.4).

L'IPGO est défini par la valeur absolue de la pression à l'orteil sur la pression humérale. Habituellement, la mesure est réalisée sur l'hallux mais elle est aussi possible

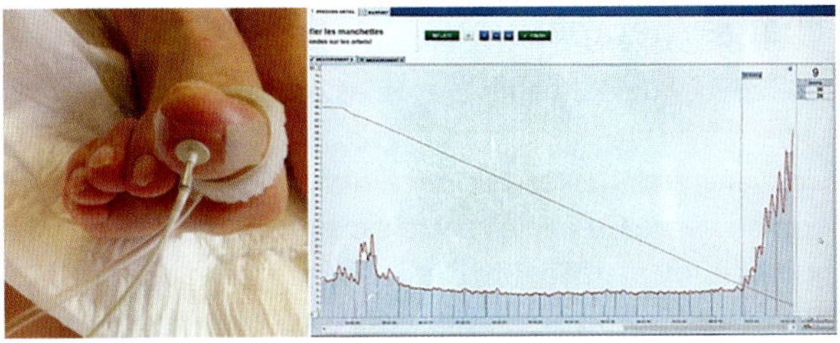

Figure 2.4. Prise de pressions systoliques d'orteil (laser Doppler).
Source : Service de médecine vasculaire, Groupe hospitalier Paris Saint-Joseph.

sur le 2e ou le 3e orteil si l'hallux n'est pas utilisable. La mesure peut être réalisée par pléthysmographie ou par *laser Doppler*. Une valeur d'IPGO est considérée comme pathologique si < 0,7 (figure 2.1).

L'analyse des formes d'onde au Doppler continu est utile à la fois pour diagnostiquer l'AOMI et pour localiser les lésions artérielles hémodynamiquement significatives (amortissement et démodulation du flux en aval).

La mesure de la $TcPO_2$ au repos permet d'évaluer la viabilité tissulaire :

- pour obtenir la cicatrisation d'une plaie ou discuter la nécessité d'une revascularisation ;
- pour préciser le niveau d'une amputation.

Elle est pathologique pour des valeurs < 60 mmHg. Si la $TcPO_2$ est ≤ 30 mmHg, la cicatrisation spontanée est improbable en l'absence de revascularisation ; pour des valeurs > 30-40 mmHg, la cicatrisation spontanée est possible, sous soins locaux adaptés.

La $TcPO_2$ est difficile d'interprétation en cas d'infection, d'inflammation ou d'œdème du pied.

Imagerie

L'écho-Doppler est l'examen de première intention pour la confirmation de l'AOMI et la cartographie des lésions artérielles. L'échographie 2D et couleur permet de caractériser la morphologie de la paroi artérielle (athérome, calcifications, dissection, ectasie ou anévrysme) de la lésion cible. L'examen Doppler permet l'étude du flux distal et la présence de collatéralité. L'analyse de la forme d'onde Doppler en aval d'une lésion sténosante est utile pour évaluer le retentissement hémodynamique de la lésion.

Lorsqu'un geste de revascularisation est discuté, un examen d'imagerie complémentaire par angioscanner ou angio-IRM (imagerie par résonance magnétique) complète habituellement l'évaluation écho-Doppler, permettant de préciser l'anatomie en vue de la procédure de revascularisation. Ce bilan d'imagerie dans le cadre de l'AOMI paraît également utile pour le dépistage précoce de tumeurs malignes, en particulier celles liées au tabac.

Prise en charge thérapeutique

L'approche thérapeutique des patients avec AOMI prend en compte le pronostic local marqué par la sévérité de la maladie artérielle, et le pronostic général marqué par le risque d'événements CV et de mortalité :

- la réduction du risque CV par le contrôle des facteurs de risque est assurée par le traitement médicamenteux optimal et le sevrage tabagique ;
- la discussion d'un traitement endovasculaire ou chirurgical de l'AOMI dépend de la sévérité de l'atteinte artérielle, en particulier dans les situations de sauvetage de membre dans l'ischémie critique, et de la nature des lésions artérielles ;
- le bilan d'extension de la maladie athéromateuse permet de dépister les autres atteintes artérielles pour mieux prévenir d'éventuels événements CV ;
- le dépistage précoce des lésions néoplasiques, en particulier des cancers liés au tabagisme, pourrait améliorer la survie.

Traitement médicamenteux

Traitement antithrombotique

Chez le patient avec AOMI symptomatique, un traitement antithrombotique est indiqué au long cours pour la prévention secondaire des événements CV. Ce traitement repose sur un antiagrégant plaquettaire (AAP) en monothérapie, par aspirine ou clopidogrel [6].

Chez les patients asymptomatiques, les recommandations suggèrent de ne pas introduire systématiquement d'AAP devant l'absence de preuve de son bénéfice. Cependant, ces recommandations sont de faible niveau de preuve [2,4]. Une AOMI avec des lésions artérielles hémodynamiquement significatives peut ne pas avoir de traduction clinique dans les conditions d'activités usuelles du patient. L'ischémie permanente chronique est parfois le mode de présentation clinique initiale chez certains patients, en particulier chez les patients diabétiques. De plus, une atteinte polyvasculaire est présente chez la plupart des patients avec AOMI. En pratique clinique, un traitement par AAP en l'absence de symptômes cliniques chez le patient avec AOMI se discute :

- en présence d'une AOMI avec lésions artérielles hémodynamiques ou en présence d'anévrysme sur maladie athéromateuse ;
- chez le patient polyvasculaire, en présence d'une AOMI sans lésions hémodynamiques mais avec atteinte athéromateuse dans d'autres territoires artériels.

Une bi-antiagrégation plaquettaire (bi-AAP) est habituellement mise en place après une revascularisation périphérique endovasculaire afin d'améliorer la perméabilité du geste. Après une revascularisation chirurgicale, un AAP en monothérapie est recommandé sauf dans le cas du pontage prothétique sous-poplité, pour lequel une bi-AAP est habituellement mise en place pendant un an.

En pratique, les recommandations européennes sont les plus précises en termes de modalités et de durée de l'association d'antithrombotiques [2,6] :

- une bi-AAP pendant au moins 1 mois est recommandée après une revascularisation endovasculaire, quel que soit le type de stent (nu ou actif) et indépendamment de la localisation sus- ou sous-poplitée, suivie d'un traitement antiplaquettaire en monothérapie au long cours par aspirine ou clopidogrel ; une durée plus longue de bi-AAP, jusqu'à 12 mois, peut être mise en place après le geste, en particulier pour les revascularisations sous-poplitées chez les patients en ischémie critique. Bien qu'il n'y ait pas de consensus concernant la durée optimale du traitement par aspirine associé au clopidogrel, un traitement de 3 mois est le plus couramment prescrit. Les données de la littérature ne permettent cependant pas de préciser la durée optimale de la bi-AAP ;
- s'il existe une indication d'anticoagulation au long cours (fibrillation auriculaire, valve cardiaque mécanique...) :
  - une association pendant au moins 1 mois du traitement anticoagulant avec de l'aspirine ou du clopidogrel sera prescrite après un geste endovasculaire, en cas de risque hémorragique non élevé. Cette association pourra être maintenue jusqu'à un an, ou suivie après 1 mois d'une anticoagulation seule ;
  - en cas de risque hémorragique élevé, une anticoagulation seule sera prescrite après la revascularisation endovasculaire ;
  - une anticoagulation seule sera maintenue en postopératoire d'une revascularisation chirurgicale.

Il est à noter que la bi-AAP par aspirine + clopidogrel a été empiriquement mise en place après traitement endovasculaire de l'AOMI, par extrapolation des résultats d'études sur la maladie coronaire et secondairement recommandée par consensus d'experts. Récemment, le rivaroxaban 2,5 mg × 2 par jour, en association à l'aspirine, a été validé après une revascularisation infra-inguinale (essai randomisé en double aveugle versus placebo, Voyager-PAD) mais aussi en stratégie thérapeutique au long cours dans le cadre d'une maladie athéromateuse stable (essai randomisé en double aveugle versus placebo, Compass). Les recommandations européennes les plus récentes précisent qu'une association aspirine à faible dose (75-100 mg, 1/j) + rivaroxaban 2,5 mg × 2 par jour peut être proposée, en l'absence de risque hémorragique élevé [6] :

- chez les patients avec AOMI symptomatique stable ;
- en postopératoire d'une procédure de revascularisation infra-inguinale (chirurgicale ou endovasculaire).

En France, l'association de l'aspirine au rivaroxaban 2,5 mg × 2 par jour a récemment reçu l'autorisation de mise sur le marché dans la prévention des événements athéro-thrombotiques après une procédure réussie de revascularisation pour AOMI, par voie chirurgicale ou endovasculaire. Ce traitement est instauré dans les 10 jours suivant la revascularisation. Cette AMM fait suite aux résultats de l'étude Voyager-PAD : en comparaison à l'aspirine seule, l'association avec le rivaroxaban s'est révélée efficace en termes de réduction du critère primaire de jugement (combinaison de survenue d'ischémie aiguë de membre, d'amputation majeure, d'infarctus du myocarde, d'accident vasculaire cérébral [AVC] ischémique ou de décès CV) après revascularisation des membres inférieurs, mais au prix d'un surrisque d'hémorragie majeure (principalement digestive). L'ajout de clopidogrel, qui était prescrit à la discrétion des investigateurs, ne conférait pas de bénéfice supplémentaire statistiquement significatif à l'association aspirine et rivaroxaban, avec un surrisque hémorragique après 30 jours de traitement [7]. L'ajout du clopidogrel n'ayant pas fait l'objet d'une randomisation, il n'existe pas de données actuelles pour une comparaison directe entre les stratégies antithrombotiques aspirine + rivaroxaban et aspirine + clopidogrel.

Lors de la discussion de la stratégie antithrombotique, le risque hémorragique élevé chez les patients avec AOMI est estimé selon les recommandations européennes par la présence d'un ou plusieurs paramètres suivants [6] :

- antécédents d'hémorragie intracrânienne ou d'AVC ischémique, ou autre pathologie intracrânienne ;
- hémorragie gastro-intestinale récente (dans les 6 mois précédents) ou anémie d'origine digestive suspectée ou autre pathologie gastro-intestinale associée à un risque hémorragique ;
- insuffisance hépatocellulaire ;
- troubles de l'hémostase connus ;
- grand âge ou critères de fragilité ;
- insuffisance rénale avec une clearance de la créatinine < 15 ml/min/1,73 m^2.

Afin de prévenir le risque d'hémorragie gastro-intestinale, l'association à un inhibiteur de la pompe à protons est recommandée, et plus particulièrement la prescription de pantoprazole en raison d'un moindre risque d'interaction médicamenteuse en cas de prescription avec le clopidogrel.

Traitement hypocholestérolémiant

Les lignes directrices européennes de 2019 sur la prise en charge de la dyslipidémie recommandent des objectifs de LDL-cholestérol en fonction du risque à 10 ans de décès de cause CV [8]. Les patients avec AOMI appartiennent à la catégorie à très haut risque, avec un risque de décès ≥ 10 %.

Chez ces patients, la cible du LDL-cholestérol recommandée doit être < 0,55 g/L (< 1,4 mmol/l).

Concernant les modalités thérapeutiques :

- les statines sont indiquées en première intention chez les patients avec AOMI pour la prévention des événements CV ;
- l'association de traitement par statine et ézétimibe peut être prescrite afin d'optimiser la cible de LDL-cholestérol recommandée. Cette approche thérapeutique pourrait permettre une meilleure tolérance avec une dose plus faible de statine chez les patients présentant des effets secondaires associés ;

- un inhibiteur de PCSK9 devrait être associé si le LDL-cholestérol reste au-delà de la cible recommandée malgré un traitement par statine avec ou sans ézétimibe. Les anticorps monoclonaux anti-PCSK9, l'évolocumab et l'alirocumab, permettent une réduction du LDL-cholestérol de 60 % en plus du traitement par statine et sont associés à un bénéfice en termes de prévention d'événements CV.

Traitement de l'hypertension artérielle

Chez le patient hypertendu avec AOMI, l'objectif de pression artérielle (PA), mesurée au cabinet médical, est inférieur à 140/90 mmHg, sans descendre en dessous de 120 mmHg pour la systolique et de 70 mmHg pour la diastolique sous traitement [2]. Une relation de courbe en « J » a en effet été montrée entre la PA et la survenue d'événements CV, avec une majoration du risque pour des valeurs trop basses de PA [2,9].

Les dernières recommandations européennes pour le traitement de l'hypertension artérielle (HTA) proposent un objectif de PA diastolique inférieur à 80 mmHg chez tous les patients avec HTA [9]. Pour les patients de 65 à 80 ans avec HTA systolique isolée ainsi que pour les patients de 80 ans et plus, un objectif de PA systolique plus élevé est recommandé en 1ère intention, entre 140 et 150 mmHg [9]. Les objectifs de PA ne doivent être atteints que s'ils sont bien tolérés sans hypotension orthostatique. En particulier, le traitement doit être instauré avec précaution en cas d'HTA systolique isolée avec PA diastolique < 70 mmHg avant traitement [9].

Les trois principales classes d'antihypertenseurs (antagonistes calciques, inhibiteurs de l'enzyme de conversion de l'angiotensine [IEC] ou antagonistes des récepteurs de l'angiotensine 2 (ARA2), et diurétiques thiazidiques) sont de préférence initiées, en monothérapie ou en association. En France, il est recommandé de débuter par une monothérapie et de passer à une bithérapie au bout de 1 mois en cas d'échec de contrôle tensionnel.

La monothérapie actuellement recommandée pour le traitement de l'HTA comporte un inhibiteur calcique ou un IEC ou un ARA2. Ces deux dernières molécules, IEC ou ARA2, sont à privilégier pour leur bénéfice CV chez ces patients à haut risque d'événements et de mortalité [2].

En cas de non-contrôle tensionnel malgré une trithérapie à posologie optimale (IEC ou ARA2 + inhibiteur calcique + diurétique thiazidique), il est recommandé de :

- s'assurer de l'observance du traitement ;
- confirmer le non-contrôle tensionnel par une mesure ambulatoire ;
- s'assurer de l'absence de facteur interférant : médicaments, en particulier anti-inflammatoires, consommation excessive de sel, comorbidités en particulier insuffisance rénale dont le degré de sévérité (DFG < 30 ml/min/m^2) requiert un diurétique de l'anse en association ou à la place du thiazidique ;
- rechercher une HTA secondaire.

En cas d'HTA résistante au traitement, de petites doses (12,5 mg) de spironolactone sont indiquées, en l'absence d'insuffisance rénale sévère ou d'hyperkaliémie. La spironolactone peut être mal tolérée chez les hommes (dysfonction érectile et gynécomastie). L'éplérénone, inhibiteur spécifique des récepteurs de l'aldostérone, présente moins d'effets secondaires hormonaux. Ce médicament a l'AMM chez les patients avec insuffisance cardiaque à fraction d'éjection réduite y compris en post-infarctus du myocarde. Il peut être proposé, en cas d'intolérance à la spironolactone, dans l'hyperaldostéronisme primaire ou en cas d'HTA résistante.

Il est important de noter que les bêtabloquants ne sont pas contre-indiqués chez les patients avec AOMI. Sur le plan de la stratégie thérapeutique antihypertensive, un bêtabloquant peut être considéré à chaque étape du traitement, en particulier en cas d'indication élective (par exemple : maladie coronaire, insuffisance cardiaque, arythmie par fibrillation auriculaire). Les bêtabloquants présentant une action vasodilatatrice sont à privilégier dans le traitement de l'HTA (par exemple : nébivolol, carvédilol).

Traitement du diabète

Les recommandations actuelles proposent d'individualiser l'objectif pour l'HbA1c en tenant compte de l'âge, de la durée d'évolution du diabète, des comorbidités et du risque d'hypoglycémie. L'objectif est de parvenir à un taux d'HbA1c proche de 7 %. Chez les patients âgés, un objectif d'HbA1c plus élevé, entre 7 et 8 % est raisonnable tout en évitant les hypoglycémies [4].

Concernant les modalités thérapeutiques, la metformine reste actuellement le traitement de première intention dans le diabète de type 2, avec un bénéfice démontré en termes de prévention CV. Les agonistes des récepteurs du *Glucagon-Like Peptide-1* (AR GLP-1) et les inhibiteurs des cotransporteurs sodium-glucose de type 2 (iSGLT2, gliflozines) ont également démontré leur bénéfice en termes de prévention CV [4]. En France, ces 2 classes thérapeutiques ne sont indiquées qu'en seconde ligne, chez les patients diabétiques de type 2 insuffisamment contrôlés par une monothérapie (metformine ou sulfamide hypoglycémiant).

Revascularisation

L'indication et la technique de revascularisation, endovasculaire ou chirurgicale, doivent être discutées en réunion de concertation pluridisciplinaire en fonction de la symptomatologie du patient, des comorbidités associées et du type et de l'étendue de la maladie artérielle [2,3].

Il est à noter que le risque d'ischémie aiguë et le risque de mortalité augmentent après une revascularisation des artères périphériques [10]. Pour cette raison, au stade de claudication intermittente, la rééducation à la marche, si possible dans un cadre supervisé, est recommandée en première intention sans revascularisation. Si le patient reste symptomatique, avec un impact sur la qualité de vie, la décision d'une revascularisation devra être soigneusement posée et ses risques expliqués au patient. En cas de lésions isolées sous poplitées, la revascularisation n'est pas recommandée [4].

Au stade d'ischémie critique, la revascularisation doit toujours être discutée pour soulager la douleur ischémique, prévenir le risque d'amputation et préserver

l'autonomie du patient (figure 2.5) [2]. La revascularisation est discutée également en présence d'un ulcère artériel de jambe, témoin d'une ischémie permanente chronique avec ou sans douleurs de décubitus ou ulcérations du pied associées. La prise en charge de ces patients doit tenir compte d'un âge croissant, de la prévalence des comorbidités (diabète, HTA, insuffisance rénale chronique, insuffisance cardiaque) et des lésions artérielles complexes proximales et distales sous-poplitées. La revascularisation endovasculaire est souvent préférée par rapport à l'option chirurgicale plus invasive. Les techniques endovasculaires permettent aussi de réaliser des revascularisations très distales jusqu'au pied (figure 2.6). Des procédures répétées peuvent cependant être nécessaires pour maintenir la perméabilité du geste et assurer la cicatrisation d'un ulcère.
Une revascularisation est également discutée en cas de lésion anévrysmale du fait du risque de rupture ou du risque emboligène compromettant le lit d'aval (anévrysme aortique ou artériel périphérique). En présence d'un AAA asymptomatique, l'indication opératoire (chirurgie ouverte ou par voie endovasculaire) est discutée à partir d'un diamètre ≥ 55 mm mesuré en antéro-postérieur. L'indication opératoire est également discutée en cas d'AAA symptomatique ou en présence d'une croissance annuelle anévrysmale > 10 mm [11].

Atteinte artérielle multisite

L'atteinte artérielle multisite est fréquente. Elle est définie par la présence simultanée de la maladie athéromateuse symptomatique dans au moins deux sites artériels (coronaire, cérébro-vasculaire, rénal, membre inférieur/supérieur, mésentérique).
L'atteinte coronaire associée est la plus fréquente (70 % des patients avec AOMI).

Dépistage de l'atteinte artérielle asymptomatique

L'examen clinique associé à un électrocardiogramme et un bilan biologique recherche des arguments pour une maladie coronaire, une insuffisance cardiaque ou une autre localisation artérielle périphérique.
L'intérêt du dépistage d'une atteinte artérielle asymptomatique serait d'adapter le traitement médicamenteux maximal [2]. Dans la mesure où celui-ci est déjà indiqué dans l'AOMI, le dépistage systématique d'une atteinte multisite asymptomatique n'est donc pas recommandé car il ne conduit pas à une modification de la stratégie de prise en charge à l'exception de certaines situations :

- avant un pontage aorto-coronarien :
  - dépistage d'une AOMI, en particulier lorsque le prélèvement de la veine saphène est prévu ;
  - dépistage carotidien : en présence d'une sténose serrée, une revascularisation carotidienne sera discutée après concertation multidisciplinaire ;

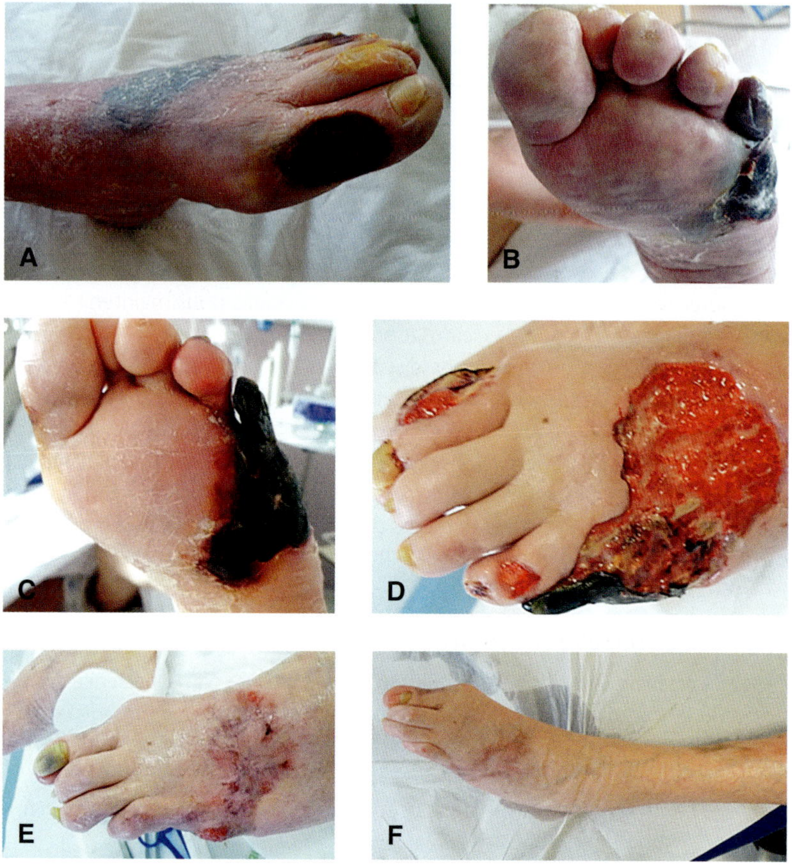

Figure 2.5. Ischémie critique du membre inférieur droit.
Ischémie critique compliquée de gangrène sèche de l'avant-pied droit, hallux et 5e orteil (A et B) chez une patiente de 96 ans. Revascularisation par voie endovasculaire des lésions artérielles fémoro-poplitées et sous-poplitées pour sauvetage de jambe. Évolution post-revascularisation avec cicatrisation dirigée : (C) délimitation de la nécrose sèche ; (D) bourgeonnement après détersion, momification et auto amputation du 5e orteil ; (E, F) cicatrisation à un an.
Source : Dr Parinaz Ghaffari, Service de médecine vasculaire, Groupe hospitalier Paris Saint-Joseph.

- avant une chirurgie aortique, carotidienne ou vasculaire périphérique, l'évaluation de la sévérité d'une maladie coronaire asymptomatique est discutée.

En dehors des chirurgies à haut risque d'événements CV, ce dépistage systématique, par des examens non invasifs tels que l'écho-Doppler et l'échocardiographie, est suffisant dans la majorité des cas.

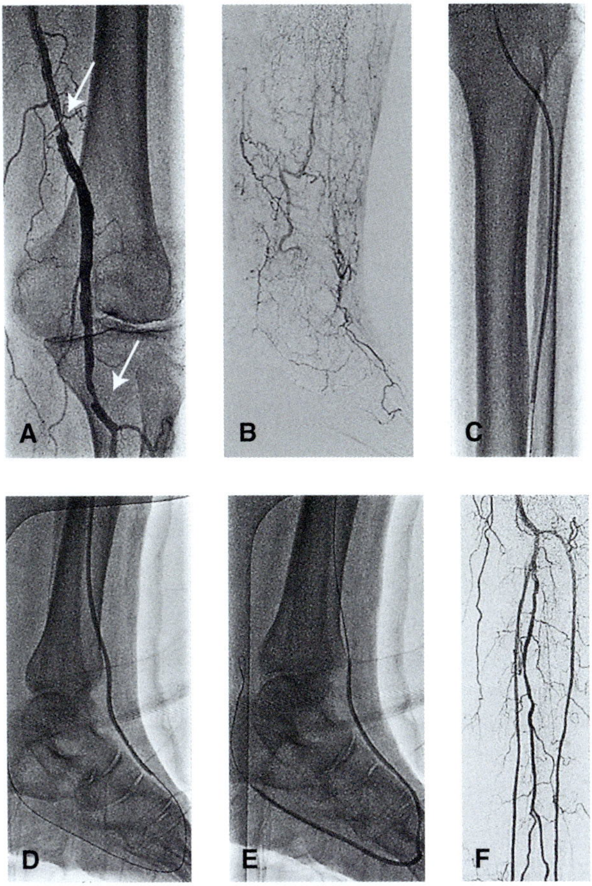

Figure 2.6. Revascularisation par voie endovasculaire chez un patient en ischémie critique avec lésions artérielles proximales et sous-poplitées.
(A) sténose serrée au Hunter et poplitée sous-articulaire ; (B) artériopathie distale, pas d'axe de jambe continu jusqu'au pied.
Ponction antérograde avec angioplastie fémoro-poplitée dans un premier temps ; cheminement en endoluminal dans la tibiale antérieure (C et D) puis dans l'artère plantaire (E) ; technique du *pedal-plantar loop* permettant de rétablir la connexion entre l'artère plantaire latérale et l'artère pédieuse ; (F) vue angiographique jambière finale.
Source : Service d'imagerie médicale, Groupe hospitalier Paris Saint-Joseph.

Maladie coronaire asymptomatique

Depuis les résultats de l'étude *Ischemia* [12], l'intérêt de la recherche systématique d'une ischémie myocardique asymptomatique chez ces patients à risque CV élevé est remis en question lorsque le traitement médicamenteux optimal est déjà institué.

La découverte d'une altération de la fraction d'éjection ventriculaire sur l'échocardiographie trans-thoracique permet d'optimiser le traitement médicamenteux et le suivi cardiologique du patient. Le coroscanner permet de dépister une sténose ≥ 50 % du tronc commun pour laquelle la revascularisation est indiquée [13].

Troncs supra-aortiques

Carotide interne

La sténose de l'artère carotide interne extracrânienne est définie pour des valeurs ≥ 50 % selon la méthode NASCET (*North American Symptomatic Carotid Endarterectomy Trial*). Elle est définie comme « symptomatique » si la sténose est associée à une clinique évocatrice dans les 6 mois précédents, et asymptomatique si aucun symptôme antérieur ne peut être identifié ou s'il date de plus de 6 mois [2]. L'écho-Doppler des troncs supra-aortiques complété par l'angio-TDM ou l'angio-IRM avec imagerie cérébrale permet de préciser le degré de sténose et de rechercher d'éventuelles séquelles ischémiques associées.

En cas de sténose carotidienne symptomatique dans les 6 mois précédents, une prise en charge chirurgicale par endartériectomie carotidienne associée au traitement médicamenteux optimal est indiquée à partir de 70 % NASCET et discutée à partir de 50 % NASCET [2,14] (figure 2.7). Le *stenting* carotidien n'est discuté qu'en cas de haut risque chirurgical, d'antécédent de chirurgie cervicale ou de radiothérapie, ou de récidive de sténose après endartériectomie. En cas d'occlusion ou subocclusion carotidienne, la prise en charge repose sur le traitement médical optimal.

En cas de dépistage d'une sténose carotidienne asymptomatique, la prise en charge repose sur le traitement médical optimal si la sténose est inférieure à 60 % ou en cas d'occlusion ou subocclusion. En cas de sténose asymptomatique ≥ 60 %, une

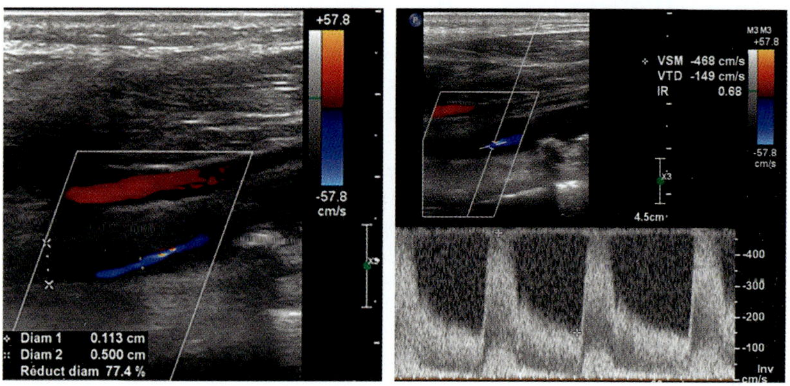

Figure 2.7. Sténose serrée symptomatique de la carotide interne bulbaire en écho-Doppler (estimée à près de 80 % selon NASCET).

Source : Service de médecine vasculaire, Groupe hospitalier Paris Saint-Joseph.

endartériectomie carotidienne peut être discutée si le risque opératoire (décès ou AVC) est < 3 % et s'il existe au moins un paramètre clinique et/ou d'imagerie évocateur d'instabilité de plaque conférant un risque d'AVC ischémique [2,14] :

- clinique : AVC transitoire ou constitué controlatéral ;
- imagerie cérébrale : AVC ischémique silencieux homolatéral ;
- écho-Doppler :
  - évolutivité de la sténose ;
  - échogénicité de la plaque : hétérogénéité de la plaque, hypoéchogénicité ;
  - irrégularité de surface : présence d'anfractuosités ou de niche dans la plaque ;
  - détection de microemboles lors du monitoring du flux de la cérébrale moyenne homolatérale au Doppler transcrânien (ou HITS [*High Intensity Transient Signal*]) ;
- imagerie IRM : hémorragie intra-plaque, volume du cœur lipidique, rupture de la chape fibreuse.

Le seul degré de sténose paraît en effet insuffisant pour identifier une population à risque d'AVC sous traitement médicamenteux. Le risque d'AVC homolatéral était estimé à 2,2 % par an dans les années 1990. Actuellement, ce risque est < 0,7 % sous traitement médical optimal. Pour la prévention de la survenue d'AVC, la problématique est d'identifier les patients à risque pouvant bénéficier sur le long terme de la chirurgie prophylactique. Les données de la littérature concernant la pose d'un stent dans le cas d'une sténose carotidienne asymptomatique restent limitées [14]. L'essai en cours CREST-2 (*Carotid Revascularization and Medical Management for Asymptomatic Carotid Stenosis Trial*) comparera le traitement médical optimal à chaque type de revascularisation (endartériectomie ou *stenting* carotidien).

Artère vertébrale

Environ 20 % des AVC ischémiques impliquant la circulation cérébrale postérieure sont associés à une pathologie de l'artère vertébrale.

Une revascularisation (par voie chirurgicale ou endovasculaire) ne se discute qu'en présence de récidive d'événement ischémique malgré le traitement médical optimal et pour des lésions ≥ 50 % [2,14]. La revascularisation de sténose asymptomatique vertébrale n'est pas recommandée, quel que soit le degré de sténose.

Artère sous-clavière

La sténose de l'artère sous-clavière est le plus souvent athéromateuse et de localisation prévertébrale. Elle est habituellement découverte de manière fortuite lors d'un écho-Doppler des troncs supra-aortiques qui recherchera également un vol vertébro-sous-clavier associé.

Une asymétrie tensionnelle (≥ 20 mmHg pour la systolique) est notée avec PA plus basse homolatérale à la sténose.

La sténose de l'artère sous-clavière peut être symptomatique cliniquement avec :

- signes d'insuffisance vertébro-basilaire (troubles de l'équilibre, diplopie) en cas de vol vertébro-sous-clavier ;
- signes ischémiques du membre supérieur : claudication chronique à l'effort, ischémie digitale sur mécanisme embolique ou ischémie aiguë de membre sur thrombose sous-clavière.

L'écho-Doppler est l'examen de première intention. Lorsqu'une revascularisation est discutée, l'angio-TDM ou l'angio-IRM complète le bilan morphologique.

Chez les patients asymptomatiques, la prise en charge repose sur le traitement médicamenteux optimal. En cas de sténose bilatérale asymptomatique des artères sous-clavières, la problématique est la surveillance de la PA. Celle-ci peut être approchée par une mesure de la pression à la cheville (après avoir éliminé par un écho-Doppler des lésions hémodynamiques ilio-fémoro-poplitées).

Une revascularisation est discutée en concertation pluridisciplinaire en présence de [2] :

- symptômes neurologiques associés (insuffisance vertébro-basilaire associée ou non à un AVC/AIT) ;
- ischémie de la main (figure 2.8) ;
- antécédent de pontage aorto-coronaire utilisant l'artère mammaire interne homolatérale ;
- bas débit sur une fistule artério-veineuse d'hémodialyse homolatérale.

Lorsqu'une revascularisation est envisagée, l'option endovasculaire ou chirurgicale est discutée. Le risque de complication existe, notamment d'AVC vertébro-basilaire, estimé inférieur à 3 % pour les deux approches.

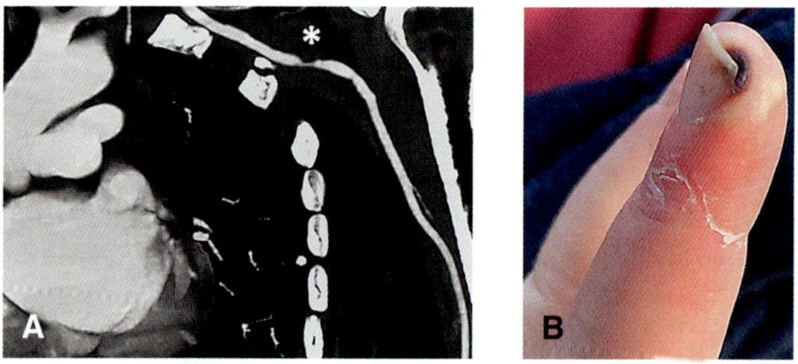

Figure 2.8. Sténose serrée de l'artère sous-clavière gauche (A) compliquée d'une ischémie du majeur (B).

Angio-TDM injecté (A), mécanisme embolique suspecté sur plaque hypodense irrégulière de l'artère sous-clavière (*).

Source : Service de médecine vasculaire, Groupe hospitalier Paris Saint-Joseph.

Artères rénales

Les deux principales étiologies de sténose de l'artère rénale (SAR) sont l'athérome et la dysplasie fibromusculaire (DFM) (voir « Dysplasie fibromusculaire », dans le même chapitre).

La SAR athéromateuse est généralement définie par un degré de sténose ≥ 60 % associé à des critères hémodynamiques de retentissement d'aval intrarénal. Sa présence peut être associée à l'HTA, au diabète, à l'insuffisance rénale chronique, et représente un marqueur du risque CV [2]. Dans environ 20 % des cas, la sténose est bilatérale ou sur rein fonctionnel unique.

Elle peut être découverte de manière fortuite sur une imagerie abdominale ou en présence de signes évocateurs d'HTA rénovasculaire :

- HTA avec hypokaliémie et kaliurèse inadaptée ;
- HTA juvénile ;
- HTA résistante ;
- œdème aigu pulmonaire (OAP) récidivant non expliqué par une dysfonction cardiaque systolique ;
- aggravation brutale de l'HTA et/ou de la fonction rénale ;
- majoration de plus de 20 % de la créatininémie sous IEC ou ARA2 ;
- asymétrie rénale (différence de taille ≥ 1,5 cm entre les deux reins avec le plus petit rein homolatéral à la sténose) ;
- présence d'un souffle abdominal.

L'écho-Doppler, l'angio-TDM ou l'angio-IRM sont les examens non invasifs de première intention pour le dépistage et l'évaluation du degré de sténose.

L'écho-Doppler permet l'analyse du retentissement hémodynamique d'aval en intrarénal :

- baisse des index de résistance < 0,5 ;
- asymétrie avec index de résistance plus bas du côté de la sténose par rapport au rein controlatéral ;
- augmentation du temps de montée systolique > 70 msec.

La prise en charge d'une SAR athéromateuse repose sur le traitement médical optimal, avec la prescription d'un IEC ou ARA2, statine et antiagrégant plaquettaire. La revascularisation par angioplastie n'est pas recommandée de manière systématique devant l'absence de bénéfice en termes de pronostic rénal ou CV, sans effet net sur le contrôle tensionnel et avec un risque de complications procédurales [2]. Celles-ci peuvent être liées à une dissection/occlusion artérielle rénale, une embolie de cristaux de cholestérol ou une néphropathie au produit de contraste. Les données de la littérature sont en faveur d'une approche conservatrice chez la plupart des patients avec SAR athéromateuse.

Les éléments pouvant faire discuter la revascularisation sont :
- une HTA sévère et résistante ;
- une dégradation progressive ou rapide de la fonction rénale sous traitement antihypertenseur associant un IEC ou un ARA2 ;
- une diminution progressive de la taille du rein ;
- OAP récidivants chez un patient avec fonction systolique ventriculaire gauche conservée.

Ces patients ont généralement été exclus des essais randomisés évaluant le bénéfice d'une revascularisation artérielle rénale. La décision de revascularisation doit être prise après avoir évalué la balance bénéfice/risque de l'intervention. En particulier, il n'y a pas de bénéfice attendu si la taille du rein est < 8 cm ou si les index de résistance en intrarénal sont > 0,8 (témoignant d'une néphroangiosclérose). Le traitement reste conservateur en cas d'HTA contrôlée sous traitement médical comprenant un IEC ou un ARA2, avec fonction rénale stable, sans évolutivité de la taille du rein suivie en échographie tous les 6 mois.

Artères digestives

L'ischémie mésentérique dans sa forme aiguë ou chronique représente une des atteintes artérielles faisant la gravité de la maladie athéromateuse, pouvant engager le pronostic vital [15].

Ischémie intestinale chronique

La clinique évocatrice associe des douleurs abdominales postprandiales, la crainte de s'alimenter et un amaigrissement. Il s'y associe parfois des troubles du transit avec alternance diarrhée/constipation, des nausées et des vomissements. L'examen clinique peut être pauvre dans la forme chronique en dehors d'une altération de l'état général. La présence d'un souffle abdominal et l'atteinte athéromateuse multisite doivent faire évoquer le diagnostic. La symptomatologie peut évoluer vers un tableau aigu d'infarctus mésentérique.

Les lésions artérielles digestives ne sont pas toujours associées à des symptômes, mais les symptômes sont plus fréquents en présence d'une atteinte tritronculaire (mésentérique supérieure, tronc cœliaque, mésentérique inférieure). L'atteinte artérielle de la mésentérique supérieure est associée à la gravité de la symptomatologie.

L'échographie Doppler est l'examen de première intention permettant une étude anatomique et hémodynamique. L'angio-TDM aortique complète le bilan morphologique avec appréciation de la collatéralité et élimine les diagnostics différentiels (néoplasie, pathologie hépatobiliaire). En particulier, l'atteinte d'une seule artère digestive rend le diagnostic d'ischémie mésentérique improbable et doit faire rechercher un diagnostic différentiel.

La revascularisation prophylactique en l'absence de symptômes n'est pas recommandée [2].

En présence d'une ischémie mésentérique, l'option endovasculaire par angioplastie et pose de stent, moins invasive que la chirurgie, est habituellement privilégiée. Les modalités de revascularisation doivent être discutées au cas par cas par une équipe multidisciplinaire.

Ischémie intestinale aiguë

L'ischémie intestinale aiguë est une urgence chirurgicale.

La prévalence de l'ischémie mésentérique aiguë augmente exponentiellement avec l'âge.

La principale étiologie est la thrombose d'une lésion athéromateuse préexistante.

La clinique est bruyante avec douleurs abdominales aiguës, périombilicales ou en hypochondre droit, hyperpéristaltisme avec selles précoces, parfois diarrhéiques avec rectorragies. L'examen clinique est pauvre au stade précoce, il n'existe pas de défense abdominale.

Le contraste douleur intense et examen clinique pauvre au stade précoce doit faire évoquer le diagnostic, notamment en présence d'une maladie athéromateuse connue.

L'angioscanner est l'examen complémentaire de première intention, réalisé en urgence. Il permet un diagnostic positif, étiologique et de gravité. Il permet également d'éliminer les diagnostics différentiels (pancréatite, occlusion intestinale, péritonite, néoplasie). Il n'existe pas de signe pathognomonique mais l'épaississement pariétal intestinal est évocateur au stade précoce. Les signes de gravité croissante sont l'apparition d'une ascite réactionnelle puis la nécrose irréversible avec pneumatose intestinale, aéroportie ou pneumopéritoine.

Le diagnostic étiologique guide la prise en charge thérapeutique :

- origine artérielle : thrombose d'une lésion athéromateuse préexistante (40 % des cas), occlusion d'origine embolique (25 % des cas, cardioembolique ou sur aorte athéromateuse), dissection aortique ou artérielle digestive ;
- bas débit circulatoire sans lésion artérielle ni veineuse associée (25 % des cas) : décompensation cardiaque, hypovolémie, état de choc, médicaments vasoconstricteurs (inotropes), hypotension péri-opératoire (en particulier lors d'une chirurgie cardiaque ou aortique), syndrome du compartiment abdominal (hyperpression intra-abdominale) ;
- origine veineuse sur thrombose de la veine mésentérique supérieure et de ses branches avec ou sans extension à la veine portale (< 10 % des cas) : hypercoagulabilité sur thrombophilie, néoplasie, syndrome myéloprolifératif, maladie inflammatoire intestinale, pancréatite, processus infectieux intra-abdominal.

La prise en charge en réanimation associe correction des désordres métaboliques, antibiothérapie et traitement antithrombotique. La prise en charge chirurgicale permet le bilan des lésions intestinales et vasculaires, avec revascularisation en cas d'étiologie artérielle et résection des zones infarcies.

Dépistage des lésions néoplasiques

Le tabagisme est considéré comme un des principaux facteurs de risque pour le développement et la progression de la maladie athéromateuse mais aussi des lésions néoplasiques, en particulier du cancer pulmonaire. Le cancer du poumon est la principale cause de décès par cancer chez les hommes et les femmes. Un dépistage par TDM thoracique est recommandé annuellement aux États-Unis dans la population de fumeurs actifs ou sevrés. Ce dépistage a démontré un bénéfice en termes de réduction de la mortalité liée au cancer du poumon [16].

Chez les patients avec AOMI, la mortalité par cancer dépasse actuellement le taux de mortalité CV. L'AOMI ainsi que l'AAA sont des marqueurs de risque de cancer du poumon. La prévalence du cancer du poumon est estimée à 3 % chez les patients avec AOMI, plus élevée que celle retrouvée dans les programmes de dépistage [17].

Le dépistage dans cette population à haut risque de cancer pourrait donc augmenter considérablement son bénéfice en termes de mortalité associée. Les autres cancers liés au tabagisme (tête et cou, œsophage, côlon, pancréas, rein, vessie en particulier) pourraient bénéficier d'un dépistage par des examens simples et non invasifs : consultation ORL, TDM pulmonaire sans injection avec coupes abdominales hautes, sédiment urinaire, dépistage national avec test immunologique de recherche de sang dans les selles.

Ischémie aiguë de membre

L'ischémie artérielle aiguë est une urgence médico-chirurgicale, de diagnostic clinique [2]. Elle est d'autant plus sévère cliniquement que l'occlusion est proximale, étendue et de survenue brutale sur artères saines du fait de l'absence de développement de collatérales.

Le mécanisme est embolique ou thrombotique.

Le traitement est médical et interventionnel pour revascularisation artérielle, avec prise en charge étiologique associée. Les désordres hydroélectrolytiques (acidose métabolique et hyperkaliémie), la nécrose tubulaire aiguë secondaire à la rhabdomyolyse et le syndrome des loges sont les risques associés à la reperfusion et principalement en cas de revascularisation tardive.

Diagnostic clinique

Le diagnostic positif et de sévérité de l'ischémie aiguë de membre est clinique (figures 2.9 et 2.10) [2].

La souffrance neurologique est la plus précoce et devient irréversible en 6 heures. Le pronostic local du membre est grevé par l'apparition d'une souffrance cutanée évoluant vers la gangrène.

Diagnostic positif

- **Douleur brutale.**
- **Pâleur, froideur cutanée.**
- **Abolition des pouls.**
- **Veines collabées.**
- **Signes neurologiques sensitifs :** paresthésies, puis diminution de la sensibilité au tact fin et proprioceptive.
- **Puis signes neurologiques moteurs :** apparition d'une faiblesse des muscles distaux, d'une paralysie des orteils et du releveur du pied.

Diagnostic de sévérité

- **Grade I : Membre viable :**
  - pâle, froid, absence de troubles sensitivo-moteurs ;
  - flux artériel démodulé et flux veineux restant audible au doppler au niveau du pied.
- **Grade II : Ischémie réversible en cas de reperfusion :**
  - flux artériel inaudible, flux veineux restant audible au doppler ;
  - **(IIa)** : dysesthésie limitée aux orteils, absence de troubles moteurs ;
  - **(IIb)** : dysesthésie au-dessus des orteils et/ou trouble moteur modéré et limité (parésie/paralysie).
- **Grade III : Ischémie irréversible :**
  - flux artériel et veineux inaudibles au doppler ;
  - rigidité musculaire, marbrures, déficit sensitivo-moteur permanent et profond (anesthésie, paralysie au-dessus du pied).

Figure 2.9. Diagnostic de l'ischémie aiguë de membre.
Source : D'après Aboyans V, Ricco JB, Bartelink MEL, et al. 2017 ESC Guidelines on the Diagnosis and Treatment of Peripheral Arterial Diseases, in collaboration with the European Society for Vascular Surgery (ESVS). Eur Heart J 2018; 39(9):763-816. DOI : 10.1093/eurheartj/ehx095.

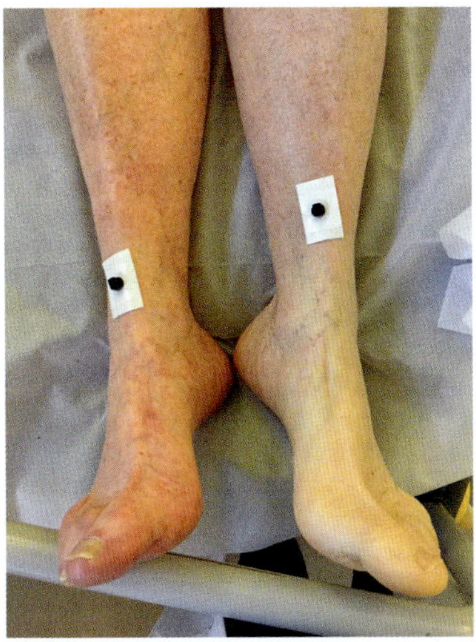

Figure 2.10. Ischémie aiguë du membre inférieur gauche.
Source : Dr Thomas Le Houérou, Centre de l'aorte, Service de chirurgie vasculaire, Hôpital Marie-Lannelongue.

Diagnostic étiologique

Un mécanisme embolique, en particulier à point de départ cardiaque, représente la cause la plus fréquente des ischémies aiguës des membres inférieurs (figure 2.11).

Mécanisme embolique

- **Mécanisme cardio-embolique (80 % des cas) :**
  - troubles du rythme ou procédure de cardioversion ;
  - cardiopathie ischémique (infarctus du myocarde, anévrysme/dyskinésie ventriculaire gauche) ;
  - valvulopathie (rétrécissement mitral, endocardite infectieuse, prothèse valvulaire) ;
  - cardiopathies dilatées ;
  - myxome de l'oreillette (tumeur primitive intracardiaque la plus fréquente) ;
  - embolie paradoxale sur foramen ovale perméable (en particulier si associé à un anévrysme du septum inter-auriculaire).
- **Embolie à point de départ artériel :**
  - plaque athéromateuse ulcérée ;
  - anévrysme aortique/artériel (thrombus mural aortique, poplité) ;
  - dissection artérielle ;
  - artère poplitée piégée :
    - adultes jeunes, compression intermittente et répétitive de l'artère poplitée secondaire à une insertion musculo-tendineuse aberrante ;
    - imagerie (échographie, TDM ou IRM) : dissociation possible des trajets poplités artério-veineux ;
    - discussion d'une chirurgie en fonction de la gêne fonctionnelle du patient et de l'existence de lésions de la paroi artérielle (sténose, anévrysme, occlusion).

Mécanisme thrombotique

- **Complication d'une plaque athéromateuse.**
- **Thrombose sur artères saines ou peu athéromateuses secondaire à :**
  - hyperviscosité : syndrome myéloprolifératif, thrombophilie (dont syndrome des antiphospholipides), néoplasie ;
  - traumatisme artériel ;
  - thrombopénie immuno-allergique à l'héparine.
- **Thrombose de pontage ou d'une angioplastie.**
- **Dissection artérielle.**

Figure 2.11. Principales causes d'ischémie aiguë de membre.

Source : D'après Björck M, Earnshaw JJ, Acosta S, et al. European Society for Vascular Surgery (ESVS) 2020 Clinical Practice Guidelines on the Management of Acute Limb Ischaemia. Eur J Vasc Endovasc Surg. 2020;59:173-218. DOI : 10.1016/j.ejvs.2019.09.006.

La clinique est brutale. Habituellement, il n'existe pas d'antécédent d'artériopathie connue et les pouls sont tous perçus sur le membre controlatéral. L'aspect à l'imagerie est un arrêt net « en cupule », le plus souvent sur une bifurcation artérielle. La localisation au trépied fémoral est la plus fréquente, mais peut également survenir à l'étage aorto-iliaque, au trépied jambier ou en sous-poplité, ainsi qu'au niveau des troncs supra-aortiques ou aux membres supérieurs.
Un mécanisme thrombotique sur plaque athéromateuse compliquée peut aussi en être la cause. La clinique est habituellement plus progressive du fait de la présence d'une collatéralité chez un patient le plus souvent âgé avec des facteurs de risque CV et une AOMI connus. Une thrombose peut également survenir sur artères saines ou peu athéromateuses secondaire à un syndrome d'hyperviscosité.
La *phlegmasia cerulea* ou phlébite bleue est un tableau clinique particulier : thrombose veineuse profonde proximale étendue le plus souvent à l'étage ilio-fémoral responsable d'une ischémie de membre sur absence de retour veineux.

Imagerie

Les examens complémentaires en urgence ne sont réalisés que pour la stratégie thérapeutique de revascularisation.
Le bilan biologique comprend le bilan préopératoire standard, les enzymes cardiaques et la créatine phosphokinase (CPK), associé à l'électrocardiogramme et à une échographie cardiaque trans-thoracique en cas de suspicion de thrombose de valve ou d'endocardite.
La méthode d'imagerie dépend de sa disponibilité immédiate. L'angio-TDM est l'examen de première intention précisant l'anatomie artérielle et le mécanisme étiologique [18]. Une alternative d'imagerie pré-thérapeutique est représentée par l'écho-Doppler artériel, l'angio-IRM ou l'artériographie sur table au bloc opératoire.
Le bilan étiologique est complété dans un second temps en fonction du mécanisme suspecté.

Stratégie thérapeutique

La prise en charge médicale en urgence associe une anticoagulation par héparine non fractionnée à la seringue électrique [19], la prise en charge de la douleur par un traitement antalgique de niveau 3, la correction d'une hypovolémie et des anomalies hydroélectrolytiques. Les modalités de revascularisation dépendent du mécanisme de l'ischémie, de l'état artériel sous-jacent, des comorbidités du patient et de l'expertise locale (figure 2.12) [2,18]. En cas d'ischémie dépassée avec gangrène, une amputation est discutée devant le risque de choc septique et le pronostic vital engagé.

Prise en charge médicale en hospitalisation

- **Anticoagulant par héparine non fractionnée à la seringue électrique :**
  - bolus de 80 UI/kg puis 18 UI/kg/h IVSE ;
  - préféré du fait de la demi-vie courte dans l'objectif d'une procédure de revascularisation ;
  - surveillance de l'activité anti-Xa (UI/ml), 4 à 6 heures après le début de la perfusion et à chaque changement de posologie et au minimum quotidiennement, avec un objectif anti-Xa 0,3-0,7 UI/ml ;
- **Traitement antalgique de niveau 3.**
- **Correction hydroélectrolytique (acidose, hyperkaliémie).**
- **Prise en charge des comorbidités associées (bas débit cardiaque, hypovolémie).**
- **Nursing : position déclive, éviter tout frottement.**

Procédure de revascularisation

- **Chirurgie :**
  - embolectomie par cathéter de Fogarty en cas d'embolie sur artères saines aux étages aorto-iliaque ou fémoro-poplité ;
  - thrombo-embolectomie associée à une angioplastie ;
  - pontage en cas de thrombose ou embolie sur artère pathologique ;
  - pontage veineux avec exclusion d'un anévrysme poplité thrombosé.
- **Endovasculaire :**
  - thrombo-aspiration en cas d'occlusion courte, thrombus franchissable par le guide, localisation sous-inguinale ;
  - thrombolyse in situ sur cathéter (en l'absence de facteurs de risque hémorragique).
- **Aponévrotomie de décharge :**
  - associée à la procédure de revascularisation ;
  - si ischémie vue tardivement avec début de troubles moteurs ;
  - objectif : prévention du syndrome de loge lié à l'œdème musculaire de reperfusion (risque de nécrose musculaire).

Figure 2.12. Stratégie thérapeutique dans l'ischémie aiguë de membre.
IVSE : voie d'administration intraveineuse à la seringue électrique.
Source : D'après Björck M, Earnshaw JJ, Acosta S, et al. European Society for Vascular Surgery (ESVS) 2020 Clinical Practice Guidelines on the Management of Acute Limb Ischaemia. Eur J Vasc Endovasc Surg. 2020;59:173-218. DOI : 10.1016/j.ejvs.2019.09.006.

Syndrome de l'orteil bleu, maladie des emboles de cristaux de cholestérol

Une lésion ischémique peut se présenter sous la forme d'une cyanose de survenue brutale, touchant un ou plusieurs orteils. Il s'agit, comme l'ischémie digitale, d'une urgence diagnostique et thérapeutique.
Une origine embolique et/ou thrombotique, une atteinte de la microcirculation isolée et/ou de la macrocirculation associée doivent être recherchées comme pour les lésions ischémiques digitales (figure 2.13). Le bilan étiologique doit être exhaustif guidant la prise en charge thérapeutique.

Origine embolique et/ou thrombotique.
Atteinte microcirculatoire isolée et/ou de la macrocirculation associée.

Mécanisme thrombotique

- **Thrombophilies héréditaires* ou acquise (SAPL).**
- **Cryopathies :**
  - cryoglobulinémie ;
  - cryofibrinogénémie ;
  - maladie des agglutinines froides.
- **Syndromes myéloprolifératifs :**
  - leucémie myéloïde chronique ;
  - thrombocytémie essentielle ;
  - maladie de Vaquez (polyglobulie) ;
  - syndrome hyperéosinophilique ;
  - myélofibrose primitive.
- **Hémopathies malignes lymphoïdes.**
- **Syndrome paranéoplasique des cancers solides.**
- **Coagulation intravasculaire disséminée.**
- **Microangiopathie thrombotique.**
- **Septicémie sévère (méningocoque)**

Causes emboliques

- **Maladie des emboles de cristaux de cholestérol** (atteinte microcirculatoire isolée).
- **Origine cardio-embolique :**
  - troubles du rythme ;
  - cardiopathie ischémique ;
  - valvulopathie ;
  - myxome de l'oreillette ;
  - embolie paradoxale.
- **Origine artérielle périphérique :**
  - anévrysme compliqué de thrombus ;
  - plaque athéromateuse compliquée.

Causes iatrogènes et prise de toxiques

- **Médicaments** : adrénaline, chimiothérapies, interféron, thrombopénie induite à l'héparine, antivitamine K.
- **Toxiques** : tabac, cannabis, cocaïne, amphétamines, ecstasy, injection artérielle accidentelle chez les toxicomanes.

Anomalie de la paroi du vaisseau ou périvasculaire

- **Vascularites des vaisseaux de petit calibre :**
  - périartérite noueuse ;
  - vascularites à ANCA ;
  - cryoglobulinémies ;
- **Thromboangéite oblitérante (maladie de Buerger).**
- **Connectivites** :
  - sclérodermie systémique ;
  - lupus érythémateux systémique.
- **Artériolopathie calcique :** dépôts calciques dans la paroi artériolaire et des tissus mous périvasculaires (ou calciphylaxie), en particulier chez le patient insuffisant rénal dialysé.

* Thrombophilies héréditaires habituellement recherchées dans la pathologie veineuse thromboembolique. À discuter selon le contexte clinique en présence d'une maladie artérielle (maladie artérielle thrombotique chez un patient jeune sans facteur de risque et/ou en présence d'une histoire familiale de thromboses veineuses).

Figure 2.13. Principales causes d'ischémie d'orteil.
ANCA : anticorps anti-cytoplasme des polynucléaires neutrophiles ; SAPL : syndrome des antiphospholipides.

Diagnostic positif

La présentation clinique sous la forme d'un ou de plusieurs orteils cyanosés est le plus souvent secondaire à la maladie des emboles de cristaux de cholestérol (figure 2.14) [20]. Un livedo est souvent associé. La souffrance tissulaire est secondaire à une occlusion artériolaire par des microemboles provenant de plaques d'athérome ulcérées aortiques, iliaques ou fémoro-poplitées. Il s'agit cependant d'un diagnostic d'élimination, suspecté sur des arguments cliniques, biologiques avec parfois une preuve histologique.

Un facteur déclenchant est fréquemment retrouvé, le plus souvent iatrogène (chirurgie aortique, cathétérisme artériel, anticoagulation ou thrombolyse, traumatisme thoracique). Pour l'anticoagulation, le lien de causalité avec la survenue de la maladie des cristaux de cholestérol reste débattu [20]. En cas d'indication absolue à l'anticoagulation curative, il est préférable de la poursuivre.

La maladie peut être peu symptomatique cliniquement, ou très polymorphe avec des lésions ischémiques d'organes pouvant engager le pronostic vital (figure 2.15). L'atteinte la plus fréquente est une insuffisance rénale.

Les cristaux de cholestérol sont parfois visibles au fond d'œil sous la forme de fragments de couleur jaune vif logés au niveau des bifurcations des artérioles rétiniennes (plaques de Hollenhorst). Cet aspect est spécifique de la maladie et confirme le diagnostic.

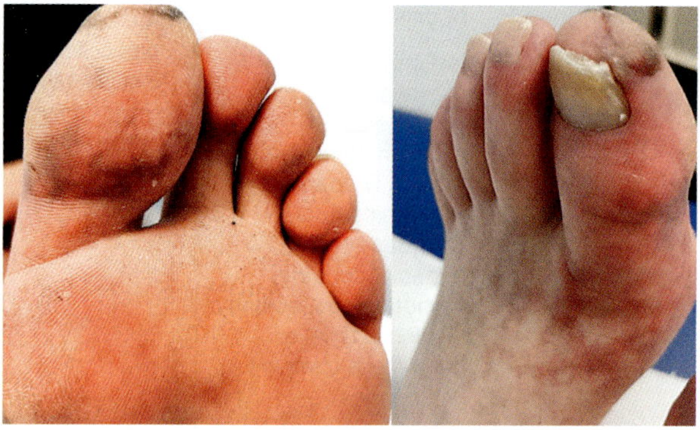

Figure 2.14. Atteinte cutanée dans la maladie des emboles de cristaux de cholestérol.

Emboles de cristaux de cholestérol du pied gauche chez un patient après une procédure d'angioplastie iliaque droite par cross over. Évolution favorable avec disparition des douleurs et amélioration des pressions distales après 6 jours de traitement vasodilatateur par iloprost.

Source : Dr Ulrique Michon-Pasturel, Service de médecine vasculaire, Groupe hospitalier Paris Saint-Joseph.

- **Symptômes généraux aspécifiques** : fièvre isolée, altération de l'état général, myalgies, arthralgies.
- **Biologie** : syndrome inflammatoire biologique, thrombopénie, anémie, hyperéosinophilie (non constante).
- **Atteinte paucisymptomatique cliniquement, ou très polymorphe avec lésions ischémiques d'organes.**

↓

- **Atteinte cutanée, principal point d'appel, préférentiellement au niveau des membres inférieurs :**
  - orteils cyanosés, ulcérations nécrotiques, livedo sur la plante ou le bord externe du pied ;
  - pouls distaux conservés témoignant de l'atteinte de la microcirculation ;
  - livedo possible au niveau du tronc/des membres inférieurs.
- **Atteinte rénale :**
  - protéinurie, insuffisance rénale aiguë avec poussée hypertensive ou insuffisance rénale progressive, recours parfois à la dialyse ;
  - présence d'une éosinophilurie associée = critère diagnostique.
- **Atteinte digestive :** diarrhée, syndrome occlusif, hémorragie digestive sur perforation ou nécrose segmentaire du tube digestif.
- **Atteinte du pancréas, du foie ou de la rate.**
- **Atteinte pulmonaire :** hémorragie alvéolaire avec hémoptysie.
- **Atteinte neurologique** centrale ou périphérique (exceptionnelle).

Figure 2.15. Atteinte systémique dans la maladie des emboles de cristaux de cholestérol.
Source : Le Seve DJ, Gourraud Vercel C, Connault J, Artifoni M. [Update on cholesterol crystal embolism]. Rev Med Interne. 2020;41:250-257. DOI : 10.1016/j.revmed.2020.02.002.

Un syndrome inflammatoire biologique est noté. Une hyperéosinophilie est classiquement décrite chez deux tiers des patients mais non constante. Il n'existe pas de marqueur biologique spécifique et la biologie reste corrélée à l'atteinte d'organe. La biopsie des organes touchés (généralement la peau ou le rein) est le seul moyen de confirmer le diagnostic.

Les deux principaux diagnostics différentiels sont :

- les engelures ;
- une vascularite, en particulier la périartérite noueuse, sur l'association altération de l'état général, syndrome inflammatoire, atteinte neurologique, rénale et/ou digestive.

Parfois la preuve histologique n'est pas obtenue. Le diagnostic est alors suspecté sur la clinique, la présence d'une maladie athéromateuse, la mise en évidence d'un facteur déclenchant et un bilan étiologique négatif (il s'agit d'un diagnostic d'élimination).

Prise en charge thérapeutique

Le pronostic de la maladie est sévère par les lésions ischémiques induites et son caractère récidivant, mais aussi par la maladie athéromateuse à un stade avancé qu'elle reflète.
La prise en charge n'est pas consensuelle et associe habituellement [2,20] :

- traitement symptomatique antalgique ;
- traitement vasodilatateur : inhibiteur calcique per os ou analogue de la prostacycline (iloprost) en intraveineux en cas d'ischémie d'orteil ;
- statine ;
- antiplaquettaire seul ou en association à une procédure endovasculaire ou chirurgicale. Une procédure interventionnelle peut être discutée pour exclure la plaque athéromateuse suspectée d'être le foyer emboligène ;
- corticothérapie orale (doses faibles : 0,3-0,5 mg/kg/j) non consensuelle.

Maladies artérielles périphériques non athéromateuses

Thromboangéite oblitérante

La maladie de Buerger ou thromboangéite oblitérante est une artériopathie inflammatoire affectant de manière segmentaire les artères de petit et moyen calibre, les veines et les nerfs des membres supérieurs et inférieurs. La maladie prédomine au Moyen-Orient, en Asie du Sud-Est et en Europe de l'Est. L'épidémiologie et la physiopathologie restent mal connues. La maladie survient généralement chez les adultes jeunes après une exposition prolongée au tabac ou au cannabis et associe des manifestations thrombotiques inflammatoires aiguës et chroniques, artérielles et veineuses [21]. Les membres inférieurs sont le plus souvent touchés, mais l'atteinte des membres supérieurs est fréquente (figure 2.16).
La principale complication est le développement d'ulcères ischémiques ou de gangrène des extrémités présents au diagnostic chez environ 30 % des patients.
Le pronostic fonctionnel fait la gravité de la maladie. L'amputation majeure est le principal risque dans l'évolution de la maladie. Cependant, une atteinte vasculaire systémique (cérébrale, mésentérique, coronaire), bien que rare, a été rapportée, pouvant engager le pronostic vital.
La thromboangéite oblitérante se distingue des vascularites inflammatoires par des caractéristiques spécifiques :

- prédominance chez les hommes jeunes (mais augmentation rapportée de la prévalence chez les femmes, probablement due à l'exposition au tabagisme) ;
- association forte avec la consommation de tabac (ou de cannabis) ;
- rareté de l'atteinte systémique ;

- préservation de l'architecture de la paroi vasculaire, absence de nécrose ou d'anévrysme ;
- formation d'un thrombus cellulaire inflammatoire pendant la phase aiguë obstruant la lumière vasculaire ;
- absence de marqueurs spécifiques.

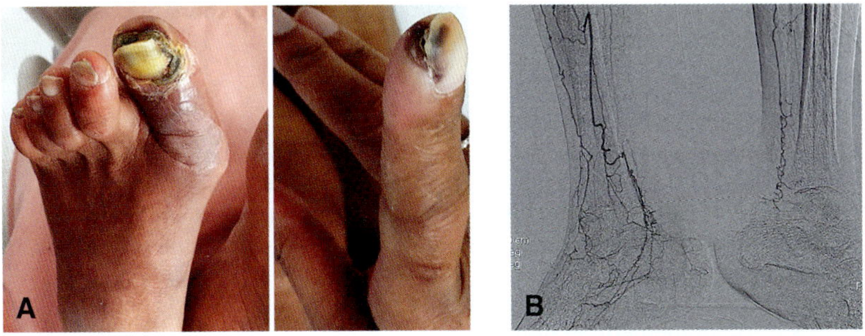

Figure 2.16. Lésions ischémiques aux membres inférieurs et supérieurs chez un patient avec maladie de Buerger.
(A) Lésions nécrotiques de l'hallux et de l'index; (B) imagerie évocatrice sur l'artériographie des membres inférieurs (avec geste thérapeutique dans le même temps) : atteinte artérielle sous-poplitée et distale au pied avec aspect d'artères hélicines.
Source : Service de Médecine vasculaire, Service d'imagerie médicale, Groupe hospitalier Paris Saint-Joseph.

Diagnostic positif

La thromboangéite oblitérante est suspectée cliniquement sur une ischémie des extrémités avec abolition des pouls distaux associée à des anomalies vasculaires compatibles sur les examens d'imagerie. L'aspect typique à l'imagerie est celui d'occlusions distales multiples, segmentaires (jambière/pédieuse ou de l'avant-bras/main) avec collatéralité développée (aspect d'artères hélicines) et désert vasculaire des extrémités.
Plusieurs critères diagnostiques ont été proposés (critères de Mills, de Shionoya, d'Olin, et le score pondéré de Papa). La plupart des modèles diagnostiques visent à exclure les facteurs de risque d'athérome. Ceux-ci peuvent cependant coexister, en particulier chez les patients âgés de plus de 40 ans. Une atteinte athéromateuse des artères proximales peut également coexister avec l'atteinte artérielle distale classique de la thromboangéite oblitérante.
L'artériographie représentait l'examen de référence pour la documentation de l'atteinte artérielle distale des membres inférieurs et supérieurs. Actuellement sont privilégiées les mesures hémodynamiques (mesure de la pression digitale ou

- **Arguments clinique et d'imagerie.**
- **Exclusion des autres causes de maladie des artères de moyen et petit calibre.**
- **Présence d'une exposition continue au tabac et/ou au cannabis.**

↓

- **Âge de survenue < 45 ans, chez un homme ou une femme.**
- **Tabagisme actif ou sevrage récent et/ou exposition au cannabis.**
- **Ischémie des extrémités :**
  - claudication plantaire ;
  - douleurs de décubitus ;
  - ulcérations/gangrène des extrémités.
- **Maladie artérielle distale,** classiquement sans lésion des artères proximales, confirmée par des examens non invasifs (écho-Doppler, angio-TDM/IRM).
- **Absence de thrombophilie, de maladie auto-immune, de diabète.**
- **Absence d'argument à l'imagerie pour une origine embolique (cardiaque ou artérielle périphérique).**
- **Aspect compatible à l'imagerie au niveau des membres qu'ils soient atteints cliniquement ou non.**

Figure 2.17. Critères diagnostiques de la thromboangéite oblitérante.
Source : D'après Fazeli B, Poredos P, Patel M, et al. Milestones in thromboangiitis obliterans: a position paper of the VAS-European independent foundation in angiology/vascular medicine. Int Angiol. 2021;40:395-408. DOI : 10.23736/S0392-9590.21.04712-X.

d'orteil) et les méthodes d'imagerie non invasives (écho-Doppler, angioscanner ou angio-IRM).

Les critères diagnostiques majeurs retrouvés dans les différents scores sont présentés (figure 2.17). L'exposition au cannabis (retrouvée chez près d'un quart des patients) peut aussi être associée à une artériopathie distale de présentation similaire. Il s'agit d'une aide au diagnostic, en particulier dans de rares cas (< 5 %) où l'exposition au tabac n'est pas retrouvée.

Un phénomène de Raynaud au niveau des mains peut également être présent, retrouvé chez environ 40 % des patients.

Des épisodes de thromboses veineuses superficielles migratrices (de différentes localisations, sur veines non variqueuses) sont notés chez environ 20 % des patients.

Il peut aussi exister des manifestations rhumatologiques telles que des arthralgies inflammatoires périphériques, migratrices.

Prise en charge thérapeutique

Environ 25 % des patients subissent une amputation majeure dans les 5 ans qui suivent le diagnostic de la maladie. L'infection et l'ischémie sont les deux principaux facteurs de risque d'amputation.

L'arrêt complet et définitif du tabac est le seul traitement efficace pour prévenir l'évolution de la maladie et le risque d'amputation. Le mécanisme d'implication du tabac reste inconnu dans cette pathologie. En l'absence d'effets délétères documentés sur la progression de la maladie, la prescription de substituts nicotiniques n'est pas contre-indiquée et permet d'assurer un sevrage tabagique plus confortable si le patient le souhaite.
Habituellement, un antiagrégant plaquettaire est prescrit, du fait de la sévérité de la maladie artérielle, associé à un traitement vasodilatateur par inhibiteur calcique. Les traitements immunosuppresseurs, anti-inflammatoires ou anticoagulants n'ont pas de bénéfice démontré.
À la phase aiguë, un traitement par analogue de la prostacycline (iloprost) en intraveineux a démontré son bénéfice en termes de cicatrisation des ulcérations ischémiques et à visée antalgique, en comparaison à l'aspirine à dose antiagrégante [22].
Les techniques de revascularisation, en particulier par pontage chirurgical, sont limitées par la localisation très distale des lésions, sans axe artériel continu en distalité.
La revascularisation par voie endovasculaire n'a été rapportée que dans des cohortes limitées et avec un taux important de réintervention (environ 30-50 % des patients).
La revascularisation reste une option discutée en dernier recours dans des situations de sauvetage de jambe lorsque le traitement médical et les soins locaux ne sont pas suffisants.

Dysplasie fibromusculaire

La DFM est une maladie artérielle non inflammatoire, affectant le plus souvent les femmes (dans 80-90 % des cas).
L'atteinte artérielle est pariétale segmentaire, typiquement sténosante, au niveau des artères de moyen et petit calibre. Les artères rénales (figure 2.18) et les troncs supra-aortiques (en particulier la carotide interne extracrânienne, figure 2.19) sont le plus souvent touchés [23].
La physiopathologie reste inconnue. Des facteurs tels que les microtraumatismes répétés (mobilité des reins, de la partie distale de la carotide interne, de l'iliaque externe), le tabac, le terrain hormonal et une prédisposition génétique (< 10 % de formes familiales) ont été proposés.
Les différents registres internationaux, dont le registre français Arcadia (*Assessment of Renal and Cervical Artery Dysplasia*), ont permis de préciser les caractéristiques cliniques et d'imagerie de la DFM, la prévalence élevée de l'atteinte artérielle multisite, les complications associées et les traitements proposés aux patients.
L'ancienne classification reposant sur les données histologiques n'est plus utilisée actuellement car difficilement applicable en pratique clinique.

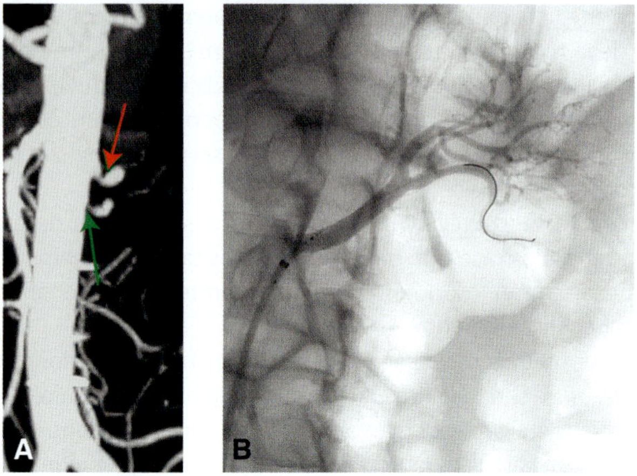

Figure 2.18. Dysplasie fibromusculaire de l'artère rénale compliquée d'hypertension artérielle résistante.
(A) Aspect de sténose ostiale des artères rénales (artère principale [flèche rouge] et polaire inférieure [flèche verte]) du rein gauche angio-TDM ; (B) en angiographie, sténose très serrée para-ostiale de l'artère rénale gauche principale (sténose « focale » isolée) sans lésion sur la polaire inférieure. Angioplastie avec implantation d'un stent artériel rénal.
Source : Service d'imagerie médicale, Groupe hospitalier Paris Saint-Joseph.

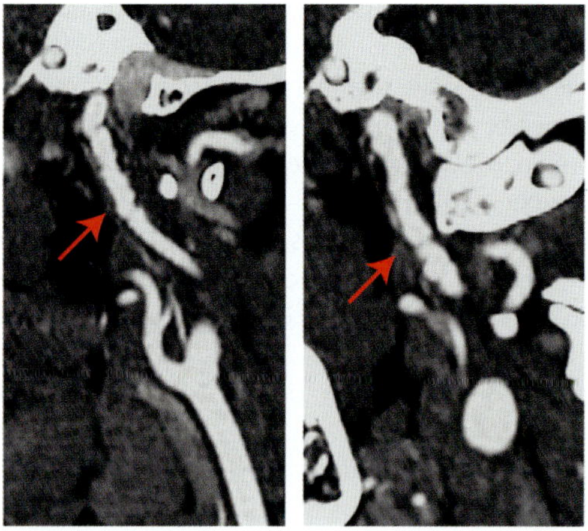

Figure 2.19. Dysplasie fibromusculaire « multifocale » (sténoses « en collier de perles ») de la carotide interne distale bilatérale.
Source : Service d'imagerie médicale, Groupe hospitalier Paris Saint-Joseph.

La classification actuellement recommandée est celle reposant sur l'aspect angiographique, utilisant le terme de DFM « focale » (sténose isolée) ou « multifocale » (sténoses « en collier de perles », aspect le plus fréquent).
Les lésions artérielles sont le plus souvent asymptomatiques et de découverte fortuite à l'occasion d'une imagerie. Longtemps considérée comme une maladie artérielle rare, les données récentes suggèrent une prévalence de 4 % des lésions dysplasiques artérielles rénales chez les donneurs de rein.
Le pronostic de la maladie est lié à la localisation des lésions et à la survenue de complications. Les hommes présentent un moins bon pronostic que les femmes, avec une plus grande incidence de dissections artérielles [23].

Diagnostic positif

Le diagnostic de DFM est suspecté sur la clinique et les données parfois évocatrices de l'écho-Doppler. Une imagerie non invasive de plus grande précision (angioscanner ou angio-IRM) confirme le diagnostic (figure 2.20). La présence d'au moins une lésion sténosante focale ou multifocale est nécessaire pour poser le diagnostic de DFM. À cet aspect sténosant typique, peuvent s'associer des lésions anévrysmales, dissections ou tortuosités sur d'autres lits artériels. Un anévrysme aortique peut aussi être retrouvé. Les diagnostics différentiels doivent être écartés (figures 2.20 et 2.21) [23].
La DFM se manifeste le plus souvent par l'atteinte des artères rénales et des troncs supra-aortiques, plus rarement par l'atteinte d'autres sites artériels (membres inférieurs ou supérieurs, artères viscérales ou coronaires).
La dissection spontanée des artères coronaires représente une cause rare de syndrome coronarien aigu (SCA) et de mort subite. Il existe une forte prédominance féminine, représentant 10 à 25 % des SCA chez la femme < 50 ans, et environ 50 % des SCA dans la période du post-partum. La prévalence de la DFM est élevée chez les patients présentant une dissection spontanée des artères coronaires. Chez ces patients, un dépistage de DFM est recommandé par imagerie cérébrale et cervico-thoraco-abdominopelvienne, habituellement par angioscanner (ou angio-IRM si contre-indication). Cependant, la survenue d'une dissection spontanée des artères coronaires est rapportée chez moins de 3 % des patients atteints de DFM dans les registres internationaux. Actuellement, il n'est pas recommandé de dépister une atteinte coronaire asymptomatique chez les patients présentant une DFM [23].

Prise en charge thérapeutique

La DFM est une maladie artérielle chronique qui peut être évolutive, et nécessite un suivi régulier, au minimum annuel. Ce suivi est médical, biologique et en imagerie dont les modalités sont dépendantes des sites vasculaires atteints et de la symptomatologie. Il n'existe pas de recommandations précises sur les modalités de suivi en imagerie ni le délai entre les examens.

- **Prévalence élevée de l'atteinte artérielle multisite.**
- **Symptomatologie le plus souvent en lien avec l'atteinte des artères rénales et des troncs supra-aortiques :**
  - **HTA réno-vasculaire :** HTA sévère et résistante au traitement antihypertenseur, hypokaliémie et/ou asymétrie de la taille des reins évoquant le diagnostic ;
  - **troncs supra-aortiques :**
    - symptômes aspécifiques : céphalées ou acouphènes pulsatiles,
    - complications aiguës : dissection artérielle, AVC ischémique transitoire ou constitué, accident hémorragique par rupture d'anévrysme intracrânien ;
  - **indépendamment du site artériel atteint :**
    - dépistage de lésions anévrysmales intracrâniennes asymptomatiques au moins une fois, par angioscanner ou angio-IRM (pas de recommandation spécifique concernant la répétition de ce dépistage dans le temps après un premier examen négatif) ;
    - dépistage d'autres lésions artérielles (anévrysmes, dissections) asymptomatiquesau moins une fois, par angioscanner ou angio-IRM cervico-thoraco-abdomino-pelvien.

↑

Diagnostic de DFM suspecté sur la clinique et confirmé par une imagerie évocatrice :

- maladie artérielle non inflammatoire, non athéromateuse, affectant le plus souvent les femmes jeunes (< 50 ans) ;
- atteinte pariétale segmentaire des artères de moyen et petit calibre (atteinte aortique possible) ;
- présence d'au moins une lésion sténosante, focale ou multifocale (sténoses « en collier de perles », aspect le plus fréquent), nécessaire pour poser le diagnostic ;
- diagnostics différentiels devant être écartés.

↓

Diagnostics différentiels

- **Élastopathies et vascularites :** absence de syndrome malformatif ou de signes systémiques extravasculaires dans la DFM.
- **Maladie athéromateuse :**
  - terrain cardiovasculaire prédisposant ;
  - plaques athéromateuses aux bifurcations.
- **Diaphragme carotidien ou *Carotid Web* (éperon intimal endoluminal bulbaire) :**
  - lésion pariétale associée au risque d'AVC ischémique (mécanisme embolique) ;
  - absence de lésions sur d'autres lits artériels ni de sténose focale ou multifocale permettant d'appuyer le diagnostic de DFM.
- **Dissection artérielle spontanée :**
  - patients jeunes ou d'âge moyen sans facteurs de risque cardiovasculaire ;
  - plusieurs sites artériels parfois touchés (artères cervicales, coronaires, rénales, viscérales), sans lésion focale ou multifocale à l'imagerie évocatrice de DFM.
- **Médiolyse artérielle segmentaire** :
  - maladie artérielle rare, idiopathique, touchant principalement le tronc cœliaque, mais aussi les artères mésentériques, les artères rénales et plus rarement, les troncs supra-aortiques et les coronaires ;
  - dissection artérielle spontanée et formation de lésions anévrysmales ;
  - histologie (rarement disponible) : examen de référence pour le diagnostic (vacuolisation et lyse au niveau de la média avec dissection secondaire).

Figure 2.20. Stratégie diagnostique dans la dysplasie fibromusculaire.
Source : D'après Gornik HL, Persu A, Adlam D et al. First international consensus on the diagnosis and management of fibromuscular dysplasia. J Hypertens. 2019;37:229-52. DOI : 10.1177/1358863X18821816.

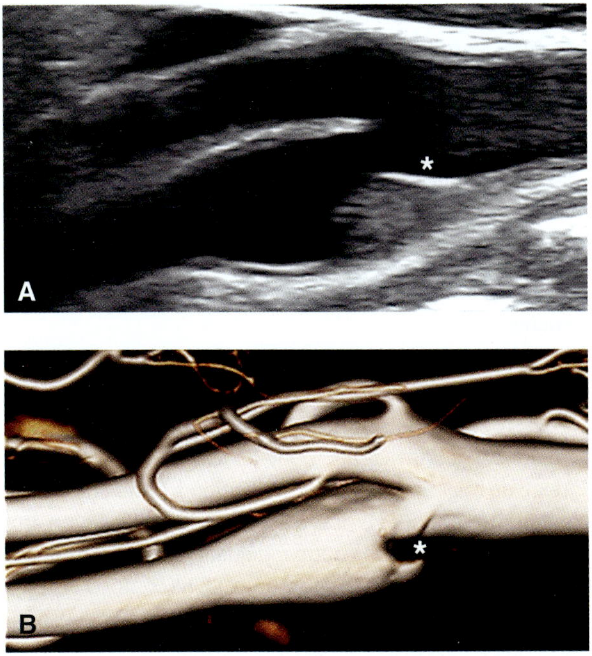

Figure 2.21. Diaphragme du bulbe carotidien compliqué d'AVC ischémique sylvien. (A) écho-Doppler : stagnation du flux et formation de thrombus dans la poche formée par le diaphragme (*) et la paroi artérielle ; (B) angio-TDM carotidien reconstruction 3D.
Source : Service d'imagerie médicale, Groupe hospitalier Paris Saint-Joseph.

Traitement médicamenteux

Un traitement antiagrégant plaquettaire (aspirine 75-100 mg) est habituellement proposé chez les patients avec DFM symptomatique ou asymptomatique. Ce traitement est prescrit en l'absence de contre-indication (antécédent hémorragique, lésion anévrysmale intracrânienne à risque) afin de prévenir les complications thrombotiques [23].

La prévalence de l'HTA est retrouvée chez près de 70 % des patients, pouvant être d'origine rénovasculaire ou dans un contexte d'HTA essentielle :

- les IEC ou les ARA2 sont privilégiés ;
- une atteinte coronaire symptomatique est une indication élective des bêtabloquants ;
- le principal objectif est le contrôle de l'HTA (PA en mesure clinique) suivant les recommandations en vigueur [9] :
  - patients de 18-65 ans : PA < 130/80 mmHg,
  - patients de 65-80 ans : PA < 140/80 mmHg ; un objectif tensionnel plus bas (< 130/80 mmHg) peut être considéré si le traitement est bien toléré,

- patients ≥ 65 ans avec HTA systolique isolée : PA systolique 140-150 mmHg ; un objectif de PA systolique plus bas (130-140 mmHg) pourrait être considéré si bien toléré, mais avec précaution si la PA diastolique est d'emblée < 70 mmHg,
- patients ≥ 80 ans : PA systolique entre 140 et 150 mmHg,
- ne pas descendre en dessous de 120/70 mmHg,
- chez les patients fragiles, les objectifs tensionnels doivent être individualisés.

Un traitement par statine n'est pas recommandé en pratique clinique en l'absence d'autre indication telle qu'une dyslipidémie ou une maladie athéromateuse associée.

Mesures associées

Le sevrage tabagique doit être privilégié, le tabagisme actif étant associé à une prévalence plus élevée d'anévrysme artériel (aortique et intracrânien) et à la nécessité de procédures de revascularisation au cours du suivi.

Les médicaments vasoconstricteurs, dont les triptans, classiquement prescrits dans un contexte de migraines, sont par précaution à éviter chez les patients avec DFM et restent contre-indiqués en cas d'antécédent de dissection artérielle.

Il n'existe pas de recommandation contre-indiquant le traitement hormonal (pilule contraceptive ou traitement hormonal substitutif). Une complication artérielle aiguë représente une contre-indication absolue aux œstrogènes. La discussion d'un traitement hormonal doit être faite au cas par cas et de manière pluridisciplinaire [23].

Certaines activités physiques peuvent être associées au risque d'événements artériels et sont par précaution à éviter (manipulation cervicale, port de charges lourdes, arts martiaux).

La grossesse est planifiée, avec une consultation préconceptionnelle et un suivi dans un centre expérimenté dans la prise en charge de ces patientes. L'accouchement est programmé, avec discussion d'une césarienne en fonction de l'atteinte artérielle (présence de lésions anévrysmales ou antécédent de dissection artérielle). Le suivi de la PA est rapproché durant la grossesse et le post-partum [23].

Traitement interventionnel

Lorsqu'une dissection artérielle compliquée d'un accident ischémique survient, un traitement antithrombotique est habituellement prescrit pour au moins 3 à 6 mois : anticoagulant, classiquement par Coumadine, ou bi-antiagrégation plaquettaire aspirine + clopidogrel. Puis, un traitement antiagrégant plaquettaire est poursuivi au long cours [23]. Une procédure de revascularisation peut être discutée en cas de malperfusion d'organe, ou en cas de formation secondaire d'un anévrysme à risque de rupture.

Lorsqu'une hypertension rénovasculaire est suspectée, une imagerie non invasive, de préférence un angioscanner (ou angio-IRM, en cas de contre-indication),

permet de confirmer le diagnostic. L'artériographie est le *gold standard* pour confirmer la présence d'une sténose hémodynamiquement significative. En effet, les imageries non invasives peuvent être mises à défaut pour déterminer la sévérité d'une sténose, en particulier en cas de lésion multifocale. L'artériographie n'est réalisée que si elle présente un intérêt pour la prise en charge du patient, en particulier lorsqu'une procédure d'angioplastie est indiquée (figure 2.18).
À la suite d'une angioplastie artérielle rénale (habituellement sans pose de stent), un antiagrégant plaquettaire (aspirine 75-100 mg/j) est prescrit au long cours. Environ un tiers des patients présentent une normalisation de leur PA sans traitement antihypertenseur à la suite de l'angioplastie. Le bénéfice de l'intervention est associé à un âge jeune et à une durée limitée d'évolution de l'HTA.
En présence d'une atteinte artérielle asymptomatique, une procédure interventionnelle n'est discutée qu'en cas de lésion anévrysmale. Lorsqu'une procédure d'exclusion est indiquée, celle-ci peut être réalisée par voie chirurgicale ou endovasculaire à l'aide de coils ± pose de stent :

- anévrysmes intracrâniens : la prise en charge est discutée au cas par cas en fonction des facteurs de risque de rupture, en particulier la taille (≥ 5 mm) et la localisation des anévrysmes sur le territoire postérieur, un antécédent de rupture hémorragique, une hypertension artérielle ou un tabagisme ;
- anévrysmes des artères rénales ou viscérales : habituellement, une procédure d'exclusion anévrysmale est indiquée à partir d'un diamètre de 2 cm. Cependant chez les femmes jeunes, en vue d'une éventuelle grossesse et du fait du risque de rupture associé, une intervention est discutée sur avis d'experts pour un diamètre < 2 cm.

Maladies vasculaires d'origine génétique

Les élastopathies sont des maladies génétiques rares affectant les composantes du tissu conjonctif, notamment au niveau vasculaire. Elles regroupent principalement les syndromes d'Ehlers-Danlos (SED), les syndromes de Marfan et apparentés (dont le syndrome de Loeys-Dietz), et les maladie génétiques calcifiantes telles que le pseudoxanthome élastique. La prise en charge diagnostique et le suivi de ces patients doivent être réalisés dans un centre de référence ou de compétence. Le conseil génétique est réalisé lors d'une consultation dédiée.

Syndrome d'Ehlers-Danlos vasculaire

Le SED représente une famille hétérogène de maladies rares héréditaires du tissu conjonctif, caractérisées par la triade hyperélasticité cutanée, hyperlaxité articulaire et fragilité tissulaire. La classification de Villefranche de 1997, différenciant 6 formes de SED, a été actualisée en 2017 avec de nouvelles descriptions cliniques et données génétiques. La nouvelle classification internationale décrit actuellement 13 formes de SED qui diffèrent en termes de pronostic et de prise en charge [24,25].

Le SED vasculaire est la forme la plus grave en termes de pronostic vital par la survenue de complications vasculaires, digestives et obstétricales. Il s'agit d'une maladie génétique rare (prévalence 1 à 9/100 000 personnes), de transmission autosomique dominante [26]. Elle est due à des mutations hétérozygotes du gène *COL3A1* codant pour la chaîne pro-α1 du collagène de type III retrouvé principalement au niveau des parois vasculaires, utérines et intestinales, de la peau et des capsules articulaires.

Les complications vasculaires sont le plus souvent à type de dissections, anévrysmes disséquants et ruptures artérielles. Des fistules artério-veineuses spontanées peuvent aussi survenir ainsi que des anévrysmes fusiformes.

Tout l'arbre artériel peut être touché mais les artères de moyen calibre sont préférentiellement concernées. L'atteinte aortique peut également être rencontrée.

Parmi certaines formes de SED classées non vasculaires, des complications cardiaques et/ou vasculaires peuvent néanmoins survenir, mais de manière beaucoup moins fréquente. Ainsi, des lésions anévrysmales et dissections artérielles ont été rapportées dans les SED de type classique, dermatosparaxis et cyphoscoliotique [25]. Le SED cardiaque-valvulaire présente un risque d'atteintes valvulaires aortique et mitrale sévères. L'évaluation CV de dépistage et l'imagerie de suivi non invasive sont recommandées dans ces types de SED associés à un risque de complications CV [25].

Diagnostic positif

Le diagnostic de SED vasculaire est suspecté sur des éléments d'anamnèse personnels et familiaux, distingués en critères majeurs et mineurs (figure 2.22). Le diagnostic de certitude repose sur la confirmation génétique dans le cadre d'une consultation génétique spécialisée dans un centre de référence ou de compétence [26].

Les éléments diagnostiques suggérant un SED de type vasculaire sont une histoire familiale de SED vasculaire (le taux de néomutation est cependant important), la présence d'un critère diagnostique majeur ou la survenue d'un pneumothorax spontané en présence d'autres signes suggérant un SED vasculaire. Une combinaison des autres critères diagnostiques « mineurs » doit aussi faire suspecter un SED vasculaire.

Lorsque la maladie est suspectée sur les données de l'anamnèse, un test génétique est proposé au patient dans le cadre d'une consultation multidisciplinaire spécialisée [26]. L'étude génétique mettant en évidence une mutation pathogène sur le gène *COL3A1* permet de confirmer le diagnostic de SED vasculaire. L'analyse génétique n'est cependant pas toujours informative et sa négativité n'élimine pas le diagnostic.

Suspicion de SED de type vasculaire si :
- histoire familiale (cependant taux de néo-mutation important) ;
- présence d'un critère diagnostique majeur ;
- survenue d'un pneumothorax spontané en présence d'autres signes suggérant un SED vasculaire ;
- combinaison des autres critères diagnostiques « mineurs ».

→ **Diagnostic de certitude : confirmation génétique**

Critères diagnostiques majeurs
- Antécédent familial de SED vasculaire avec mutation de COL3A1 documentée.
- Rupture artérielle à un jeune âge.
- Perforation sigmoïdienne spontanée en l'absence de pathologie diverticulaire ou d'autre pathologie intestinale connue.
- Rupture utérine pendant le 3e trimestre de grossesse en l'absence d'antécédent de césarienne et/ou de déchirure périnéale sévère du péripartum.
- Fistule carotido-caverneuse en l'absence de traumatisme.

Critères diagnostiques mineurs
- Contusions sans lien avec un traumatisme connu et/ou sur un site inhabituel (joues/dos).
- Peau fine et translucide avec un réseau veineux bien visible.
- Aspect facial caractéristique : nez étroit, lèvres horizontales peu ourlées, pommettes saillantes, lobules des oreilles hypoplasiques.
- Pneumothorax spontané.
- Acrogeria : vieillissement prématuré de la peau des extrémités (mains et pieds).
- Pied bot en varus équin.
- Luxation congénitale de hanche.
- Hyperlaxité des petites articulations.
- Rupture des tendons et des muscles.
- Kératocône.
- Rétraction et fragilité gingivales.
- Apparition précoce de varices (femme de moins de 30 ans, nullipare).

Figure 2.22. Stratégie diagnostique dans le syndrome d'Ehlers-Danlos vasculaire.
Source : Malfait F, Francomano C, Byers P, et al. The 2017 international classification of the Ehlers-Danlos syndromes. Am J Med Genet C Semin Med Genet. 2017;175(1):8-26. DOI : 10.1002/ajmg.c.31552.

Prise en charge thérapeutique

Le contrôle strict de la PA (objectif de PA le plus bas toléré), l'éviction des efforts à glotte fermée et l'évitement des situations à risque de traumatisme artériel (sports avec flexion, ponction artérielle et iatrogénie) sont indispensables dans la prévention des complications.

Les points de ponction veineux dans le bilan d'imagerie doivent être réalisés prudemment.

Un traitement bêtabloquant (céliprolol) est prescrit au long cours en raison du bénéfice en termes de prévention des complications vasculaires [27].

Un reclassement professionnel ou une adaptation du poste de travail sont parfois nécessaires.

La grossesse représente une situation à haut risque en rapport avec la survenue éventuelle d'une rupture utérine ou vasculaire en péripartum ou post-partum [26]. La grossesse est suivie en centre spécialisé et l'accouchement planifié avec la discussion de césarienne.

En cas de survenue de complications, l'abstention thérapeutique est privilégiée autant que possible afin d'éviter la iatrogénie. La prise en charge est symptomatique associant repos, traitement antalgique, compression locale et transfusion si nécessaire.

Une procédure invasive par voie endovasculaire n'est réalisée que lorsqu'elle est indispensable : embolisation sélective artérielle pour permettre l'hémostase, occlusion d'une fistule artério-veineuse carotido-caverneuse. Du fait de l'extrême fragilité vasculaire rendant les sutures très difficiles, l'option chirurgicale n'est discutée qu'en dernier recours.

Syndrome de Marfan et apparentés

Les syndromes de Marfan regroupent le syndrome de Marfan classique et les syndromes apparentés dont le syndrome de Loeys-Dietz. Ce sont des maladies génétiques rares (prévalence 1/5 000 personnes) affectant le tissu conjonctif. La transmission du syndrome de Marfan est autosomique dominante avec la possibilité de cas sporadiques secondaires à des néomutations. Le pronostic vital est lié à l'atteinte vasculaire aortique (risque de dissection et de rupture). Le pronostic fonctionnel est en particulier lié à l'atteinte ophtalmologique et musculosquelettique [28].

Le plus souvent, le syndrome de Marfan résulte d'une mutation du gène codant pour la fibrilline de type 1 (FBN1), mais d'autres gènes codant pour des protéines impliquées dans la matrice extracellulaire ou la voie de signalisation du TGF-β (*transforming growth factor β*) peuvent être impliqués.

Diagnostic positif

Le diagnostic de syndrome de Marfan est évoqué sur un ensemble d'arguments cliniques et d'imagerie, en consultation multidisciplinaire dans un centre de référence ou de compétence (figure 2.23) [28].

Le bilan lésionnel d'imagerie associe :

- échographie cardiaque, à la recherche en particulier d'une dilatation de l'aorte ascendante et d'anomalies valvulaires (bicuspidie aortique, insuffisance aortique, prolapsus valvulaire mitral) ;
- angioscanner ou angio-IRM panaortique (figure 2.24) ;
- examen ophtalmologique, recherchant systématiquement une ectopie du cristallin et pour le dépistage d'une myopie ;
- radiographies du rachis entier et du bassin (scoliose, protrusion acétabulaire).

- **En l'absence d'histoire familiale, le diagnostic de syndrome de Marfan est évoqué devant une dissection ou une dilatation de l'aorte ascendante associée à un des critères suivants :**
  - ectopie du cristallin ;
  - mutation FBN1 ;
  - score systémique ≥ 7.
- **En présence d'une histoire familiale de syndrome de Marfan chez un apparenté au premier degré, le diagnostic est évoqué devant la survenue d'une dissection ou dilatation de l'aorte ascendante ou ectopie du cristallin ou un score systémique ≥ 7.**

↓

Score systémique pour le diagnostic de syndrome de Marfan

- **Signe du poignet et du pouce :** *3 points.*
- **Signe du poignet ou du pouce :** *1 point.*
- ***Pectus carinatum* :** *2 points.*
- ***Pectus excavatum* ou asymétrie thoracique :** *1 point.*
- **Déformation de l'arrière-pied :** *2 points.*
- **Pieds plats :** *1 point.*
- **Pneumothorax :** *2 points.*
- **Ectasie durale :** *2 points.*
- **Protrusion acétabulaire :** *2 points.*
- **Segment supérieur/inférieur < 0,86 et envergure/taille > 1,05 :** *1 point.*
- **Scoliose ou cyphose thoraco-lombaire :** *1 point.*
- **Extension des coudes < 170° :** *1 point.*
- **Au moins 3 des 5 signes crânio-faciaux :** *1 point*
  visage long et étroit avec enophtalmie, fentes palpébrales orientées vers le bas, hypoplasie malaire, microrétrognatie, palais ogival et dents chevauchantes.
- **Vergetures :** *1 point.*
- **Myopie :** *1 point.*
- **Prolapsus de la valve mitrale :** *1 point.*

Figure 2.23. Stratégie diagnostique dans le syndrome de Marfan.
FBN1 : fibrilline de type 1.
Source : Protocole national de diagnostic et de soins — Syndrome de Marfan et apparentés, coordonné par le Pr Guillaume Jondeau, Centre de référence national Marfan et apparentés. Mars 2018.

Il existe de nombreuses maladies génétiques du tissu conjonctif qui peuvent ressembler au syndrome de Marfan. Il s'agit de formes incomplètes cliniques, pouvant impliquer les mêmes gènes retrouvés dans le syndrome de Marfan. Parmi ces maladies génétiques apparentées, une atteinte artérielle peut également être rencontrée dans le syndrome de Loeys-Dietz. Ce syndrome peut associer une tortuosité artérielle diffuse atteignant l'aorte et les troncs supra-aortiques, un anévrysme de l'aorte ascendante, des manifestations cliniques squelettiques proches de celles du syndrome de Marfan, une luette bifide, une fente palatine et un hypertélorisme [28].

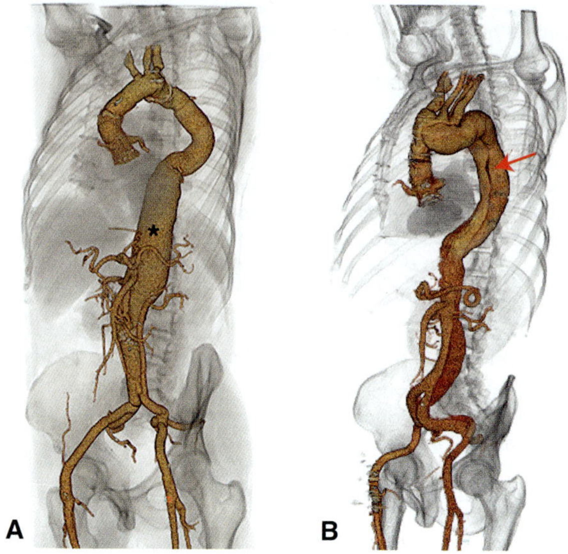

Figure 2.24. Atteinte anévrysmale aortique à l'angioscanner dans le syndrome de Marfan chez deux patients de moins de 45 ans.
(A) Patient opéré d'un remplacement de l'aorte ascendante, de la crosse et de l'aorte thoracique descendante proximale. Il persiste un anévrysme de l'aorte thoraco-abdominale (*) ;
(B) Patient à un stade plus précoce de la prise en charge, opéré d'un remplacement de l'aorte ascendante et de la valve aortique sur dissection initiale. Trait de dissection s'étendant de la crosse jusqu'aux artères iliaques (<).
Source : Dr Thomas Le Houérou, Centre de l'aorte, Service de chirurgie vasculaire, Hôpital Marie-Lannelongue.

Une enquête familiale est nécessaire en cas de syndrome de Marfan avéré comme en cas de dilatation/dissection/chirurgie d'anévrysme aortique avant l'âge de 45 ans.

Prise en charge thérapeutique

Sur le plan CV, la prescription d'un bêtabloquant est recommandée afin de limiter la progression de la dilatation aortique et le risque de dissection. La molécule utilisée le plus souvent est le bisoprolol. En cas de contre-indication au bêtabloquant, l'alternative est un inhibiteur calcique bradycardisant [28]. Une méta-analyse récente a également montré le bénéfice des ARA2 sur la progression du diamètre aortique ; cette classe thérapeutique peut donc être associée au bisoprolol [29]. Le suivi échographique est au moins annuel.
Une chirurgie préventive de l'aorte ascendante, avec conservation ou remplacement valvulaire aortique, est indiquée à partir d'un diamètre absolu de 50 mm ou

d'une augmentation rapide du diamètre de 3 mm en un an. Elle est réalisée dans des centres expérimentés [28].

La chirurgie préventive peut être aussi discutée en présence d'un antécédent familial de dissection avec une aorte peu dilatée.

Elle est réalisée en urgence en cas de dissection de l'aorte ascendante, et envisagée dans un second temps en cas de dissection de l'aorte descendante avec dilatation anévrysmale survenant au cours du suivi.

La grossesse est une période à risque de dissection aortique. La consultation préconceptionnelle permet de vérifier le bilan d'imagerie et en particulier le diamètre de l'aorte ascendante qui doit être en dessous de 40 mm [28]. La prise en charge est réalisée dans une maternité de niveau 3 : risque de dissection aortique, traitement par bêtabloquant et nécessité d'une surveillance adaptée pour le nouveau-né (fréquence cardiaque, glycémie).

Un diamètre aortique au-delà de 45 mm contre-indique la grossesse en l'état et une intervention chirurgicale aortique préventive peut être proposée. Pour un diamètre aortique entre 40 et 45 mm, la discussion est réalisée au cas par cas, en particulier selon les antécédents familiaux et l'évolution du diamètre aortique au cours des années de suivi.

Sur le plan musculosquelettique, une prise en charge en kinésithérapie et un bilan osseux (ostéodensitométrie, bilan biologique) sont proposés à tout âge.

La chirurgie ophtalmologique du cristallin peut être indiquée.

Les sports à risque de traumatisme ou pratiqués en apnée sont contre-indiqués (risque ophtalmologique) ainsi que les activités sportives entraînant de trop fortes contraintes pariétales aortiques (endurance en compétition, levée de poids par exemple).

Pseudoxanthome élastique

Le pseudoxanthome élastique (PXE) est une maladie métabolique héréditaire rare, de transmission autosomique récessive, le plus souvent causée par des mutations du gène *ABCC6* (transporteur membranaire exprimé principalement dans le foie) [30]. Une protéine non fonctionnelle entraîne la calcification progressive des fibres élastiques des tissus conjonctifs. La physiopathologie n'est pas complètement établie. Celle-ci serait expliquée par une réduction des taux plasmatiques de pyrophosphate inorganique (PPi) agissant en tant qu'inhibiteur de la calcification ectopique. La maladie entraîne la survenue de dépôts calciques extracellulaires conduisant à des manifestations cutanées, oculaires et CV en particulier, qui se majorent avec l'âge.

La morbidité et la mortalité dépendent de l'étendue et de la sévérité de la maladie. Le pronostic fonctionnel est principalement lié aux complications ophtalmologiques avec le risque de cécité. Une athérosclérose périphérique précoce est souvent rencontrée à partir de 40 ans avec le risque d'événements CV. Les artérioles intramyocardiques et les coronaires épicardiques peuvent également être touchées [30].

Diagnostic positif

Le diagnostic de PXE repose sur un faisceau d'éléments cliniques, histologiques cutanés et génétiques. Les manifestations cutanées pathognomoniques sont des papules et/ou plaques de couleur jaunâtre caractéristiques sur le côté latéral du cou et/ou des plis avec hyperlaxité cutanée des zones de flexion. Une biopsie cutanée sur une zone affectée cliniquement révèle une accumulation d'élastine modifiée avec fragmentation et calcification des fibres élastiques [29].
La manifestation oculaire caractéristique est la présence de stries angioïdes rétiniennes (calcification de la membrane de Bruch) [30]. Le fond d'œil, l'ophtalmoscopie confocale laser à balayage et l'imagerie par tomographie en cohérence optique de la rétine permettent le dépistage des lésions rétiniennes liées au PXE.

Bilan lésionnel

Dans le cadre de l'évaluation initiale, sont réalisés les examens [30] :

- dermatologique ;
- ophtalmologique par fond d'œil ;
- cardiologique et vasculaire (mesure de l'IPS, écho-Doppler cardiaque et vasculaire) ;
- néphrologique (dépistage d'une maladie lithiasique) ;
- rhumatologique, examen en particulier de la coiffe des rotateurs en cas de scapulalgie (calcifications tendineuses). Il est à noter que les anti-inflammatoires non stéroïdiens (AINS) sont associés au risque de saignement gastro-intestinal en particulier chez les patients avec PXE.

Prise en charge thérapeutique

Des mesures prophylactiques et des ajustements du mode de vie peuvent vraisemblablement limiter les atteintes irréversibles de la maladie et le risque de complications [30].
La prévention CV associe le dépistage et la prise en charge des facteurs de risque selon les recommandations en population générale. Le sevrage tabagique est essentiel. Il n'existe pas de recommandations sur la prescription systématique d'un traitement antithrombotique et/ou d'une statine. Les jeunes patients en particulier présentent un risque d'hémorragie gastro-intestinale et doivent éviter les AINS et les antiplaquettaires [30].
Un traitement par antiagrégant plaquettaire reste indiqué en prévention secondaire de la maladie artérielle. La prise en charge des patients suit les mêmes recommandations que pour l'artériopathie d'origine athéromateuse. En cas d'indication à un pontage aorto-coronarien, l'utilisation de la veine saphène peut être préférable à celle de l'artère thoracique interne, possiblement affectée par les calcifications.

Les traumatismes oculaires directs ou indirects doivent être évités (sport à risque, plongée sous-marine, limiter les efforts à glotte fermée, notamment le port de charges lourdes).
Des traitements spécifiques pour prévenir ou traiter les calcifications ectopiques sont actuellement en cours d'étude (notamment les bisphosphonates, dont l'étidronate, ou une supplémentation en pyrophosphate [PPi] [PHRC (programme hospitalier de recherche clinique national) en cours]).

! *Points clés*

- Les cancers liés au tabagisme représentent la première cause de mortalité non vasculaire chez les patients avec AOMI.
- L'ischémie artérielle aiguë de membre est une urgence médico-chirurgicale, de diagnostic clinique.
- La maladie des emboles de cristaux de cholestérol est une maladie systémique très polymorphe dans sa présentation clinique avec le risque de lésions ischémiques d'organes pouvant engager le pronostic vital.
- Maladies vasculaires rares :
  - prise en charge et suivi dans les centres de référence ou de compétence ;
  - syndrome d'Ehlers-Danlos avec atteinte vasculaire : l'évoquer en présence d'une fistule carotido-caverneuse spontanée, d'une rupture artérielle ou d'un anévrysme disséquant périphérique (carotidien, iliaque, digestif) ;
  - syndromes de Marfan et apparentés : le pronostic vital est lié à l'atteinte vasculaire aortique (risque de dissection et de rupture). Le pronostic fonctionnel est en particulier lié à l'atteinte ophtalmologique et musculosquelettique ;
  - pseudoxanthome élastique : maladie métabolique héréditaire rare caractérisée par la survenue de calcifications des fibres élastiques des tissus conjonctifs. Les manifestations cutanées pathognomoniques sont des papules ou plaques de couleur jaunâtre sur le cou et les plis, avec hyperlaxité cutanée des zones de flexion.

Références

[1] Criqui MH, Aboyans V. Epidemiology of peripheral artery disease. Circ Res 2015 ; 116(9) : 1509-26.

[2] Aboyans V, Ricco JB, Bartelink MEL, et al. 2017 ESC Guidelines on the Diagnosis and Treatment of Peripheral Arterial Diseases, in collaboration with the European Society for Vascular Surgery (ESVS). Eur Heart J. 2018 ; 39(9) : 763-816.

[3] Haute Autorité de santé, 2006. Recommandations pour la pratique clinique. Prise en charge de l'artériopathie chronique oblitérante athéroscléreuse des membres inférieurs. www.has-sante.fr/upload/docs/application/pdf/AOMI_recos.pdf

[4] Frank U, Nikol S, Belch J, et al. ESVM Guideline on peripheral arterial disease. Vasa. 2019 ; 48(Suppl 102) : 1-79.

[5] Aboyans V, Criqui MH, Abraham P, et al. Measurement and interpretation of the ankle-brachial index: a scientific statement from the American Heart Association. Circulation. 2012 ; 126(24) : 2890-909.

[6] Aboyans V, Bauersachs R, Mazzolai L, et al. Antithrombotic therapies in aortic and peripheral arterial diseases in 2021. Eur Heart J. 2021 ; 42(39) : 4013-24.

[7] Hiatt WR, Bonaca MP, Patel MR, et al. Rivaroxaban and Aspirin in Peripheral Artery Disease Lower Extremity Revascularization: Impact of Concomitant Clopidogrel on Efficacy and Safety. Circulation. 2020 ; 142(23) : 2219-30.

[8] Mach F, Baigent C, Catapano AL, et al. 2019 ESC/EAS Guidelines for the management of dyslipidaemias: lipid modification to reduce cardio-vascular risk. Eur Heart J. 2020 ; 41(1) : 111-88.

[9] Mancia G, Kreutz R, Brunström M, et al. 2023 ESH Guidelines for the management of arterial hypertension. J Hypertens. 2023 ; 41(12) : 1874-2071.

[10] Hess CN, Huang Z, Patel MR, et al. Acute Limb Ischemia in Peripheral Artery Disease. Circulation. 2019 ; 140(7) : 556-65.

[11] Powell JT, Wanhainen A. Analysis of the Differences Between the ESVS 2019 and NICE 2020 Guidelines for Abdominal Aortic Aneurysm. Eur J Vasc Endovasc Surg. 2020 ; 60(1) : 7-15.

[12] Lopez-Sendon JL, Cyr DD, Mark DB, et al. Effects of initial invasive vs. initial conservative treatment strategies on recurrent and total cardiovascular events in the ISCHEMIA trial. Eur Heart J. 2022 ; 43(2) : 148-9.

[13] Lawton JS, Tamis-Holland JE, Bangalore S, et al. 2021 ACC/AHA/SCAI Guideline for Coronary Artery Revascularization. Circulation. 2022 ; 145(3) : e4-17.

[14] Naylor R, Rantner B, Ancetti S, et al. Editor's Choice – European Society for Vascular Surgery (ESVS) 2023 Clinical Practice Guidelines on the Management of Atherosclerotic Carotid and Vertebral Artery Disease. Eur J Vasc Endovasc Surg. 2023 ; 65(1) : 7-111.

[15] Bala M, Catena F, Kashuk J, et al. Acute mesenteric ischemia: updated guidelines of the World Society of Emergency Surgery. World J Emerg Surg. 2022 ; 17(1) : 54.

[16] National Lung Screening Trial Research TeamAberle DR, Adams AM, et al. Reduced lung-cancer mortality with low-dose computed tomographic screening. N Engl J Med. 2011 ; 365(5) : 395-409.

[17] Bintein F, Yannoutsos A, Chatellier G, et al. Patients with atherosclerotic peripheral arterial disease have a high risk of lung cancer: Systematic review and meta-analysis of literature. J Med Vasc. 2021 ; 46(2) : 53-65.

[18] Björck M, Earnshaw JJ, Acosta S, et al. European Society for Vascular Surgery (ESVS) 2020 Clinical Practice Guidelines on the Management of Acute Limb Ischaemia. Eur J Vasc Endovasc Surg. 2020 ; 59(2) : 173-218.

[19] Bon usage des anti-thrombotiques. Recommandations de la Commission du médicament et des dispositifs médicaux de l'AP-HP (COMEDIMS, septembre 2016. https://ageps.aphp.fr/wp-content/blogs.dir/68/files/2012/12/Recommandations-antithrombotiques-sept-20161.pdf

[20] Le Seve DJ, Gourraud Vercel C, Connault J, Artifoni M. [Update on cholesterol crystal embolism]. Rev Med Interne. 2020 ; 41(4) : 250-7.

[21] Fazeli B, Poredos P, Patel M, et al. Milestones in thromboangiitis obliterans: a position paper of the VAS-European independent foundation in angiology/vascular medicine. Int Angiol. 2021 ; 40(5) : 395-408.

[22] Cacione DG, Macedo CR, do Carmo Novaes F, et al. Pharmacological treatment for Buerger's disease. Cochrane Database Syst Rev. 2020 ; 5(5) : CD011033.

[23] Gornik HL, Persu A, Adlam D, et al. First international consensus on the diagnosis and management of fibromuscular dysplasia. J Hypertens. 2019 ; 37(2) : 229-52.

[24] Malfait F, Francomano C, Byers P, et al. The 2017 international classification of the Ehlers-Danlos syndromes. Am J Med Genet C Semin Med Genet. 2017 ; 175(1) : 8-26.

[25] Protocole national de diagnostic et de soins, Syndromes d'Ehlers-Danlos Non Vasculaires, coordonné par le Dr Karelle Bénistan et le Dr Caroline Michot, sous la direction du Pr Valérie Cormier-Daire. Mars 2020.
[26] Perdu J, Boutouyrie P, Lahlou-Laforêt K, et al. [Vascular Ehlers-Danlos syndrome]. Presse Med. 2006 ; 35(12 Pt 12) : 1864-75.
[27] Ong KT, Perdu J, De Backer J, et al. Effect of celiprolol on prevention of cardiovascular events in vascular Ehlers-Danlos syndrome: a prospective randomised, open, blinded-endpoints trial. Lancet. 2010 ; 376(9751) : 1476-84.
[28] Protocole national de diagnostic et de soins, Syndrome de Marfan et apparentés, coordonné par le Pr Guillaume Jondeau, Centre de référence national Marfan et apparentés. Mars 2018.
[29] Pitcher A, Spata E, Emberson J, et al. Angiotensin receptor blockers and β blockers in Marfan syndrome: an individual patient data meta-analysis of randomised trials. Lancet. 2022 ; 400(10355) : 822-31.
[30] Protocole national de diagnostic et de soins, Pseudoxanthome élastique, coordonné par le Pr MARTIN et le Dr GRIMAUX. Mars 2021.

CHAPITRE

3

Maladie thromboembolique veineuse

Avec l'expertise de :
Ludovic Drouet, Dominique Farge et Corinne Frère

PLAN DU CHAPITRE

La maladie thromboembolique veineuse (MTEV) associe toutes les formes de thromboses veineuses et leurs complications même s'il existe deux formes cliniques beaucoup plus fréquentes : la thrombose veineuse profonde (TVP) du membre inférieur et l'embolie pulmonaire (EP).
Chez l'adulte, il s'agit d'une maladie fréquente, dont l'incidence augmente exponentiellement avec l'âge. La MTEV est d'origine multifactorielle, potentiellement récidivante et associée à un risque de mortalité, avant tout liée à l'EP, et de complications à long terme.
La prise en charge thérapeutique de la MTEV, à la phase initiale de l'événement, pendant les 3 à 6 premiers mois ainsi que sur le long terme, a fait l'objet de nombreuses recommandations par consensus formalisé à partir des données de la littérature. Les situations cliniques complexes doivent être discutées au cours de réunion de concertation pluridisciplinaire (RCP) en prenant en compte le risque hémorragique et thrombotique du patient, le contexte de survenue de l'événement et sa gravité clinique, ainsi que la localisation anatomique de la MTEV, notamment en cas de thromboses de sites atypiques.

Prise en charge initiale de l'événement thromboembolique veineux

Stratégie diagnostique dans l'embolie pulmonaire

La présentation clinique de l'EP est non spécifique, il faut savoir l'évoquer dans de nombreuses présentations cliniques, parfois atypiques.
Du fait de la gravité de ce diagnostic, la stratégie diagnostique doit être standardisée.
Elle est adaptée selon la présence ou non d'une instabilité hémodynamique [1,2].
En l'absence d'instabilité hémodynamique, la stratégie diagnostique est adaptée en fonction de la probabilité clinique prétest évaluée à l'aide de scores validés : score révisé de Genève, score de Wells permettant de classer les patients en 2 ou 3 catégories de probabilité clinique.
Les modalités des explorations complémentaires et leurs valeurs prédictives positives et négatives dépendent de la probabilité clinique prétest. Ainsi, il n'est pas recommandé de mesurer les D-dimères chez les patients ayant une probabilité clinique prétest élevée d'EP (car un résultat négatif ne permet pas d'exclure ce diagnostic).

Diagnostic positif

Une anticoagulation à dose curative doit être initiée dès la suspicion clinique, en l'absence de contre-indication, sans attendre la réalisation des examens complémentaires.

La stratégie diagnostique initiale dépend de la présence ou non d'une instabilité hémodynamique (figure 3.1) :

- en cas de suspicion d'EP avec instabilité hémodynamique :
  - les recommandations européennes [1] préconisent la réalisation d'une échographie cardiaque transthoracique (ETT) au lit du patient à la recherche d'une dysfonction ventriculaire droite,
  - les recommandations françaises [2] positionnent en première intention l'angioscanner thoracique, si l'état du patient le permet et que l'examen est immédiatement disponible. Chez les patients non transportables, une ETT au lit est recommandée,
  - en l'absence de dysfonction ventriculaire droite, un diagnostic différentiel doit être recherché rendant compte de l'état de choc (tamponnade, hypovolémie, défaillance cardiaque) ;
- en cas de suspicion d'EP sans instabilité hémodynamique, la probabilité clinique prétest est évaluée à l'aide du score révisé de Genève ou du score de Wells (figure 3.2) et la stratégie diagnostique adaptée (figures 3.3 et 3.4). Les recommandations françaises suggèrent d'utiliser, pour les patients non hospitalisés, le score de Genève, avec une stratification en trois niveaux de probabilité (faible, intermédiaire, élevé) [2].

Un écho-Doppler veineux devrait être réalisé de manière systématique chez les patients ayant une EP confirmée, afin d'avoir une imagerie veineuse de référence, utile en particulier en cas de récidive de MTEV.

Instabilité hémodynamique (EP à haut risque)
si au moins un des critères suivants :

- **arrêt cardiopulmonaire** ;
- **état de choc :**
  - PAS < 90 mmHg,
  - ou nécessité d'un traitement vasopresseur pour maintenir une PAS ≥ 90 mmHg malgré un remplissage adéquat, avec hypoperfusion d'organe (confusion, extrémités froides, marbrures cutanées, anurie ou oligurie, augmentation des lactates sériques) ;
- **hypotension persistante** : PAS < 90 mmHg ou baisse de la PAS de 40 mmHg ou plus, pendant plus de 15 minutes non causée par une arythmie, une hypovolémie ou un sepsis.

↓

- **Angioscanner thoracique** si disponible en urgence et patient transportable :
  - confirmation ou exclusion du diagnostic d'EP ;
- **ETT au lit du patient à la recherche d'une dysfonction ventriculaire droite :**
  - en 1re intention si plus rapidement disponible que l'angioscanner ou chez les patients non transportables ;
  - en présence d'une dysfonction ventriculaire droite :
    - angioscanner thoracique, si disponible en urgence et patient transportable : confirmation ou exclusion du diagnostic d'EP,
    - écho-Doppler veineux des membres inférieurs si disponible en urgence au lit du patient : diagnostic d'EP retenu en présence d'une TVP proximale,
    - si l'état hémodynamique du patient ne permet pas d'autres explorations : instauration en urgence du traitement d'une EP grave suspectée sur les données de l'ETT et du contexte clinique évocateur,
    - anticoagulation par héparine non fractionnée par voie intraveineuse instaurée sans délai (dose adaptée au poids), en l'absence de contre-indication ;
  - en l'absence de dysfonction ventriculaire droite sur l'ETT, les causes d'instabilité hémodynamique autres que l'EP doivent être recherchées.

Figure 3.1. Stratégie diagnostique dans l'embolie pulmonaire avec instabilité hémodynamique.

ETT : échographie cardiaque transthoracique ; PAS : pression artérielle systolique.

Sources : Konstantinides SV, Meyer G, Becattini C, et al; ESC Scientific Document Group. 2019 ESC Guidelines for the diagnosis and management of acute pulmonary embolism developed in collaboration with the European Respiratory Society (ERS). Eur Heart J. 2020;41:543-603. DOI : 10.1093/eurheartj/ehz405 ; Sanchez O, Benhamou Y, Bertoletti L, et al. [Recommendations of good practice for the management of thromboembolic venous disease in adults. Short version]. Rev Mal Respir. 2019;36:249-283. DOI : 10.1016/j.rmr.2019.01.003.

Score révisé de Genève

↓

Paramètres cliniques	Version originale	simplifiée
– **Âge > 65 ans**	1	1
– **Antécédents personnels de TVP ou EP**	3	1
– **Immobilisation ou chirurgie sous AG < 4 semaines**	2	1
– **Cancer actif** (traitement en cours, palliatif ou rémission < 1 an)	2	1
– **Douleur de jambe unilatérale**	3	1
– **Douleur à la palpation et œdème unilatéral de jambe**	4	1
– **Hémoptysie**	2	1
– **Fréquence cardiaque 75-94 bpm**	3	1
– **Fréquence cardiaque ≥ 95 bpm**	5	2

- Classement en 3 catégories de PC prétest (version originale) : 0-3 : PC faible ; 4-10 : PC modérée ; ≥ 11 : PC élevée.
- Classement en 2 catégories de PC prétest (version originale) : 0-5 : EP improbable ; ≥ 6 : EP probable.
- Classement en 3 catégories de PC prétest (version simplifiée) : 0-1 : PC faible ; 2-4 : PC modérée ; ≥ 5 : PC élevée.
- Classement en 2 catégories de PC prétest (version simplifiée) : 0-2 : EP improbable ; ≥ 3 : EP probable.

Score de Wells

↓

Paramètres cliniques	Version originale	simplifiée
– **Signes et symptômes de TVP (œdème et douleur)**	3	1
– **Diagnostic différentiel moins probable que l'EP**	3	1
– **Fréquence cardiaque > 100 bpm**	1,5	1
– **Immobilisation ou chirurgie sous AG < 4 semaines**	1,5	1
– **Antécédent personnel de TVP ou EP**	1,5	1
– **Hémoptysie**	1	1
– **Cancer actif** (traitement en cours, < 6 mois ou palliatif)	1	1

- Classement en 3 catégories de PC prétest (version originale) : 0-1 : PC faible ; 2-6 : PC modérée ; > 6 : PC élevée.
- Classement en 2 catégories de PC prétest (version originale) : 0-4 : EP improbable ; ≥ 5 : EP probable.
- Classement en 2 catégories de PC prétest (version simplifiée) : 0-1 : EP improbable ; ≥ 2 : EP probable.

Figure 3.2. Score révisé de Genève et score de Wells évaluant la probabilité clinique d'une embolie pulmonaire.

AG : anesthésie générale ; PC : probabilité clinique.

Source : Sanchez O, Benhamou Y, Bertoletti L, et al. [Recommendations of good practice for the management of thromboembolic venous disease in adults. Short version]. Rev Mal Respir. 2019;36:249-283. DOI : 10.1016/j.rmr.2019.01.003.

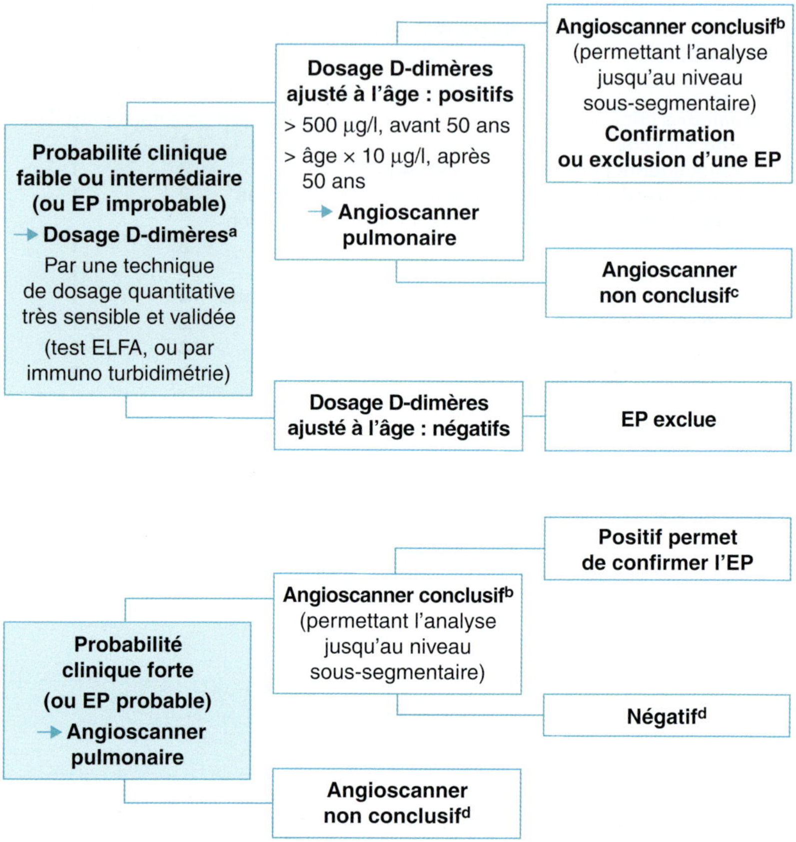

Figure 3.3. Algorithme diagnostique pour l'EP sans instabilité hémodynamique, basé sur l'angioscanner thoracique, selon les recommandations françaises et européennes.

[a]*Si le patient n'est pas anticoagulé à dose curative depuis > 24 heures.*

[b]*En cas d'EP uniquement sous-segmentaire, une 2e lecture de l'angioscanner est recommandée ainsi que la réalisation d'un écho-Doppler des veines des membres inférieurs à la recherche d'une TVP.*

[c]*En cas d'angioscanner non conclusif, une 2e lecture est recommandée et éventuellement un nouvel examen (écho-Doppler veineux à la recherche d'une TVP, 2e angioscanner, scintigraphie pulmonaire).*

[d]*Si la probabilité clinique est forte et que l'angioscanner est non conclusif ou négatif et qu'il ne peut pas mettre en évidence une autre pathologie expliquant les symptômes, il est recommandé de faire une 2e lecture et éventuellement un nouvel examen diagnostique (écho-Doppler veineux, scintigraphie pulmonaire).*

ELFA : Enzyme Linked Immunofluorescent Assay.

Sources : Konstantinides SV, Meyer G, Becattini C, et al.; ESC Scientific Document Group. 2019 ESC Guidelines for the diagnosis and management of acute pulmonary embolism developed in collaboration with the European Respiratory Society (ERS). Eur Heart J. 2020;41(4):543-603. DOI : 10.1093/eurheartj/ehz405 ; Sanchez O, Benhamou Y, Bertoletti L, et al. [Recommendations of good practice for the management of thromboembolic venous disease in adults. Short version]. Rev Mal Respir. 2019;36(2):249-83. DOI : 10.1016/j.rmr.2019.01.003.

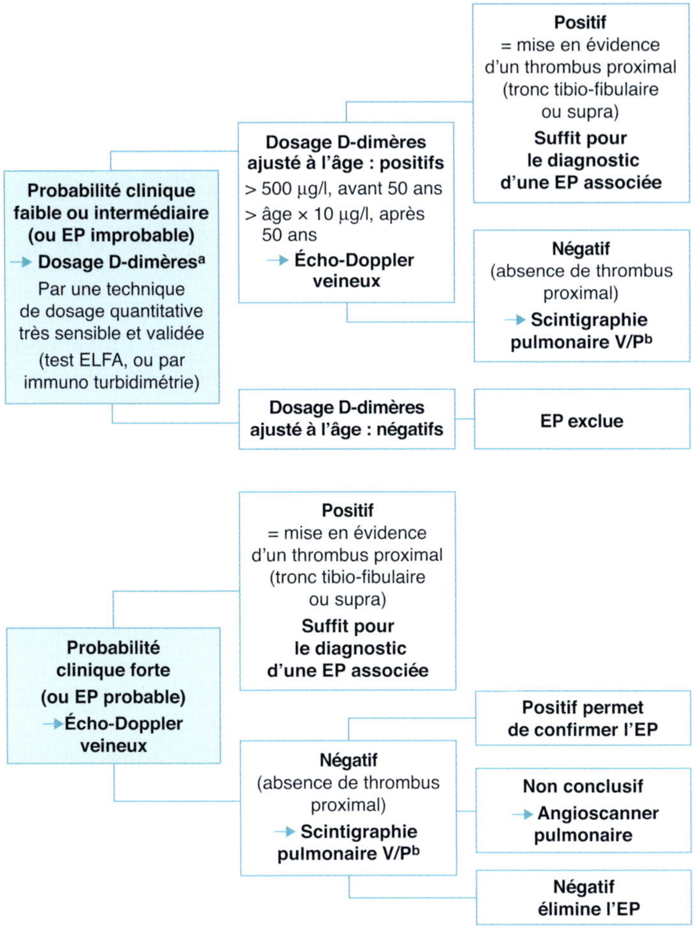

Figure 3.4. Algorithme diagnostique pour l'EP sans instabilité hémodynamique, basé sur l'écho-Doppler veineux des membres inférieurs et la scintigraphie planaire de ventilation/perfusion, selon les recommandations françaises et européennes.

[a]*Si le patient n'est pas anticoagulé à dose curative depuis > 24 heures ;*

[b]*Le diagnostic d'EP est exclu :*

– si la scintigraphie de perfusion est normale ;

– si la scintigraphie est non conclusive et que la probabilité clinique est faible en l'absence de TVP proximale à l'écho-Doppler veineux des membres inférieurs.

Le diagnostic d'EP est confirmé si la scintigraphie de perfusion est de haute probabilité et que la probabilité clinique est intermédiaire ou forte; en cas de faible probabilité clinique, les recommandations envisagent la réalisation d'un examen de confirmation.

Sources : Konstantinides SV, Meyer G, Becattini C, et al.; ESC Scientific Document Group. 2019 ESC Guidelines for the diagnosis and management of acute pulmonary embolism developed in collaboration with the European Respiratory Society (ERS). Eur Heart J. 2020;41(4):543-603. DOI : 10.1093/eurheartj/ehz405 ; Sanchez O, Benhamou Y, Bertoletti L, et al. [Recommendations of good practice for the management of thromboembolic venous disease in adults. Short version]. Rev Mal Respir. 2019;36(2):249-83. DOI : 10.1016/j.rmr.2019.01.003.

Diagnostic de sévérité

La stratégie thérapeutique dépend de la gravité initiale de l'EP.

La gravité est évaluée selon :

- la présence d'une instabilité hémodynamique ;
- le risque de décès à 30 jours selon des scores pronostiques ;
- la présence d'une dysfonction du ventricule droit à l'imagerie et/ou d'une élévation des biomarqueurs cardiaques.

Une instabilité hémodynamique définit une EP à haut risque de mortalité précoce.

En l'absence d'instabilité hémodynamique, le risque de mortalité précoce est évalué par un score clinique pronostique, PESI, ou simplifié, sPESI (figure 3.5). La gravité de l'EP est alors classée comme faible (risque de mortalité à 30 jours : 0-3 %), intermédiaire faible, ou intermédiaire forte.

La liste de questions HESTIA (identification des caractéristiques empêchant le traitement ambulatoire) a été développée comme une alternative à la stratégie du score sPESI [3] (figure 3.6).

En présence d'un risque faible estimé selon les scores de probabilité clinique (PESI, sPESI ou HESTIA), les recommandations européennes [1] précisent qu'une dysfonction ventriculaire droite devrait être recherchée de manière complémentaire (imagerie, biomarqueurs cardiaques). Il est nécessaire en particulier d'éliminer une dilatation du ventricule droit.

La valeur prédictive négative du score sPESI est en effet imparfaite et peut sous-estimer chez certains patients la gravité d'une EP (figure 3.7).

Ainsi, une EP considérée comme à risque faible (selon les scores de probabilité clinique et l'absence de dysfonction ventriculaire droite) peut faire discuter une prise en charge ambulatoire (voir « Prise en charge thérapeutique de l'événement thrombotique aigu », dans ce chapitre).

<table>
<tr><th>Paramètres</th><th colspan="2">Version originale/simplifiée</th></tr>
<tr><td>– Âge</td><td>1 point par an</td><td>1 point si > 80 ans</td></tr>
<tr><td>– Sexe masculin</td><td>10</td><td>–</td></tr>
<tr><td>– Cancer</td><td>30</td><td>1</td></tr>
<tr><td>– Insuffisance cardiaque chronique</td><td>10</td><td rowspan="2">1</td></tr>
<tr><td>– Insuffisance respiratoire chronique</td><td>10</td></tr>
<tr><td>– Tachycardie ≥ 110 bpm</td><td>20</td><td>1</td></tr>
<tr><td>– Pression artérielle systolique < 100 mmHg</td><td>30</td><td>1</td></tr>
<tr><td>– Fréquence respiratoire ≥ 30/min</td><td>20</td><td>–</td></tr>
<tr><td>– Température < 36 °C</td><td>20</td><td>–</td></tr>
<tr><td>– Confusion</td><td>60</td><td>–</td></tr>
<tr><td>– Saturation en air ambiant < 90 %</td><td>20</td><td>1</td></tr>
</table>

Le score PESI comporte 5 classes estimant le risque de mortalité à 30 jours :

- *classe I, risque très faible (0-1,6 %) : ≤ 65 points ;*
- *classe II, risque faible (1,7-3,5 %) : 66-85 points ;*
- *classe III, risque intermédiaire (3,2-7,1 %) : 86-105 points ;*
- *classe IV, risque fort (4-11,4 %) : 106-125 points ;*
- *classe V, risque très fort (10-24,5 %) : > 125 points.*

Le score sPESI comporte 2 classes estimant le risque de mortalité à 30 jours :

- *faible risque (1 %) : 0 point ;*
- *risque fort (10,9 %) : ≥ 1 point.*

Figure 3.5. Score pronostique PESI et sPESI (version simplifiée).

PESI : *Pulmonary Embolism Severity Index.*

Source : Sanchez O, Benhamou Y, Bertoletti L, et al. [Recommendations of good practice for the management of thromboembolic venous disease in adults. Short version]. Rev Mal Respir. 2019;36:249-283. DOI : 10.1016/j.rmr.2019.01.003.

Facteurs de gravité nécessitant une hospitalisation
Si tous les critères sont absents : un traitement ambulatoire peut être discuté.

↓

- Instabilité hémodynamique.
- Nécessité d'une thrombolyse ou d'une embolectomie.
- Hémorragie active ou risque élevé hémorragique (hémorragie digestive ou chirurgie récente dans les deux dernières semaines, accident vasculaire cérébral récent de moins d'un mois, anomalie de l'hémostase ou thrombopénie, hypertension artérielle sévère non contrôlée).
- Nécessité d'une oxygénothérapie pour maintenir une saturation > 90 %.
- Diagnostic d'EP sous traitement anticoagulant curatif.
- Douleurs intenses nécessitant un traitement antalgique intraveineux pendant plus de 24 h.
- Clairance de la créatinine selon Cockcroft-Gault < 30 ml/mn.
- Insuffisance hépatique sévère.
- Grossesse.
- Antécédents de thrombopénie induite à l'héparine.
- Autres raisons médicales ou sociales nécessitant une hospitalisation.

Figure 3.6. Liste de questions HESTIA (alternative à la stratégie du score PESI/sPESI).

Source : Sanchez O, Benhamou Y, Bertoletti L, et al. [Recommendations of good practice for the management of thromboembolic venous disease in adults. Short version]. Rev Mal Respir. 2019;36:249-283. DOI : 10.1016/j.rmr.2019.01.003.

Gravité d'une embolie pulmonaire définie par :
- la présence d'une instabilité hémodynamique ;
- le risque de décès à 30 jours selon des scores pronostiques cliniques et la présence d'une dysfonction du ventricule droit à l'imagerie et/ou d'une élévation des biomarqueurs cardiaques.

EP à haut risque
- Instabilité hémodynamique

et
- Confirmation du diagnostic d'EP à l'angioscanner pulmonaire et/ou dysfonction ventriculaire droite à l'ETT.

EP à risque intermédiaire
- Absence d'instabilité hémodynamique

et
- Score clinique PESI ≥ 86 ou sPESI ≥ 1 ou présence d'au moins un critère HESTIA :
  - **EP à risque intermédiaire élevé** : dysfonction ventriculaire droite sur l'angioscanner pulmonaire ou à l'ETT **et** élévation de la troponine et/ou du NT-proBNP ;
  - **EP à risque intermédiaire faible** : présence ou non d'une dysfonction ventriculaire droite ou d'une élévation des biomarqueurs cardiaques.

EP à risque faible
- Absence d'instabilité hémodynamique

et
- Score clinique PESI < 86 ou sPESI = 0 ou absence de critères HESTIA

et
- Absence de dysfonction ventriculaire sur l'angioscanner pulmonaire ou à l'ETT
- Dosage troponine, NT-proBNP, à la discrétion du clinicien. Si dosage réalisé, absence d'élévation.

→ **Si dysfonction ventriculaire droite (imagerie et/ou biomarqueurs) : EP considérée comme à risque intermédiaire**

Figure 3.7. Diagnostic de sévérité de l'embolie pulmonaire.

Source : Konstantinides SV, Meyer G, Becattini C, et al; ESC Scientific Document Group. 2019 ESC Guidelines for the diagnosis and management of acute pulmonary embolism developed in collaboration with the European Respiratory Society (ERS). Eur Heart J. 2020;41:543-603. DOI : 10.1093/eurheartj/ehz405.

Stratégie diagnostique dans la thrombose veineuse

Thrombose veineuse profonde des membres inférieurs

La stratégie diagnostique dans un contexte de suspicion de TVP repose, comme pour l'EP, sur l'évaluation de la probabilité clinique prétest (figures 3.8 et 3.9) [2,4]. Le score de Wells est habituellement recommandé (figure 3.8), applicable chez les patients hospitalisés ou en ambulatoire, en utilisant préférentiellement le score de Wells avec un résultat en 2 catégories du fait de sa simplicité d'application.

L'arbre décisionnel fondé sur la probabilité clinique et le dosage des D-dimères n'est pas validé à l'étage sural. Les indications d'écho-Doppler des membres

inférieurs doivent donc être larges lors d'une suspicion de TVP distale (sans extension à la veine poplitée ni au tronc veineux tibio-péronier). L'algorithme le plus simple consiste à réaliser un écho-Doppler complet à tous les patients suspects de TVP. Lorsque celui-ci est négatif, le diagnostic est écarté.
En cas de diagnostic de TVP confirmé, une recherche systématique d'EP occulte en l'absence de symptômes n'est pas recommandée.
La *phlegmasia caerulea dolens* est une situation rare ; elle représente une forme grave de TVP. Le membre est œdématié, très douloureux associé à une cyanose cutanée. L'obstruction veineuse complète proximale, le plus souvent iliofémorale, est associée à une ischémie tissulaire mettant en jeu le pronostic fonctionnel local et vital du patient en l'absence de recanalisation veineuse.

Thrombose veineuse superficielle

Chez les patients présentant une thrombose veineuse superficielle (TVS) symptomatique, une TVP associée est retrouvée dans 25 % des cas. Chez les patients présentant une TVS isolée, près de 10 % d'entre eux développeront une complication thromboembolique veineuse dans les 3 mois (EP [0,5 %], TVP [2,8 %], extension [3,3 %] ou récidive de TVS [1,9 %]) [5]. Les facteurs de risque pour la survenue de ces différentes complications thromboemboliques veineuses à 3 mois sont : le sexe masculin, un antécédent de TVP ou d'EP, un antécédent de cancer et la survenue d'une TVS sur veine saine non variqueuse.
Les signes cliniques en cas de TVS sont habituellement évocateurs : cordon veineux inflammatoire douloureux sous-cutané.
Il est recommandé de réaliser un écho-Doppler veineux complet bilatéral afin de :
- confirmer le diagnostic de TVS ;
- préciser l'extension du thrombus notamment au niveau de la crosse saphéno-fémorale ou saphéno-poplitée ;
- rechercher une TVP associée ; celle-ci peut ne pas être contiguë à la TVS.

En cas de TVS confirmée, l'écho-Doppler permet également de préciser si celle-ci est survenue sur un réseau variqueux ou sur une veine saine, cette distinction étant importante pour le bilan étiologique.

Paramètres cliniques	**Points**
– **Cancer actif (traitement en cours, < 6 mois ou palliatif)**	**1**
– **Paralysie, parésie ou immobilisation plâtrée récente des membres inférieurs**	**1**
– **Alitement ≥ 3 jours ou chirurgie majeure récente < 12 semaines avec anesthésie générale ou locale**	**1**
– **Douleur localisée sur le trajet d'une veine profonde**	**1**
– **Augmentation de volume de tout le membre inférieur**	**1**
– **Augmentation de volume du mollet ≥ 3 cm par rapport au côté asymptomatique***	**1**
– **Œdème prenant le godet sur le membre inférieur symptomatique**	**1**
– **Circulation veineuse collatérale superficielle (non variqueuse)**	**1**
– **Antécédent de TVP****	**1**
– **Alternative diagnostique au moins aussi probable**	**–2**

Chez les patients symptomatiques aux deux membres inférieurs, le côté le plus symptomatique est considéré pour le score de probabilité clinique.

La probabilité clinique est estimée en deux catégories :
- *probabilité faible : score ≤ 1 ;*
- *probabilité forte : score ≥ 2.*

* Mesuré à 10 cm sous la tubérosité tibiale.
** Le score de Wells modifié comprend en plus cet item.

Figure 3.8. Score de Wells modifié évaluant la probabilité clinique d'une TVP.
Source : Sanchez O, Benhamou Y, Bertoletti L, et al. [Recommendations of good practice for the management of thromboembolic venous disease in adults. Short version]. Rev Mal Respir. 2019;36:249-283. DOI : 10.1016/j.rmr.2019.01.003.

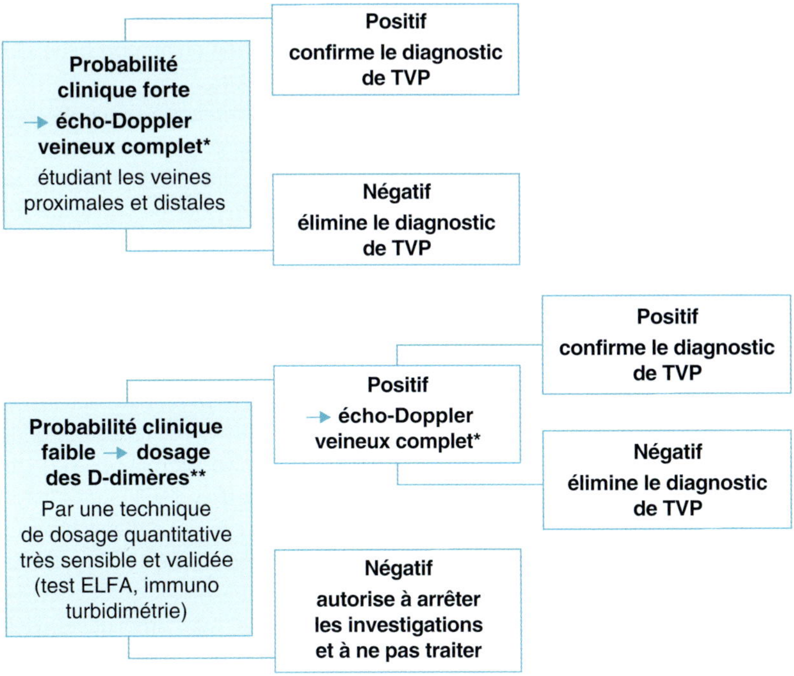

* En l'absence d'écho-Doppler veineux complet réalisable, les recommandations suggèrent de réaliser une échographie veineuse de compression proximale (veine cave inférieure, veines iliaques, fémorales, poplitées, tronc veineux tibio-péronier). Un contrôle écho-Doppler complet dans les 7 jours est recommandé afin d'exclure une TVP.

** En l'absence de possibilité de dosage des D-dimères, un écho-Doppler complet devrait être réalisé en première intention afin d'éliminer ou de confirmer le diagnostic de TVP.

Figure 3.9. Algorithme diagnostique en cas de suspicion clinique de TVP (sans symptomatologie évoquant une EP associée).
Source : Sanchez O, Benhamou Y, Bertoletti L, et al. [Recommendations of good practice for the management of thromboembolic venous disease in adults. Short version]. Rev Mal Respir. 2019;36:249-283. DOI : 10.1016/j.rmr.2019.01.003.

Prise en charge thérapeutique de l'événement thrombotique aigu

Le traitement anticoagulant est le traitement principal de la MTEV.

Les objectifs sont la réduction de la mortalité liée à la survenue d'une EP et la prévention de la récidive thrombotique, l'amélioration des symptômes à la phase initiale, et la préservation de la qualité de vie à plus long terme en réduisant les séquelles post-thrombotiques.

Trois phases de prise en charge sont habituellement distinguées :

- le traitement initial (durant le premier mois) ;
- le traitement d'entretien (durant les 3 à 6 premiers mois) ;

- le traitement en prévention secondaire dont la discussion repose sur le diagnostic étiologique, l'évaluation des séquelles et l'estimation du rapport bénéfice/risque hémorragique d'un traitement anticoagulant prolongé.

La phase initiale de traitement (1er mois) est particulièrement à risque de récidive de MTEV, d'hémorragie et de décès. La prise en charge prend en compte le contexte dans lequel l'événement thromboembolique initial s'est produit et sa gravité, ainsi que les critères de vulnérabilité du patient et le risque hémorragique [6] (figure 3.10). Les critères de vulnérabilité associent les comorbidités, en particulier l'insuffisance rénale et le cancer, le risque de chute et les interactions médicamenteuses notamment avec les anticoagulants oraux directs (AOD).

Les AOD ont transformé la stratégie de prise en charge thérapeutique de la MTEV en permettant une réduction de la variabilité de l'effet anticoagulant en comparaison aux antivitamines K (AVK). Par rapport au schéma classique du relais héparine-AVK dans le traitement de la MTEV, les AOD apportent une réduction du risque hémorragique et sont au moins non-inférieurs sur le risque de récidive thrombotique [7]. Les schémas thérapeutiques sont simplifiés, utilisant des doses fixes d'AOD, sans surveillance biologique. Des interactions médicamenteuses sont cependant attendues avec :

- les médicaments inhibiteurs ou inducteurs de la P-glycoprotéine (P-gp, transporteur d'efflux) ;
- les médicaments interagissant avec les enzymes hépatiques (impliquées dans le métabolisme des AOD via la voie des cytochromes, notamment du cytochrome P450 3A4).

La variabilité interindividuelle de l'activité anticoagulante des AOD existe en particulier chez les personnes âgées, polymédiquées, en contexte d'insuffisance rénale ou hépatique ou ayant des poids extrêmes.

Paramètres	**Points**
– Âge > 75 ans	**1**
– Cancer métastatique	**2**
– Immobilisation > 4 jours	**1**
– Hémorragie majeure récente < 30 jours	**1,5**
– TP anormal	**1**
– Clairance de la créatinine < 30 ml/mn	**1**
– Plaquettes < 100 G/l	**1**
– Anémie	
(H : hémoglobine < 13 g/dl ; F : hémoglobine < 12 g/dl)	**1**
– TVP distale	**–1**

- *Bas risque : score = 0.*
- *Risque intermédiaire : score 1-4.*
- *Risque élevé : score > 4.*

Figure 3.10. Score hémorragique de RIETE.

TP : taux de prothrombine.

Source : Nieto JA, Solano R, Ruiz-Ribó MD et al. Fatal bleeding in patients receiving anticoagulant therapy for venous thromboembolism: findings from the RIETE registry. J Thromb Haemost. 2010;8:1216-22. DOI : 10.1111/j.1538-7836.2010.03852.x.

En cas de risque hémorragique contre-indiquant formellement le traitement anticoagulant, l'indication d'un filtre cave, le plus souvent d'un filtre cave temporaire, ne se discute que pendant la phase initiale de la MTEV (1er mois) [1,2,4] :

- chez les patients ayant une TVP proximale avec ou sans EP associée ;
- en cas d'EP sans TVP proximale, il est suggéré de discuter l'indication d'un filtre cave au cas par cas ;
- en cas de TVP distale, une surveillance échographique à une semaine est recommandée. Un filtre cave n'est pas recommandé sauf en cas d'extension proximale ou d'EP associée.

Embolie pulmonaire

La prise en charge à la phase aiguë au moment du diagnostic dépend de la gravité de l'EP, des comorbidités et du contexte médico-social du patient (figure 3.11) [1,2].

Une prise en charge hospitalière ou la possibilité d'une prise en charge ambulatoire en cas d'EP à risque faible sont discutées. Si une prise en charge ambulatoire est discutée, il est recommandé d'évaluer le risque hémorragique, le contexte médical et social, le souhait du patient et les possibilités de son suivi. Un parcours de soins spécifique doit être mis en place (consultation précoce dans les premiers jours suivant la sortie et organisation du suivi ultérieur).

Les modalités du traitement anticoagulant (tableau 3.1) sont discutées en fonction de la gravité de l'EP.

Dans l'EP à risque intermédiaire élevée (sans instabilité hémodynamique), un traitement anticoagulant par voie parentérale est initié, puis un relais *per os* est poursuivi une fois l'état clinique du patient stabilisé. Un traitement thrombolytique intraveineux (IV) n'est pas recommandé en première intention. Le rapport bénéfice en termes de survie et de risque hémorragique est en défaveur de la thrombolyse systémique. Des études sont en cours concernant l'intérêt d'une thrombolyse dirigée par cathéter permettant l'administration de doses réduites d'agent thrombolytique ou d'une thrombolyse systémique avec des doses réduites d'altéplase.

Dans l'EP à risque intermédiaire faible et à risque faible, un traitement anticoagulant *per os* peut être initié. Un traitement par AOD en première intention (en l'absence de contre-indication) est préféré en phase initiale et au cours des 3 à 6 premiers mois de traitement, plutôt qu'un traitement par AVK. Concernant le traitement par AOD, le rivaroxaban ou l'apixaban sont habituellement prescrits en France dans le traitement d'une MTEV. En cas d'insuffisance rénale sévère (clairance selon Cockcroft < 30 ml/min), les AOD, le fondaparinux et les héparines de bas poids moléculaire (HBPM) (hormis pour la tinzaparine jusqu'à 20 ml/min de clearance) ne doivent pas être prescrits. En cas d'insuffisance rénale modérée (clairance entre 30 et 60 ml/min), contrairement à leur prescription dans la fibrillation auriculaire non valvulaire, il n'est pas recommandé de baisser la posologie des AOD (rivaroxaban ou apixaban) ou d'HBPM au cours du traitement de la MTEV.

EP à haut risque

- **Hospitalisation réanimation**.
- **Anticoagulation IV par HNF**, associée à un bolus d'héparine (dose adaptée au poids).
- **Traitement thrombolytique IV systémique, en l'absence de contre-indication absolue** (altéplase [rtPA] préférée à la streptokinase ou à l'urokinase).
- Maintien de l'HNF possible durant le traitement par altéplase (arrêt HNF si streptokinase ou urokinase)

Contre-indications absolues à la thrombolyse systémique :
- *antécédent d'AVC hémorragique ou d'étiologie indéterminée ;*
- *antécédent d'AVC ischémique dans les 6 mois précédents ;*
- *lésion du système nerveux central ;*
- *traumatisme majeur, chirurgie, ou traumatisme crânien dans les trois semaines précédentes ;*
- *troubles de l'hémostase avec risque hémorragique ;*
- *hémorragie active ou gastro-intestinale dans le mois précédent.*

- **En cas de contre-indication ou après échec du traitement thrombolytique systémique, avis centre expert** : discussion suppléance cardiovasculaire, embolectomie chirurgicale et/ou reperfusion percutanée.

EP à risque intermédiaire

- **EP à risque intermédiaire élevée :**
  - hospitalisation en unité de soins intensifs ;
  - anticoagulation par HBPM sans relais immédiat par AOD ou AVK ;
  - traitement per os à initier une fois l'état clinique stabilisé ;
  - traitement thrombolytique IV non recommandé en 1re intention (risque hémorragique prédominant).
- **EP à risque intermédiaire faible** :
  - hospitalisation conventionnelle dans un service spécialisé ;
  - anticoagulation par HBPM ou fondaparinux, ou AOD ;
  - HNF avec relais précoce AVK (warfarine en 1re intention) : alternative thérapeutique en présence d'une contre-indication aux autres molécules, en particulier en cas d'insuffisance rénale sévère (clairance de la créatinine < 30 ml/mn).

EP à bas risque

- **Prise en charge ambulatoire discutée en cas d'EP confirmée aux urgences et/ou après une hospitalisation courte (< 48 h)** :
  - règle HESTIA (= 0) ou score PESI (≤ 85) ou score sPESI (= 0), et absence de dysfonction ventriculaire droite (imagerie, ETT et/ou angio-TDM, biomarqueurs cardiaques) ;
  - associée à l'évaluation pragmatique du praticien sur la possibilité d'une prise en charge ambulatoire, le souhait du patient et les possibilités de son suivi (parcours de soins spécifique).
- **Modalités thérapeutiques identiques à celles de l'EP à risque intermédiaire faible**.

Figure 3.11. Prise en charge de l'embolie pulmonaire à la phase aiguë.

Sources : Konstantinides SV, Meyer G, Becattini C, et al.; ESC Scientific Document Group. 2019 ESC Guidelines for the diagnosis and management of acute pulmonary embolism developed in collaboration with the European Respiratory Society (ERS). Eur Heart J. 2020;41(4):543-603. DOI : 10.1093/eurheartj/ehz405 ; Sanchez O, Benhamou Y, Bertoletti L, et al. [Recommendations of good practice for the management of thromboembolic venous disease in adults. Short version]. Rev Mal Respir. 2019;36(2):249-83. DOI : 10.1016/j.rmr.2019.01.003.

Tableau 3.1. Modalités de prescription des traitements anticoagulants.

Molécule	Posologie curative	Voie d'administration
Traitement parentéral		
Héparine non fractionnée ▪ Héparine sodique	Bolus 80 UI/kg et dose initiale 18 UI/kg/h IVSE, puis, dose adaptée à l'activité anti-Xa, déterminée 6 h après le début du traitement et 4 à 6 h après chaque modification posologique [a] et surveillance au minimum quotidiennement	IVSE
▪ Héparine calcique	▪ Dose initiale de 500 UI/kg/24 h en 2 ou 3 injections, puis dose adaptée à l'activité anti-Xa, déterminé entre 2 injections[a], et surveillance au minimum quotidiennement ▪ Ou, dose initiale 330 UI/kg la 1re injection puis 250 UI/kg toutes les 12 h (schéma sans nécessité de surveillance de l'activité anti-Xa)	SC SC
Héparine de bas poids moléculaire ▪ Énoxaparine	100 UI/kg/12 h (2 injections/24 h) (***Oncologie*** : 100 UI/kg 2 fois/24 h pendant 5 à 10 jours suivi d'1 seule injection par jour, 150 UI/kg/24 h)	SC
▪ Daltéparine	100 UI/kg/12 h (2 injections/24 h) (***Oncologie*** : 1 seule injection par jour, 200 UI/kg/24 h pendant 1 mois, puis 150 UI/kg/24 h)	
▪ Tinzaparine	175 UI/kg/24 h (1 injection/24 h)	
▪ Nadroparine	85 UI/kg/12 h (2 injections/24 h) ou 170 UI/kg/24 h (1 injection/24 h)	
Fondaparinux	▪ < 50 kg : 5 mg/24 h ▪ 50-100 kg : 7,5 mg/24 h ▪ > 100 kg : 10 mg/24 h	SC
Anticoagulants oraux directs		**Per os**
▪ Rivaroxaban (anti-Xa)	15 mg, 2 fois/j pendant 3 semaines, puis 20 mg, 1 fois/j	
▪ Apixaban (anti-Xa)	10 mg, 2 fois/j pendant 1 semaine, puis 5 mg, 2 fois/j	
▪ Édoxaban[b] (anti-Xa)	60 mg, 1 fois/j débuté après un traitement parentéral de 5 à 7 j. *(non commercialisé en France)*	

(Suite)

Tableau 3.1. Modalités de prescription des traitements anticoagulants. ***(suite)***

Molécule	Posologie curative	Voie d'administration
▪ Dabigatran (anti-IIa)	150 mg 2 fois/j, débuté après un traitement parentéral de 5 à 7 j *(AMM dans la MTEV mais n'est pas ou très exceptionnellement utilisé)*	
Antagonistes de la vitamine K		
Warfarine, acénocoumarol (l'initiation de traitement par fluindione n'est plus autorisée)	En relais précoce d'un traitement parentéral poursuivi au moins 5 j, dose à adapter à l'INR (objectif 2-3).	Per os

[a]Objectif thérapeutique : 0,3-0,7 UI anti-facteur Xa/ml.
[b]Ou 30 mg en présence de facteurs de risque de surexposition à l'edoxaban (insuffisance rénale sévère ou modérée, poids ≤ 60 kg et/ou traitement concomitant par certains inhibiteurs de la P-gp).
AMM : autorisation de mise sur le marché ; INR : International Normalized Ratio ; IVSE : voie intraveineuse à la seringue électrique ; SC : voie sous-cutanée.
Source : Sanchez O, Benhamou Y, Bertoletti L, et al. [Recommendations of good practice for the management of thromboembolic venous disease in adults. Short version]. Rev Mal Respir. 2019;36:249-83.

En cas d'EP de découverte fortuite segmentaire ou plus proximale, il est recommandé la même prise en charge que pour une EP symptomatique [2].
En cas d'EP sous-segmentaire isolée, sans TVP associée et en l'absence de facteur de risque persistant majeur de MTEV (voir « Bilan étiologique », dans ce chapitre), la question du traitement anticoagulant reste débattue [1,2].
Les résultats d'une étude de cohorte prospective multicentrique proposent de mieux identifier les patients pour lesquels une surveillance simple pourrait être mise en place. Le risque de récidive thrombotique à court terme est non négligeable : l'incidence cumulée de récidive de MTEV est estimée à 2,1 et 5,7 % au cours du suivi sur 90 jours chez les patients présentant une EP sous-segmentaire isolée ou multiple [8].

Thrombose veineuse profonde proximale

Une prise en charge hospitalière est réalisée en présence de signes de gravité clinique, d'un risque hémorragique, de comorbidités ou de contexte médico-social défavorable [2,4,9] (figure 3.12).

Thrombose veineuse profonde distale

L'anticoagulation à dose curative des TVP distales isolées (sans extension poplitée ou au tronc veineux tibio-péronier) est discutée en France selon les circonstances de survenue et selon l'atteinte multisegmentaire ou bilatérale [4,9,10] (figure 3.13).

Selon la présence de signes de gravité clinique, le risque hémorragique, les comorbidités et le contexte médico-social.

Hospitalisation si :

- syndrome obstructif sévère ou TVP bilatérale ;
- survenue d'une MTEV sous traitement anticoagulant ;
- suspicion de thrombopénie induite à l'héparine ;
- hémorragie active ou risque hémorragique élevé (score de RIETE) ;
- insuffisance rénale sévère (clairance de la créatinine selon Cockcroft < 30 ml/mn) ;
- comorbidités telles qu'un cancer ;
- impossibilité d'organiser une consultation de suivi ou contexte médico-social défavorable.

- **TVP iliofémorale avec signes ischémiques :**
  - prise en charge dans un centre ayant une expertise pluridisciplinaire ;
  - procédure de désobstruction en 1re intention associée au traitement anticoagulant :
    - thrombolyse dirigée par cathéter associée à une angioplastie (ballonnet ± pose de stent pour traiter les lésions veineuses anatomiques sous-jacentes),
    - ou thrombolyse pharmacomécanique (fragmentation/aspiration du thrombus combinée à un traitement thrombolytique),
    - ou, à défaut, thrombectomie chirurgicale.
- **En l'absence de signes ischémiques associés :**
  - traitement anticoagulant curatif seul, sans procédure de désobstruction en 1re intention :
    - modalités thérapeutiques comme pour l'EP à risque faible ou intermédiaire faible ;
  - bas de compression élastique recommandé à tous les patients (amélioration de la symptomatologie) ;
  - procédure de désobstruction vasculaire discutée si TVP iliofémorale associée à des critères de mauvaise tolérance (obstruction majeure, douleur, œdème), en l'absence d'amélioration dans les 15 jours malgré un traitement anticoagulant bien conduit et en l'absence de risque hémorragique.

Figure 3.12. Prise en charge de la thrombose veineuse profonde proximale.
Sources : Sanchez O, Benhamou Y, Bertoletti L, et al. [Recommendations of good practice for the management of thromboembolic venous disease in adults. Short version]. Rev Mal Respir. 2019;36:249-83. DOI : 10.1016/j.rmr.2019.01.003 ; Mazzolai L, Aboyans V, Ageno W, et al. Diagnosis and management of acute deep vein thrombosis: a joint consensus document from the European Society of Cardiology working groups of aorta and peripheral vascular diseases and pulmonary circulation and right ventricular function. Eur Heart J. 2018;39:4208-18. DOI : 10.1093/eurheartj/ehx003.

Thrombose veineuse superficielle

Les recommandations précisent de traiter les TVS de plus de 5 cm de longueur, situées à plus de 3 cm de la jonction saphéno-fémorale (ou de la jonction saphéno-poplitée), et sans TVP associée, avec du fondaparinux 2,5 mg/jour SC en première intention ou une HBPM à dose préventive, pendant une durée de 45 jours [2,9].

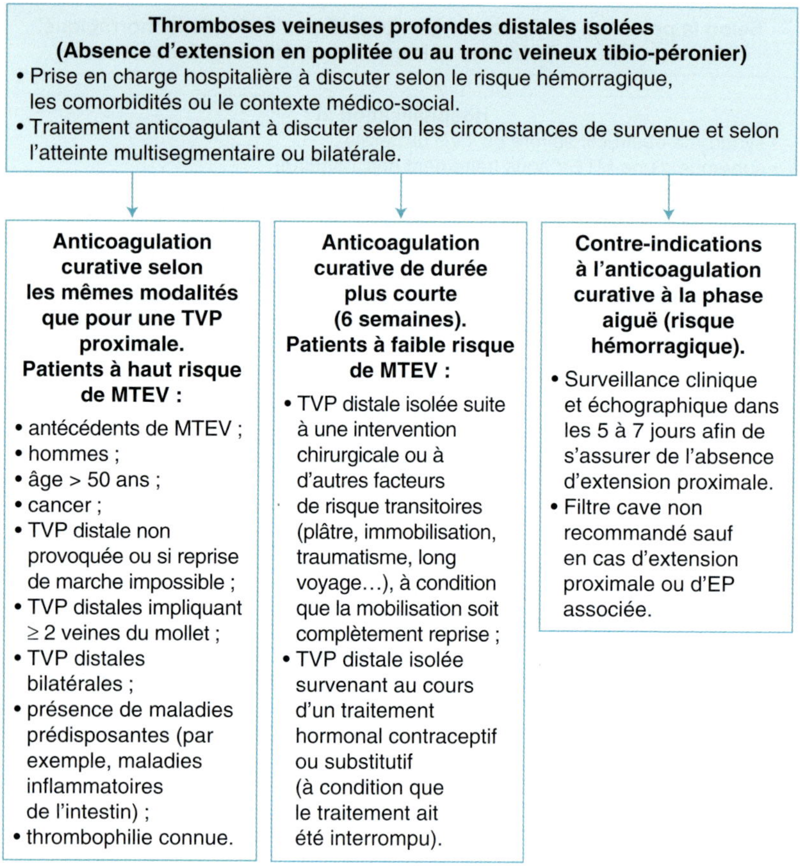

Figure 3.13. Prise en charge de la thrombose veineuse profonde distale.
Source : Quéré I, Elias A, Maufus M, et al. Unresolved questions on venous thromboembolic disease. Consensus statement of the French Society for Vascular Medicine (SFMV). J Med Vasc. 2019;44:28-70. DOI : 10.1016/j.jdmv.2018.12.178.

En cas d'insuffisance rénale sévère, le fondaparinux ne doit pas être prescrit. Si la clairance de la créatinine selon Cockcroft est comprise entre 20 et 30 ml par minute, il est suggéré de remplacer le fondaparinux par la tinzaparine à dose prophylactique.

Il n'est pas recommandé d'utiliser en première intention un AOD pour traiter une TVS symptomatique isolée. En cas de difficultés concernant le traitement sous-cutané, le rivaroxaban 10 mg, 1 cp/jour, peut être prescrit comme une alternative au fondaparinux 2,5 mg [11].

En cas d'association à un événement thromboembolique veineux ou dans le cas d'une TVS située à moins de 3 cm de la jonction saphéno-fémorale (ou saphéno-poplitée), un traitement anticoagulant curatif d'une durée de 3 mois est recommandé.

Pour les patients avec une TVS sur veines variqueuses, l'ablation des veines superficielles incompétentes est considérée après un délai de 6 semaines pour une TVS isolée et après un délai de 3 mois en cas de TVP associée (voir chapitre 4).

Prévention secondaire de la maladie thromboembolique veineuse

La durée minimale du traitement anticoagulant curatif pour une EP ou une TVP proximale est d'au moins 3 mois (classiquement plutôt 3 à 6 mois).

La discussion de la poursuite du traitement anticoagulant au long cours doit prendre en considération plusieurs facteurs, et en particulier le contexte (provoqué ou non) de l'événement thrombotique et le risque hémorragique du patient (figure 3.14).

Le risque de récidive est maximal en présence de facteur de risque persistant majeur ou en cas de MTEV récidivante sans facteur de risque retrouvé.

La prolongation du traitement anticoagulant, au-delà de 3 à 6 mois, ne permet pas de diminuer le risque de récidive thrombotique à l'arrêt du traitement.

La clinique de la récidive est superposable dans la plupart des cas à l'événement initial.

Pour l'évaluation du risque hémorragique, les scores de RIETE [6], de VTE-BLEED [12] et la table de l'ACCP (American College of Chest Physicians) [13] sont validés par le plus grand nombre d'études dans la population générale de patients avec MTEV hormis chez les patients avec thrombose et cancer (figure 3.15). L'évaluation du risque hémorragique permet d'adapter la durée et les modalités (molécule/dose) du traitement anticoagulant.

Bilan étiologique

La MTEV est d'origine multifactorielle, favorisée par une situation clinique ou pharmacologique et parfois un terrain génétique prédisposant.

La durée du traitement d'une MTEV proximale est discutée en fonction de son caractère provoqué ou non provoqué et de la présence de facteurs de risque.

- Contexte dans lequel l'événement thromboembolique s'est produit.
  MTEV non provoquée : survenue en l'absence de facteur de risque majeur transitoire ou de facteur de risque majeur persistant *(figure 3.16)*.
- Gravité l'événement.
- Présence de séquelles post-thrombotiques.
- Risque hémorragique du patient.
- Préférences du patient pour favoriser l'adhésion thérapeutique.

Évaluation du risque de récidive thrombotique

- **Contexte provoqué ou non provoqué :**
  - risque de récidive maximal en présence de facteur de risque persistant majeur ou en cas de MTEV non provoquée (surtout si récidivante) ;
  - MTEV non provoquée : risque de récidive estimé à 10 % la 1re année, 30 % dans les 3 ans, 40 % dans les 5 ans suivant l'arrêt du traitement anticoagulant ;
  - MTEV associée à un facteur de risque majeur transitoire : risque faible de récidive (< 3 % à un an).
- **Persistance de séquelles thrombotiques.**
- **Cancer actif.**
- **Facteurs de risque définis comme mineurs *(figure 3.16)* :** à considérer comme des facteurs de modulation dans la décision de prolonger le traitement anticoagulant.

Évaluation du risque hémorragique

- **Recueil des facteurs de risque connus.**
- **Utilisation d'un score de risque hémorragique : RIETE, VTE-BLEED, table de l'ACCP.**
- **Au moment de l'instauration du traitement anticoagulant et réévaluation périodique en cas de traitement prolongé.**

Figure 3.14. Facteurs à prendre en compte dans la discussion de prolonger le traitement anticoagulant (au-delà de 3-6 mois) pour un épisode de MTEV proximale.

Sources : Konstantinides SV, Meyer G, Becattini C, et al; ESC Scientific Document Group. 2019 ESC Guidelines for the diagnosis and management of acute pulmonary embolism developed in collaboration with the European Respiratory Society (ERS). Eur Heart J. 2020;41:543-603. DOI : 10.1093/eurheartj/ehz405 ; Sanchez O, Benhamou Y, Bertoletti L, et al. Rev Mal Respir. [Recommendations of good practice for the management of thromboembolic venous disease in adults. Short version]. Rev Mal Respir. 2019;36:249-283. DOI : 10.1016/j.rmr.2019.01.003.

Score de RIETE

- **Âge > 75 ans,** *1 point*
- **Cancer métastatique,** *2 points*
- **Immobilisation > 4 jours,** *1 point*
- **Hémorragie majeure récente < 30 jours,** *1,5 points*
- **TP anormal,** *1 point*
- **Clairance de la créatinine < 30 ml/mn,** *1 point*
- **Plaquettes < 100 G/l,** *1 point*
- **Anémie (H : hémoglobine < 13 g/dl ; F : hémoglobine < 12 g/dl),** *1 point*
- **TVP distale,** *–1 point*

Bas risque : score = 0.
Risque intermédiaire : score 1-4 points.
Risque élevé : score > 4 points.

Score VTE-BLEED

- **Cancer actif,** *2 points* (diagnostic dans les 6 mois précédant l'événement MTEV ; récidive récente ou progression du cancer ; ou traitement dans les 6 mois avant le diagnostic de MTEV)
- **Homme avec HTA non contrôlée** (pression artérielle systolique ≥ 140 mmHg), *1 point*
- **Anémie** (H : hémoglobine < 13 g/dl ; F : hémoglobine < 12 g/dl), *1,5 points*
- **Antécédent d'hémorragie** (hémorragie majeure ou non majeure mais cliniquement significative, rectorragies, épistaxis fréquentes ou hématurie), *1,5 points*
- **Âge ≥ 60 ans,** *1,5 points*
- **Insuffisance rénale** (débit de filtration glomérulaire selon Cockcroft et Gault < 60 ml/mn) *1,5 points*

Faible risque : score < 2 points ;
Haut risque : score ≥ 2 points.

Table de l'ACCP

- **Âge** (> 65 ans).
- **Antécédent hémorragique.**
- **Présence d'un cancer et son stade métastatique.**
- **Insuffisance rénale.**
- **Insuffisance hépatique.**
- **Thrombopénie.**
- **Antécédent d'AVC.**
- **Diabète.**
- **Anémie.**
- **Traitement concomitant par antiagrégant plaquettaire.**
- **Contrôle de l'INR insuffisant en cas de traitement par AVK.**
- **Comorbidités et altération de la mobilité.**
- **Chirurgie récente.**
- **Chutes à répétition.**
- **Consommation éthylique.**

Après 3 mois de traitement anticoagulant :
- *risque hémorragique faible (< 1 %/an) en l'absence de facteur de risque ;*
- *risque modéré (1-2 %/an) en présence d'un facteur de risque ;*
- *risque élevé (≥ 6,5 %/an) en présence de ≥ 2 facteurs de risque.*

Figure 3.15. Scores de prédiction du risque hémorragique.
Sources : **RIETE :** Nieto JA, Solano R, Ruiz-Ribó MD et al. Fatal bleeding in patients receiving anticoagulant therapy for venous thromboembolism: findings from the RIETE registry. J Thromb Haemost. 2010;8:1216-22. DOI : 10.1111/j.1538-7836.2010.03852.x ; **VTE-BLEED :** Klok FA, Barco S, Konstantinides SV. External validation of the VTE-BLEED score for predicting major bleeding in stable anticoagulated patients with venous thromboembolism. Thromb Haemost. 2017;117:1164-1170. DOI : 10.1160/TH16-10-0810 ; **Table de l'ACCP :** Kearon C, Akl EA, Comerota AJ, et al. Antithrombotic therapy for VTE disease: Antithrombotic Therapy and Prevention of Thrombosis, 9th ed: American College of Chest Physicians Evidence-Based Clinical Practice Guidelines. Chest. 2012;141:e419S-e496S. DOI : 10.1378/chest.11-2301.

Facteurs de risque

Les facteurs de risque de récidive sont classés comme :

- majeurs, du fait de leur impact sur la décision d'arrêter ou de poursuivre le traitement anticoagulant ;
- mineurs, à considérer comme des facteurs de modulation dans la décision de prolonger le traitement anticoagulant [2] (figures 3.14 et 3.16).

Bilan de thrombophilie

En cas de MTEV, la recherche d'une thrombophilie constitutionnelle et l'étendue de la recherche d'une thrombophilie acquise sont discutées en fonction de la présentation clinique de la MTEV [2] (figure 3.17).

La recherche d'une thrombophilie constitutionnelle n'est pas recommandée en cas de MTEV provoquée.

Les principales présentations cliniques de MTEV devant amener à rechercher une thrombophilie constitutionnelle et acquise sont :

- un premier épisode de TVP proximale ou d'EP non provoquée avant 50 ans ;
- une TVP de site inhabituel non provoquée ;
- une MTEV récidivante ; en particulier, une MTEV récidivante sous traitement anticoagulant bien conduit doit amener à rechercher un syndrome des antiphospholipides (SAPL), un syndrome myéloprolifératif ou un cancer occulte.

Compte tenu de la complexité des autres situations cliniques, il est conseillé de prendre l'avis auprès d'un centre expert pour la réalisation d'un bilan de thrombophilie et pour l'exhaustivité de celui-ci.

Le traitement anticoagulant peut perturber certains tests à la recherche d'une thrombophilie (tableau 3.2).

Facteurs de risque majeurs

- **Transitoires**
  - **Chirurgie avec anesthésie générale > 30mn*.**
  - **Fracture des membres inférieurs***
  - **Immobilisation > 3 jours en contexte médical aigu*.**
  - **Contraception œstroprogestative, grossesse, post-partum, traitement hormonal de la ménopause.**

**Dans les 3 derniers mois*

- **Persistants**
  - **Cancer actif, syndromes myéloprolifératifs.**
  - **Thrombophilies sévères :**
    - **déficit en antithrombine* ;**
    - **syndrome des antiphospholipides ;**
    - **hémoglobinurie paroxystique nocturne ;**
    - **certains déficits en protéine C ou S avec des taux < 30 %.**

**Deux types de déficit en antithrombine sont décrits :*
- *le déficit de type I (quantitatif),*
- *le déficit de type II (qualitatif).*

Les déficits homozygotes sont extrêmement rares (car le plus souvent létaux avant la naissance) et ne sont rencontrés que pour un sous-type de déficit en antithrombine (type II HBS pour heparin binding site).

Facteurs de risque mineurs

- **Transitoires**
  - **Chirurgie avec anesthésie générale < 30 mn**.**
  - **Traumatisme d'un membre inférieur non plâtré avec mobilité réduite ≥ 3 jours.**
  - **Immobilisation < 3 jours en contexte médical aiguë**.**
  - **Voyage > 6 heures.**

***Dans les 2 derniers mois*

- **Persistants**
  - **Maladies inflammatoires chroniques :**
    - **digestives (Crohn, rectocolite hémorragique) ;**
    - **articulaires.**
  - **Thrombophilies :**
    - **déficit en protéine C ;**
    - **déficit en protéine S ;**
    - **mutation homozygote du FV ou du FII ou double hétérozygote.**

Figure 3.16. Facteurs de risque cliniques et biologiques de maladie thromboembolique veineuse.

Source : Sanchez O, Benhamou Y, Bertoletti L, et al. [Recommendations of good practice for the management of thromboembolic venous disease in adults. Short version]. Rev Mal Respir. 2019;36:249-83. DOI : 10.1016/j.rmr.2019.01.003.

Indications de recherche de thrombophilie constitutionnelle et acquise :

- **premier épisode de TVP proximale ou d'EP non provoquée < 50 ans :**
  - pour la recherche de thrombophilie constitutionnelle : présence d'une histoire familiale au 1er degré de MTEV ;
- **TVP de site inhabituel non provoquée : thrombose splanchnique, cérébrale ou du membre supérieur ;**
- **MTEV récidivante :**
  - pour la recherche de thrombophilie constitutionnelle : présence d'au moins un épisode de TVP proximale ou d'EP et au moins un épisode non provoqué avant l'âge de 50 ans.

↓

- **Thrombophilie constitutionnelle** :
  - déficit en antithrombine ;
  - déficit en protéine C ;
  - déficit en protéine S ;
  - facteur V Leiden et mutation *G20210A* sur le gène de la prothrombine.
- **Thrombophilie acquise :**
  - syndrome des antiphospholipides : Ac anticardiolipines (IgG, M), Ac anti-bêta2GP1 (IgG, M), anticoagulant circulant (indice de Rosner, dRVVT) ;
  - syndrome d'hyperviscosité :
    - hyperhomocystéinémie (> *15 µmol/l*),
    - immunoglobuline monoclonale,
    - syndrome myéloprolifératif : mutation *JAK2V617F*, mutation dans l'exon 12 de *JAK2*, mutation *MPL*, mutation calréticuline,
    - hémoglobinurie paroxystique nocturne (maladie clonale, acquise des cellules souches hématopoïétiques), à rechercher en cas de thrombose veineuse de site inhabituel cérébral ou digestif, de thrombose associée à des signes d'hémolyse et/ou à une cytopénie.

Figure 3.17. Bilan de thrombophilie.

Ac : anticorps ; dRVVT : *Dilute Russell's Viper Venom Time* ; IgG : immunoglobuline G ; *JAK2 : Janus kinase* 2.

Source : Sanchez O, Benhamou Y, Bertoletti L, et al. [Recommendations of good practice for the management of thromboembolic venous disease in adults. Short version]. Rev Mal Respir. 2019;36:249-83. DOI : 10.1016/j.rmr.2019.01.003.

Tableau 3.2. Perturbations du bilan de thrombophilie sous traitement anticoagulant.

Test de dépistage[a]	AOD	AVK	HNF/HBPM
Anticoagulant circulant	Ininterprétable	Uniquement si INR < 3	Risque de faux positif ; Prélèvement à réaliser en résiduel (juste avant l'injection d'HBPM) et mesure systématique du niveau d'activité anti-Xa
Protéine C (activité anticoagulante)	Activité surestimée => Dosage de la protéine C amidolytique	Activité diminuée => Dosage 2-3 semaines après arrêt AVK	OK
Protéine S[b] (activité anticoagulante)	Activité peut être surestimée => Dosage par la technique immunologique de la protéine S libre	Activité diminuée => Dosage 2-3 semaines après arrêt AVK	OK
Antithrombine (activité cofacteur de l'héparine[c])	Dosage à réaliser en fonction du réactif utilisé et de l'AOD[d]	OK	Pas d'interférence en l'absence de surdosage[e]

[a]Le bilan de thrombophilie peut être perturbé à la phase aiguë de la thrombose veineuse ; il est habituellement recommandé de le réaliser après le 3e mois suivant le diagnostic. Les AOD perturbent les résultats du bilan de thrombophilie ; celui-ci sera effectué de préférence 3 à 5 jours après l'arrêt du traitement anticoagulant AOD. En cas de suspicion d'un syndrome des anti-phospholipides ou d'un déficit en antithrombine, situations pouvant modifier l'attitude thérapeutique à la phase aiguë, il est conseillé de réaliser les dosages auprès d'un centre expert.
[b]Diminution de la protéine S en cas de contraception œstroprogestative ou de traitement hormonal substitutif de la ménopause avec œstrogène oral et pendant la grossesse. Dosage de la protéine S à réaliser au moins 2 cycles après l'arrêt de la contraception ou 3 mois après l'accouchement.
En cas de diminution de l'activité, le dosage de la protéine S antigène libre est réalisé pour caractériser le déficit (anomalie quantitative ou qualitative).
[c]Si l'activité cofacteur de l'héparine est diminuée, le dosage immunologique de l'antithrombine (estimant la concentration plasmatique de l'antithrombine) est alors réalisé pour établir le diagnostic de déficit de type I ou II.
[d]Le dosage est possible lorsqu'il se fait par une méthode basée sur l'inhibition du facteur Xa lors d'un traitement par anti-IIa (dabigatran) et par une méthode basée sur l'inhibition de la thrombine lors d'un traitement par anti-Xa (rivaroxaban, apixaban).
[e]A posologie curative, l'HNF et les HBPM comportant un fort pourcentage de chaînes longues peuvent entraîner une diminution moyenne de 20 % de l'antithrombine circulante.
Source : Recherche d'une thrombophilie biologique : propositions du GFHT 2020. Rev Francoph Hémost Thromb 2020 ; 2 (3) : 93-126.

Recherche de cancer occulte

Le cancer actif est un facteur de risque majeur de MTEV. La survenue d'une MTEV peut être inaugurale de la découverte d'un cancer, généralement dans la 1re année après l'événement thrombotique, ou survenir au cours du suivi. L'incidence de cancer est plus élevée, estimée entre 4 à 10 %, après une MTEV non provoquée par rapport à un événement provoqué. Ainsi, le dépistage de cancer est recommandé après un premier épisode de MTEV non provoquée par un facteur de risque majeur. La question de l'étendue raisonnable de ce dépistage fait toujours débat, une détection plus précoce pourrait permettre une amélioration du pronostic. La présence d'un cancer doit également amener à adapter la stratégie thérapeutique et le suivi du patient (voir « Maladie thromboembolique veineuse et cancer actif », dans le même chapitre).

Le dépistage de première intention associe [2] :

- l'examen clinique, à répéter au cours du suivi, le recueil des antécédents néoplasiques personnels et familiaux ;
- la mise à jour des dépistages recommandés sur le plan national en fonction de l'âge et du sexe (mammographie et échographie mammaire, frottis cervicovaginal, dosage du PSA, dépistage du cancer du côlon) ;
- un bilan biologique standard (numération formule sanguine, créatininémie, bilan hépatique complet, ionogramme sanguin avec calcémie) et analyse d'urines ;
- les examens complémentaires seront guidés par l'examen physique et le bilan biologique.

Le dépistage étendu comprend, en plus du dépistage de première intention, des examens morphologiques tels que l'échographie abdominale, le scanner thoraco-abdomino-pelvien, les endoscopies et parfois la tomographie par émission de positons (TEP-TDM). La stratégie étendue de dépistage paraît moins rentable et plus sujette aux complications iatrogènes que la stratégie limitée de première intention. Elle doit être discutée au cas par cas et guidée par les premiers examens. La réalisation d'une imagerie corps entier et la recherche de thrombophilie acquise (en particulier de syndrome myéloprolifératif) sont indiquées en cas de MTEV de site atypique (splanchnique, membre supérieur, cérébrale) ou en cas de récidive de MTEV non provoquée ou survenant sous traitement anticoagulant. Les scores prédictifs de cancer (figure 3.18) ne paraissent pas assez discriminants mais peuvent aider à la stratégie de dépistage [14].

Paramètres	Score
– **Homme**	1
– **Âge > 70 ans**	2
– **Maladie pulmonaire chronique** (en lien avec tabagisme actif ou sevré)	1
– **Anémie** (< 13 g/dL chez les hommes ; < 12 g/dL chez les femmes)	2
– **Thrombocytose ≥ 350 000/mm^3**	1
– **Antécédent de MTEV**	–1
– **Contexte de survenue de la MTEV en post-opératoire**	–2

- *Bas risque si score ≤ 2 (5,8 % de patients avec cancer) ;*
- *Haut risque si score ≥ 3 (12 % de patients avec cancer).*

Figure 3.18. Score prédictif de survenue d'un cancer dans les 2 ans après une MTEV (registre RIETE).

Source : Jara-Palomares L, Otero R, Jimenez D, et al. Development of a Risk Prediction Score for Occult Cancer in Patients With VTE. Chest. 2017;151:564-71. DOI : 10.1016/j.chest.2016.10.025.

Séquelles post-thrombotiques

Chez les patients ayant présenté une EP non provoquée, l'index d'obstruction vasculaire pulmonaire apparaît prédictif du risque de récidive thrombotique à l'arrêt du traitement anticoagulant sur une période de suivi de 2 ans [15]. Cet index peut être mesuré à la scintigraphie pulmonaire de ventilation/perfusion, au diagnostic et/ou après 6 mois de traitement anticoagulant [15].
Après une TVP non provoquée, l'obstruction veineuse résiduelle en échographie à la fin du traitement est aussi considérée comme un facteur de risque de récidive. Les autres facteurs de risque de récidive rapportés sont la localisation proximale de la TVP, l'obésité, l'âge > 50 ans, le sexe masculin, le développement d'un SPT ou des valeurs augmentées de D-dimères [4].

Hypertension pulmonaire thromboembolique chronique (HTP-TEC)

La HTP-TEC est causée par l'obstruction thrombotique persistante des artères pulmonaires, associée à une augmentation progressive des résistances vasculaires pulmonaires. L'incidence de la HTP-TEC est estimée à environ 3 % des patients après une EP symptomatique [16].
En cas d'EP symptomatique, une dyspnée d'effort persistante et/ou des signes cardiaques droits, persistants après au moins 3 mois de traitement anticoagulant doivent faire suspecter une HTP-TEC (figure 3.19).
Les modalités thérapeutiques sont discutées auprès d'un centre expert [16] (figure 3.20). L'anticoagulation au long cours est recommandée pour les patients présentant une HTP-TEC. Les AVK sont recommandés sur avis d'experts [2]. Plus récemment, les AOD ont été proposés comme alternatives aux AVK [16]. Les AOD ne doivent pas être prescrits en cas de SAPL.

- **HTP-TEC suspectée si dyspnée d'effort et/ou signes cardiaques droits persistants après au moins 3 mois de traitement anticoagulant à la suite d'une EP symptomatique.**
- Un ECG normal (absence de déviation axiale droite) associé à des biomarqueurs normaux (BNP/NT-proBNP) : faible probabilité d'HTP.

↓

Bilan étiologique

- **ETT : mesure de la vitesse maximale de la fuite tricuspide (VIT) :**
  - **probabilité élevée d'HTP si :**
    - VIT 2,9-3,4 m/sec associée à d'autres signes à l'ETT (dilatation des cavités droites, hypertrophie de la paroi libre du VD, septum paradoxal),
    - VIT > 3,4 m/sec ;
  - **probabilité intermédiaire d'HTP si :**
    - VIT 2,9-3,4 m/sec sans autres signes à l'ETT,
    - VIT ≤ 2,8 m/sec (ou non évaluable) associée à d'autres signes à l'ETT.
- **Scintigraphie pulmonaire ventilation/perfusion :**
  - **anomalie de perfusion avec ventilation normale (*mismatch*) ;**
  - en l'absence d'anomalie parenchymateuse pulmonaire, une scintigraphie pulmonaire normale permet d'exclure une HTP-TEC.
- **En cas de probabilité forte ou intermédiaire ou en présence de signes de mauvaise tolérance clinique :**
  - **prise en charge dans un centre expert d'hypertension pulmonaire pour évaluation diagnostique et thérapeutique ;**
  - **cathétérisme cardiaque droit : examen de référence pour le diagnostic d'HTP-TEC,** HTP précapillaire : pressions artérielles pulmonaires élevées > 20 mmHg, pressions capillaires d'occlusion normales ≤ 15 mmHg, élévation des résistances vasculaires pulmonaires.

Figure 3.19. Bilan à la recherche d'une hypertension pulmonaire thromboembolique chronique.

VD : ventricule droit ; VIT : vitesse d'insuffisance tricuspide.

Source : Humbert M, Kovacs G, Hoeper MM, et al. ESC/ERS Scientific Document Group. 2022 ESC/ERS Guidelines for the diagnosis and treatment of pulmonary hypertension. Eur Heart J. 2022;43:3618-3731. DOI : 10.1093/eurheartj/ehac237.

- **Prise en charge discutée auprès d'un centre expert.**
- **Dépistage d'un syndrome des antiphospholipides au moment du diagnostic d'HTP-TEC.**
- **Anticoagulation au long cours :**
  - AVK recommandés sur avis d'experts ;
  - AOD proposés comme alternatives aux AVK ;
  - chez les patients avec SAPL (10 % des patients avec HTP-TEC), les AVK sont recommandés et les AOD ne doivent pas être prescrits ;
  - chez les autres patients, le choix de la molécule anticoagulante est basé sur une décision individuelle.

Thrombo-endartériectomie pulmonaire

Patients opérables présentant des obstructions fibreuses dans les artères pulmonaires proximales (accessibles à la chirurgie).

Angioplastie artérielle pulmonaire

- Patients présentant une contre-indication opératoire.
- Ou HTP résiduelle après thrombo-endartériectomie et séquelles distales accessibles à l'angioplastie.

Traitement médicamenteux

- **1re intention : riociguat**

Stimulateur direct de la guanylate cyclase soluble.
  - Patients symptomatiques inopérables.
  - Ou en cas d'HTP persistante ou récurrente après thrombo-endartériectomie.
- **Alternative : treprostinil (voie sous-cutanée)** *Analogue de la prostacycline.*
- **Alternatives (hors AMM) :**
  - inhibiteur de la 5-phosphodiestérase (sildénafil) ;
  - antagoniste des récepteurs de l'endothéline (bosentan)
  - autres analogues de la prostacycline

Figure 3.20. Modalités thérapeutiques en cas d'hypertension pulmonaire thromboembolique chronique.

Source : Humbert M, Kovacs G, Hoeper MM, et al. ESC/ERS Scientific Document Group. 2022 ESC/ERS Guidelines for the diagnosis and treatment of pulmonary hypertension. Eur Heart J. 2022;43:3618-3731. DOI : 10.1093/eurheartj/ehac237.

Syndrome post-thrombotique (SPT)

Le SPT résulte de l'insuffisance veineuse secondaire à une TVP, en présence d'une obstruction résiduelle et/ou d'un reflux veineux profond. Il en résulte une hyperpression veineuse associée au risque d'apparition de troubles trophiques.

Le SPT survient chez 30 % des patients dans les 2 ans après une TVP proximale. L'antécédent de TVP homolatérale, la localisation iliofémorale et l'obstruction résiduelle sont les principaux facteurs de risque de SPT [4].

Le diagnostic est clinique. Le score de Villalta est utilisé pour l'estimation de la sévérité du SPT, calculé habituellement 3 à 6 mois après l'épisode aigu de TVP (figure 3.21).

Estimation de la sévérité du SPT
3 à 6 mois après l'épisode aigu de TVP

↓

- **Symptômes du patient***
  - **Douleurs**
  - **Crampes**
  - **Lourdeurs**
  - **Paresthésies**
  - **Prurit**
- **Signes cliniques à l'examen***
  - **Œdème prétibial**
  - **Induration cutanée**
  - **Hyperpigmentation**
  - **Rougeur**
  - **Ectasie veineuse**
  - **Douleur à la compression du mollet**
  - **Ulcère veineux**

Le SPT est défini par un score total ≥ 5 ou la présence d'un ulcère veineux :
- **SPT absent : < 5 ;**
- **SPT léger : 5-9 ;**
- **SPT modéré : 10-14 ;**
- **SPT sévère : ≥ 15 ou ulcère présent.**

* Chaque item pondéré 0, 1, 2 ou 3 points en fonction de son importance/intensité.
(0 : symptôme/signe absent ; 1 : léger ; 2 : modéré ; 3 : sévère).

Figure 3.21. Score de VILLALTA.
Source : Sanchez O, Benhamou Y, Bertoletti L, et al. [Recommendations of good practice for the management of thromboembolic venous disease in adults. Short version]. Rev Mal Respir. 2019;36:249-83. DOI : 10.1016/j.rmr.2019.01.003.

La compression élastique permet de soulager la symptomatologie initiale dans la TVP aiguë et les signes d'insuffisance veineuse chronique dans le cadre d'un SPT. Elle est maintenue tant que les signes d'insuffisance veineuse persistent. Pour favoriser l'observance, la force de compression prescrite est celle tolérée par le patient.

En cas de SPT modéré à sévère, les techniques endovasculaires de recanalisation sont discutées pour les obstructions veineuses chroniques au niveau iliaque évaluées à l'imagerie (écho-Doppler, phléboscanner) [4]. La discussion de recanalisation fait l'objet de RCP, en particulier en présence d'une thrombophilie et en prenant en considération le risque hémorragique du patient. En effet, en post-procédure une bithérapie antithrombotique (anticoagulant + antiagrégant plaquettaire) est habituellement prescrite pendant au moins 1 mois suivi d'une anticoagulation seule. La durée du traitement anticoagulant ne fait pas l'objet de recommandations et doit être discutée au cas par cas en fonction du risque thrombotique (circonstances de survenue de la TVP, recanalisation incomplète) et du risque hémorragique du patient.

Durée optimale du traitement anticoagulant : aides à la décision

Pour une EP ou une TVP proximale, deux options sont recommandées pour la durée du traitement anticoagulant, 3 à 6 mois maximum ou une durée non limitée.

En présence de facteur de risque majeur transitoire et réversible, une durée de 3 à 6 mois est habituellement recommandée. Cette discussion peut parfois être modulée en pratique clinique par la gravité de l'épisode thrombotique ou la présence de séquelles thrombotiques sévères.

Chez tous les autres patients, la prolongation de l'anticoagulation protège contre les récidives, mais expose au risque de complications hémorragiques.

Pour une MTEV non provoquée, le choix entre traitement court (3-6 mois) ou non limité (AVK, AOD à dose pleine ou à dose réduite) repose donc sur l'évaluation de la gravité de l'épisode initial, de la présence de facteurs de modulation (« profil à haut risque de récidive »), du risque hémorragique et des préférences de chaque patient pour une aide à la décision partagée [17] :

- si une indication de traitement prolongé est retenue, il est recommandé de ne pas utiliser l'aspirine à faible dose. La meilleure stratégie anticoagulante, dose pleine ou dose réduite d'AOD, n'est pas encore clairement définie. L'indication de la poursuite de l'anticoagulation est évaluée régulièrement au cours du suivi.
- si une décision d'arrêt du traitement est prise, le patient présente un risque de récidive de MTEV de l'ordre de 10 % à 1 an. Il doit être informé des signes d'alerte, et en cas de récidive, un traitement anticoagulant prolongé devra être discuté.

Trois scores de prédiction (*Men continue* HERDOO2 score, Vienna et DASH) ont été proposés pour aider à identifier les patients à faible risque de récidive de MTEV après un premier épisode non provoqué (figure 3.22). La prise en compte de l'obstruction vasculaire pulmonaire à l'imagerie (au diagnostic de l'EP ou résiduelle après 6 mois de traitement anticoagulant) améliore la sensibilité de ces 3 scores [15].

L'évaluation du risque hémorragique n'est pas standardisée. Ce risque peut être estimé soit par le jugement du praticien, en relevant les facteurs de risque, soit par des scores de risque (VTE-BLEED, RIETE et de l'ACCP).

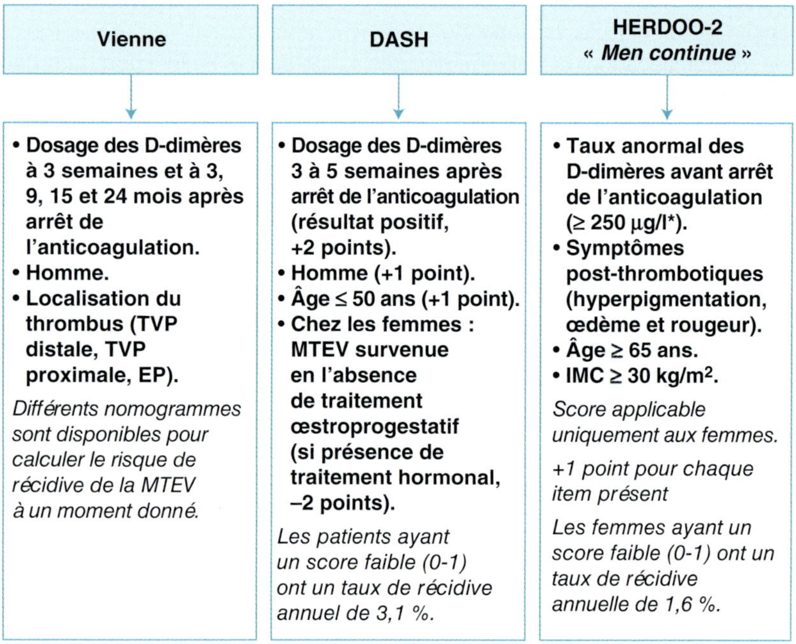

* µg/L équivalent en ng/ml.

Figure 3.22. Règles de prédiction proposées pour aider à identifier les patients à faible risque de récidive après un 1er épisode de MTEV (EP ou TVP proximale) non provoquée.

DASH : *D-dimer, Age, Sex, Hormonal therapy* ; HERDOO2 : *Hyperpigmentation, Edema, Redness in either leg, D-dimer, Obesity, Older age.*

Source : Mazzolai L, Aboyans V, Ageno W et al. Diagnosis and management of acute deep vein thrombosis: a joint consensus document from the European Society of Cardiology working groups of aorta and peripheral vascular diseases and pulmonary circulation and right ventricular function. Eur Heart J. 2018;39:4208-4218. DOI : 10.1093/eurheartj/ehx003.

Une prise en charge thérapeutique personnalisée tient compte des facteurs de risque de chaque patient, pouvant être non représentés ou sous-représentés dans les scores, et de la préférence du patient après une discussion sur les risques de récidive et d'hémorragie. Dans les cas complexes, la prise de décision est discutée en RCP, les scores de risque n'étant qu'une aide dans cette prise de décision.

La figure 3.23 propose un schéma illustrant les différents critères à prendre en considération dans la discussion de la durée du traitement anticoagulant [2,17].

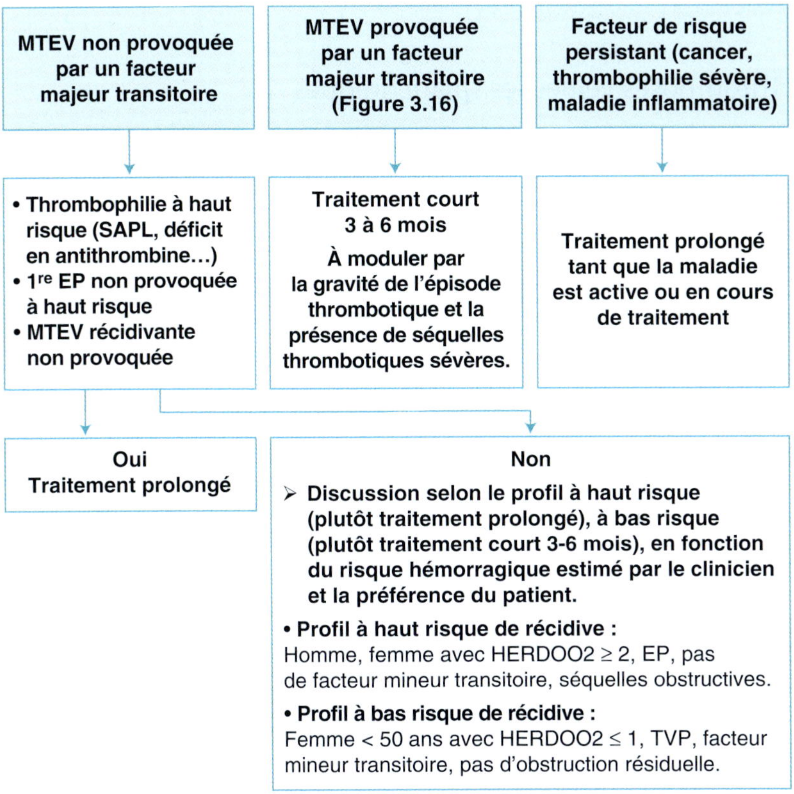

Figure 3.23. Aide à la décision sur avis d'experts dans la discussion de maintenir ou non le traitement anticoagulant au long cours après un épisode de MTEV (TVP proximale ou EP).

Sources : Sanchez O, Benhamou Y, Bertoletti L, et al. [Recommendations of good practice for the management of thromboembolic venous disease in adults. Short version]. Rev Mal Respir. 2019;36:249-283. DOI : 10.1016/j.rmr.2019.01.003 ; Couturaud F, Girard P, Laporte S, Sanchez O ; groupe de travail Recommandations de bonne pratique pour la prise en charge de la MVTE. [What duration of anticoagulant treatment for PE/proximal DVT?]. Rev Mal Respir. 2021;38 Suppl 1:e99-e112. DOI : 10.1016/j.rmr.2019.05.022.

Thromboses veineuses de site atypique

Les thromboses veineuses de site atypique regroupent les thromboses veineuses ne survenant pas dans la localisation habituelle des membres inférieurs. Elles incluent notamment les thromboses veineuses splanchniques, cérébrales et des membres supérieurs. Elles sont moins fréquentes que les TVP aux membres inférieurs, et se distinguent de celles-ci par la fréquence des pathologies associées (en particulier les causes locales, les néoplasies et les thrombophilies acquises ou constitutionnelles) et le risque hémorragique inhérent à la localisation thrombotique et à la pathologie associée (figure 3.24).

Thromboses veineuses splanchniques

La thrombose veineuse porte est la plus fréquente des manifestations thrombotiques splanchniques et le syndrome de Budd-Chiari représente la manifestation la moins fréquente [18].

Diagnostic positif

Les signes cliniques manquent de spécificité : douleur abdominale aiguë parfois accompagnée de signes d'ischémie intestinale en fonction de la localisation thrombotique. Au stade chronique, des signes d'hypertension portale peuvent être présents.

Le diagnostic est basé sur l'imagerie. Les D-dimères n'ont que peu d'utilité dans ce contexte. En cas de suspicion clinique, l'écho-Doppler en première intention apporte une aide au diagnostic en visualisant le tronc porte, les veines sus- et intra-hépatiques, ainsi que la veine cave inférieure. L'écho-Doppler est peu contributif pour la visualisation des veines mésentériques et de la veine splénique. Une imagerie complémentaire, angioscanner ou angio-IRM (imagerie par résonance magnétique, en cas de contre-indication au scanner), est nécessaire (figure 3.25) pour confirmer le diagnostic, préciser l'extension thrombotique et les éventuels signes d'ischémie intestinale. Elle est utile aussi pour le bilan étiologique.

Une pathologie locale ou systémique associée est fréquente ainsi que l'existence d'une thrombophilie acquise ou constitutionnelle [19] (figure 3.24).

Prise en charge thérapeutique

La prise en charge thérapeutique repose sur le traitement anticoagulant, en l'absence de contre-indication. Des incertitudes demeurent quant au traitement des thromboses veineuses splanchniques asymptomatiques de découverte fortuite, et l'approche thérapeutique doit être discutée au cas par cas [13,19].

Thromboses veineuses splanchniques

- **Tronc porte.**
- **Veines mésentériques.**
- **Veines spléniques.**
- **Veines sus-hépatiques (syndrome de Budd-Chiari).**

Thromboses veineuses cérébrales

Localisation possible au niveau des différents réseaux veineux :

- **veines superficielles corticales, veines profondes et veines de la fosse postérieure** ;
- **drainage dans les sinus veineux duraux** :
  - **sinus longitudinal supérieur** (drainage du flux veineux superficiel),
  - **sinus droit** (drainage veineux profond),
  - confluence des sinus vers le **torcular** (partie postérieure du cerveau), puis dans les **sinus latéraux (transverses),** puis drainage dans les **veines jugulaires.**

Thromboses veineuses des membres supérieurs

- **Veines sous clavière et axillaire essentiellement, plus rarement les veines humérales, et les veines de l'avant-bras.**

Thromboses splanchniques

- **Cirrhose hépatique.**
- **Néoplasie (en particulier hépatique ou pancréatique).**
- **Hémopathie maligne.**
- **Syndrome myéloprolifératif.**
- **Thrombophilie acquise ou constitutionnelle.**
- **Autres :**
  - chirurgie abdominale ;
  - maladie inflammatoire chronique intestinale ;
  - autre pathologie inflammatoire abdominale (diverticulite, appendicite, pancréatite) ;
  - contexte hormonal (hormonothérapie OP, grossesse, post-partum) ;
  - maladie de Behçet.

Thromboses veineuses cérébrales

- **Pathologie locale infectieuse :** méningite, mastoïdite ou toute infection de la face et du cou.
- **Pathologie traumatique :** traumatisme crânien, neurochirurgie.
- **Néoplasie.**
- **Hémopathie maligne.**
- **Syndrome myéloprolifératif.**
- **Drépanocytose.**
- **Thrombophilie acquise ou constitutionnelle.**
- **Contexte hormonal.**
- **Déshydratation sévère.**
- **Maladie de Behçet.**
- **Syndromes thrombotiques thrombocytopéniques.**
- **Coagulation intravasculaire disséminée.**

Thromboses veineuses des membres supérieurs

- **Néoplasie.**
- **Compression locale axillaire ou médiastinale.**
- **Dispositifs endoveineux** (sondes de pacemaker, chambre implantable, cathéters veineux centraux ou périphériques).
- **Thrombose septique.**
- **Thrombophilie acquise ou constitutionnelle.**
- **Autres :**
  - contexte traumatique (fracture déplacée de la clavicule, luxation de l'épaule) ;
  - contexte hormonal (stimulation ovarienne) ;
  - syndrome de la traversée thoracobrachiale.

Figure 3.24. Pathologies associées aux thromboses veineuses de site atypique.

OP : œstroprogestative.

Source : Ageno W, Beyer-Westendorf J, Garcia DA, et al. Guidance for the management of venous thrombosis in unusual sites. 2016;41:129-43. DOI : 10.1007/s11239-015-1308-1.

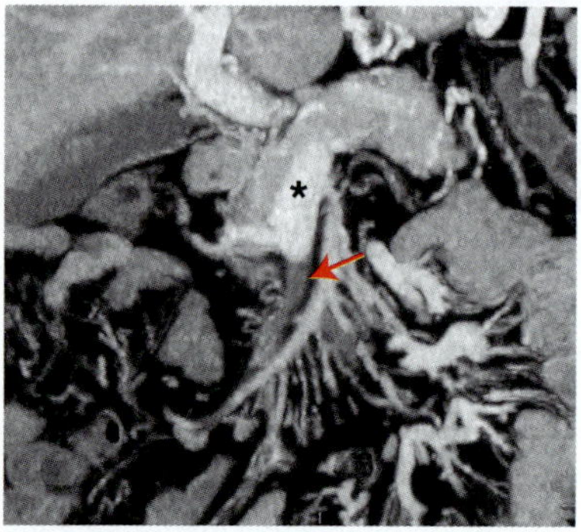

Figure 3.25. Thrombose veineuse splanchnique.
TDM avec injection de produit de contraste (temps portal) : thrombose de la veine mésentérique supérieure ; tête du thrombus (<) au niveau de la confluence porto-mésentérique. Tronc porte perméable (*).
Source : Service d'imagerie médicale, Groupe hospitalier Paris Saint-Joseph.

Le traitement anticoagulant apporte un bénéfice en termes de :

- recanalisation veineuse ;
- prévention de la progression de la thrombose, de la survenue d'une ischémie intestinale ou d'une hypertension portale ;
- prévention de la survenue d'une hémorragie majeure ;
- amélioration de la survie.

L'absence de recanalisation ou la progression de la thrombose veineuse ont des implications pronostiques importantes, pouvant entraîner une hyperpression dans la circulation splanchnique. Le développement de collatérales porto-systémiques augmente le risque d'hémorragie gastro-intestinale.

Les modalités de traitement anticoagulant restent hétérogènes en termes de molécules et de doses (HBPM, fondaparinux, HNF [héparine non fractionnée], relais AVK, AOD). Les HBPM sont habituellement préférées du fait du risque hémorragique, en particulier en cas de cancer associé, d'hépatopathie, ou de thrombopénie [13,19].

Un relais par AVK (objectif INR 2-3) peut être discuté à distance en fonction de la pathologie sous-jacente et du risque hémorragique. Étant donné le peu d'expérience clinique sur l'utilisation des AOD dans ce contexte, en termes de risque de récidive thrombotique et de risque hémorragique, ces molécules sont peu utilisées dans ce contexte où en plus elles n'ont pas l'AMM.

Une durée de traitement anticoagulant d'au moins 3 mois est suggérée en présence de thrombose splanchnique provoquée par un facteur majeur transitoire [13, 19]. En l'absence de facteur de risque retrouvé ou en présence d'un facteur persistant majeur, une durée prolongée du traitement est habituellement discutée [13].

Thromboses veineuses cérébrales

Les thromboses veineuses cérébrales sont associées à deux entités pathologiques distinctes : les déficits neurologiques focaux secondaires à un infarctus veineux cortical et l'hypertension intracrânienne. Les syndromes déficitaires ne respectent pas les territoires impliqués dans les accidents vasculaires cérébraux (AVC) artériels [20]. Contrairement à la MTEV périphérique, son incidence n'augmente pas avec l'âge. Une atteinte préférentielle des femmes est notée dans une ambiance hormonale (contraception, grossesse, post-partum, procréation médicalement assistée). Des facteurs de risque assez particuliers sont également notés comme l'anémie, l'obésité ou les thrombophilies sévères.

Diagnostic positif

La présentation clinique de la thrombose d'un sinus dural associe des céphalées aiguës chez la majorité des patients avec un examen neurologique sans particularité au début. L'intensité des céphalées est progressive sur plusieurs heures ou jours. Leur localisation au niveau du vertex n'est pas toujours présente mais spécifique de thrombose veineuse durale. Des crises convulsives et des déficits neurologiques peuvent être associés. Les déficits neurologiques sont fluctuants et peuvent être réversibles [20].

L'angioscanner et l'IRM avec veinographie sont les examens de référence pour le diagnostic d'une thrombose veineuse durale ou corticale. En l'absence d'injection de produit de contraste, le thrombus veineux apparaît hyperdense sur le scanner non injecté et hypo-intense sur les séquences T1 et T2 en IRM (figure 3.26).

Sur les séquences injectées, le signe du delta est évocateur de thrombose veineuse du sinus longitudinal supérieur en regard de la confluence des sinus.

Un œdème périlésionnel et l'existence de zones ischémiques et hémorragiques sont caractéristiques de l'infarctus veineux. En cas de coagulation intravasculaire disséminée (CIVD) associée, une hémorragie cérébrale peut survenir indépendamment de la zone d'infarctus veineux.

Comme pour les autres thromboses veineuses de site atypique, une pathologie locale ou systémique associée est fréquente ainsi que l'existence d'une thrombophilie acquise ou constitutionnelle (figure 3.24).

Prise en charge thérapeutique

Si une héparinothérapie immédiate (le plus souvent par HBPM) est admise de tous, les données limitées de la littérature ne permettent pas de conclusion définitive sur les modalités du traitement anticoagulant à poursuivre en termes de molécule, de dose ou de durée de traitement. Le relais héparine-AVK constitue le traitement de référence à l'exception des rares syndromes thrombotiques thrombocytopéniques d'origine auto-immune.

Les recommandations européennes suggèrent d'initier rapidement une anticoagulation par une héparine, de préférence HBPM sauf en cas de contre-indication

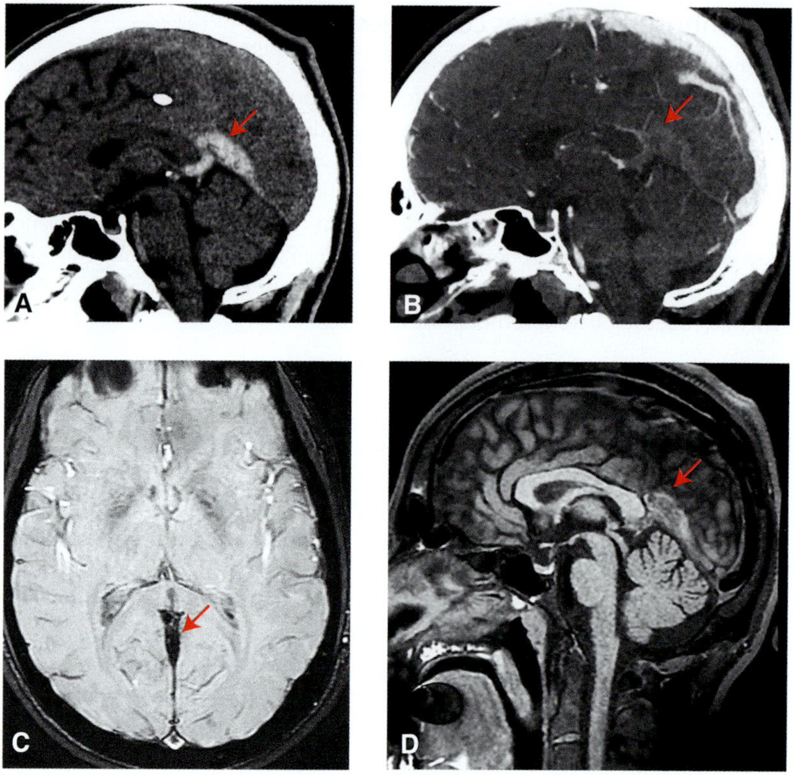

Figure 3.26. Thrombose veineuse cérébrale.
TDM : coupes sagittales (A) aspect spontanément hyperdense du sinus droit et de la veine de Galien, correspondant après injection de produit de contraste (B) à un défect endoluminal en rapport avec une thrombose veineuse. Pas d'hémorragie intra ou extra-axiale.
IRM : coupe axiale séquence non injectée, thrombose veineuse en hyposignal Swan (C) ; coupe sagittale, thrombose veineuse en isosignal T1 spontané (D).
Source : Service d'imagerie médicale, Groupe hospitalier Paris Saint-Joseph.

(insuffisance rénale sévère) ou si un arrêt rapide de l'anticoagulation est requis (dans ce cas, l'HNF peut se discuter en contexte péri-opératoire) [20]. Les AOD (anti-Xa ou anti-IIa) restent non recommandés, en particulier durant la phase aiguë de thrombose veineuse cérébrale, du fait de preuves insuffisantes. Une récente revue systématique de la littérature suggère que les AOD présenteraient une efficacité (en termes de recanalisation veineuse et de récidive thrombotique) et une sécurité (en termes d'hémorragie majeure) similaire au traitement par AVK (warfarine) [21]. En particulier, la seule étude randomisée multicentrique internationale, ayant inclus le plus de patients (120 patients), a comparé l'efficacité et la sécurité du dabigatran en comparaison aux AVK (warfarine) dans cette indication [22]. Compte tenu des limites des études incluses dans la méta-analyse (3 essais contrôlés randomisés sur les 19 études incluses), ces résultats devront être confirmés [21]. La durée de traitement recommandée est variable de 3 à 12 mois afin de prévenir la récidive thrombotique cérébrale ou extracrânienne. Un traitement court de 3 mois est discuté en cas de facteur de risque transitoire. Un traitement au long cours est indiqué en cas de récidive thrombotique ou de facteur de risque persistant notamment en cas de thrombophilie acquise (SAPL, syndrome myéloprolifératif, hémoglobinurie paroxystique nocturne) ou de thrombophilie constitutionnelle [20].

Thromboses veineuses profondes du membre supérieur

Les thromboses veineuses du membre supérieur représentent environ 5-10 % de l'ensemble des TVP. Leurs principales complications sont représentées par l'EP, la récidive thrombotique et le syndrome post-thrombotique. Les principales étiologies sont dominées par l'existence d'un cancer sous-jacent, à rechercher par un bilan d'extension clinique et paraclinique adapté, et/ou la présence d'un dispositif endoveineux (cathéter veineux central, sondes de pacemaker) (figure 3.24).

Diagnostic positif

Les signes cliniques sont habituellement évocateurs : œdème inflammatoire du bras, pouvant s'étendre à la main, comblement du creux sus-claviculaire, circulation veineuse collatérale superficielle au niveau de la paroi thoracique.
En cas d'extension de la thrombose au tronc veineux jugulo-sous-clavier et à la veine jugulaire, des céphalées peuvent être associées. Rarement, le tableau clinique est celui d'une *phlegmasia cerulea dolens* ischémique, survenant le plus souvent dans un contexte de néoplasie.
La thrombose veineuse peut également être asymptomatique dans près d'un quart des cas, en particulier en présence d'un dispositif endoveineux. Une thrombose sous-clavière peut se manifester uniquement par la dysfonction d'un cathéter central [23].
Contrairement à la TVP du membre inférieur, il n'y a pas de stratégie diagnostique consensuelle. L'utilité du dosage des D-dimères paraît limitée. En présence de signes cliniques évocateurs, l'échographie Doppler reste l'examen de référence pour poser le diagnostic. En cas de suspicion clinique persistante malgré un écho-Doppler négatif, une imagerie complémentaire est recommandée par angioscanner ou angio-IRM. Cette imagerie permet de poser le diagnostic de TVP et de préciser le degré d'extension au niveau thoracique (tronc veineux brachiocéphalique et veine cave supérieure) pour lequel l'écho-Doppler est mis à défaut. L'imagerie est aussi à visée étiologique, en recherchant une compression extrinsèque axillaire ou médiastinale, en particulier d'origine néoplasique [23] (figure 3.27).

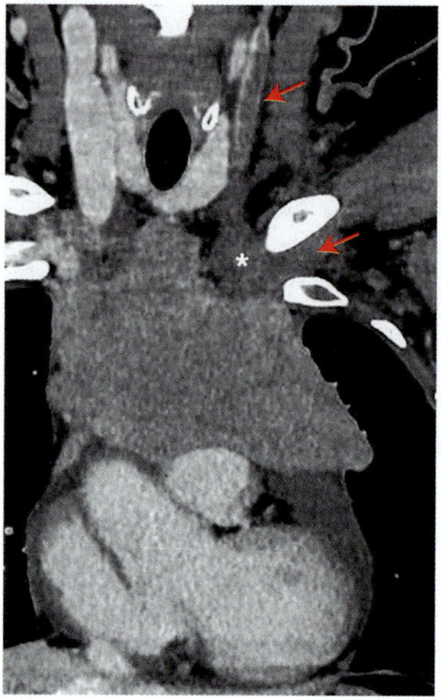

Figure 3.27. Thrombose veineuse du membre supérieur.
Angioscanner coupes coronales, masse médiastinale antérieure responsable d'un syndrome cave supérieur, envahissement du tronc innominé gauche (*) avec thrombose de la veine axillaire et de la veine jugulaire homolatérales (<).
Source : Service d'imagerie médicale, Groupe hospitalier Paris Saint-Joseph.

La compression veineuse dans le syndrome de la traversée thoraco-brachiale est de diagnostic plus rare, et nécessite une expertise multidisciplinaire. Ce diagnostic est suspecté plutôt chez le sujet jeune, sportif, avec une thrombose veineuse sans facteur de risque retrouvé (classique thrombose d'effort) :

- du fait de la configuration anatomique de la veine sous-clavière, des efforts répétés du membre supérieur (activité professionnelle ou sportive) ou une position prolongée du membre supérieur à plus de 90° d'abduction-rotation externe peuvent suffire à provoquer une TVP sans autre anomalie anatomique ;
- la majorité des syndromes de la traversée thoraco-brachiale sont d'expression neurologique. Les compressions veineuses (2 à 5 % des cas) sont le plus souvent peu ou pas symptomatiques et les compressions artérielles sont quant à elles présentes dans 1 à 2 % des cas [23] ;
- les éléments surnuméraires (apophysomégalie C7, côte cervicale) sont surtout à risque de lésion pariétale artérielle (ectasie, anévrysme ou sténose).

Le diagnostic du syndrome de la traversée thoraco-brachiale est suspecté cliniquement. Une radiographie thoracique est habituellement prescrite et l'écho-Doppler couplé à des manœuvres dynamiques recherche et quantifie une pince vasculaire. Un angioscanner thoracique avec reconstruction précise l'anatomie de la région cervico-thoraco-brachiale.

Prise en charge thérapeutique

La prise en charge thérapeutique repose sur le traitement anticoagulant et celui du facteur favorisant. Le traitement anticoagulant est prescrit selon les mêmes modalités (molécule et dosage) que pour le traitement des TVP des membres inférieurs. Les recommandations françaises suggèrent de ne pas utiliser de traitement thrombolytique dans les TVP du membre supérieur (risque hémorragique) [2,23].

La durée minimale du traitement anticoagulant est de 3 mois en l'absence de facteur de risque persistant (cancer, cathéter veineux central en place). En cas de cathéter veineux central et de TVP associée, le cathéter peut être laissé en place s'il est fonctionnel et s'il est utilisé, en l'absence de thrombose veineuse septique associée. L'anticoagulation est poursuivie en cas de cathéter laissé en place.

Le port d'un manchon de compression devrait permettre d'améliorer les symptômes à la phase aiguë et en cas de syndrome post-thrombotique à distance.

La prévention de l'EP par la mise en place de filtre cave supérieur reste une indication exceptionnelle (faible niveau de preuve dans la littérature). Celle-ci doit être discutée avec un centre ayant une expertise technique de cette procédure devant le risque iatrogène associé. Elle est discutée en cas de contre-indication formelle de l'anticoagulation à la phase aiguë d'une TVP proximale axillo-sous-clavière.

La principale séquelle de la TVP du membre supérieur est le syndrome post-thrombotique avec obstruction chronique de l'axe axillo-sous-clavier. Dans la majorité des cas, l'évolution est favorable sous traitement médical bien conduit. Concernant une compression éventuelle dans le défilé thoraco-brachial, la relation de causalité est difficile à affirmer dans la plupart des cas. Une compression vasculaire lors des manœuvres posturales peut en effet être mise en évidence en population générale et rester asymptomatique. En présence d'un syndrome de la traversée thoraco-brachiale, l'indication opératoire doit être discutée de manière pluridisciplinaire en tenant compte de la sévérité de la gêne, de la présence d'une recanalisation veineuse ou de lésions pariétales artérielles associées.

Maladie thromboembolique veineuse et grossesse

Le risque de survenue d'une MTEV est multiplié par 4 pendant la grossesse et pendant les premières semaines du post-partum. Elle reste l'une des principales causes de mortalité chez la femme enceinte. Le risque de MTEV augmente avec l'âge gestationnel, atteint son maximum au moment de l'accouchement et dans les 3 premières semaines du post-partum puis diminue progressivement jusqu'à la 12e semaine.

Ce risque thrombotique veineux est multifactoriel, expliqué en particulier par :

- des facteurs physiologiques liés à la grossesse :
  - stase veineuse avec compression de la veine iliaque gauche (expliquant la prédominance des TVP proximales à gauche),
  - modifications des paramètres de l'hémostase : augmentation des taux de facteur VIII, de facteur de Willebrand, de l'inhibiteur de l'activateur du plasminogène (PAI-2 d'origine placentaire), et diminution de la protéine S ;
- des facteurs de risque préexistants à la grossesse ;
- des facteurs transitoires associés survenant au cours de la grossesse : hyperémèse gravidique, pathologie vasculaire placentaire, accouchement par césarienne (en particulier en situation d'urgence), infection ou hémorragie du post-partum, alitement.

Diagnostic de maladie thromboembolique veineuse

Les signes cliniques de l'EP sont d'autant moins spécifiques chez la femme enceinte qui peut présenter volontiers des symptômes tels qu'une dyspnée, une tachycardie, des œdèmes des membres inférieurs.

Stratégie diagnostique dans l'embolie pulmonaire

Deux stratégies diagnostiques en cas de suspicion clinique d'EP ont été spécifiquement développées et validées chez la femme enceinte [1] :

- stratégie diagnostique basée sur la probabilité clinique évaluée par le score révisé de Genève (figure 3.2), le dosage des D-dimères, l'écho-Doppler veineux des membres inférieurs et l'angioscanner pulmonaire (figure 3.28) [24] ;
- stratégie diagnostique basée sur les critères cliniques YEARS, le dosage de D-dimères, l'écho-Doppler veineux des membres inférieurs et l'angioscanner pulmonaire (figure 3.29) [25].

Les recommandations européennes soulignent qu'en cas de probabilité clinique élevée à l'issue de l'arbre décisionnel, l'angioscanner avec un protocole adapté d'irradiation basse ou la scintigraphie pulmonaire de perfusion peuvent être utilisés, selon la disponibilité et l'expertise locale [1].

Stratégie diagnostique dans la thrombose veineuse profonde

Un score spécifique a été proposé afin d'estimer la probabilité clinique de TVP pendant la grossesse. Le score LEFT est ainsi composé de 3 items cliniques [2,4] :

- symptômes au membre inférieur gauche ;
- différence de circonférence du mollet ≥ 2 cm ;
- premier trimestre de grossesse.

Un score = 0 est considéré comme une probabilité clinique faible de TVP.

L'écho-Doppler veineux complet, examen de première intention, est réalisé de manière large et doit être répété en cas de premier examen normal et de suspicion clinique élevée.

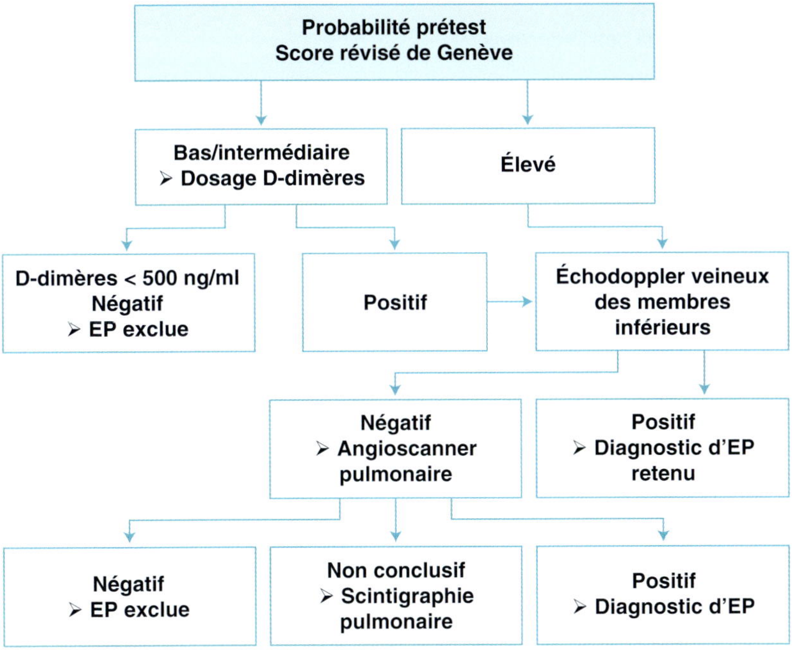

Figure 3.28. Stratégie diagnostique en cas de suspicion clinique d'embolie pulmonaire en cours de grossesse.
Source : Righini M, Robert-Ebadi H, Elias A, et al. Diagnosis of Pulmonary Embolism During Pregnancy: A Multicenter Prospective Management Outcome Study. Ann Intern Med. 2018;169(11):766-773. DOI : 10.7326/M18-1670.

Prise en charge thérapeutique

Concernant la prescription des traitements médicamenteux associés au cours de la grossesse et du post-partum, le site du Centre de référence sur les agents tératogènes (CRAT – www.lecrat.fr) propose une information actualisée pour la prise de décision.

Les recommandations précisent [1,2,4] :

- de ne pas utiliser les AVK, le fondaparinux ou les AOD ;
- d'utiliser les HBPM selon les schémas validés en dehors de la grossesse ;
- d'utiliser une dose fixe d'HBPM adaptée au poids de la patiente au moment de l'événement thromboembolique veineux ou du début de la grossesse sans modification ultérieure ;
- de ne pas surveiller les plaquettes ni l'activité anti-Xa lors d'un traitement par HBPM ni d'adapter la dose d'HBPM pendant la grossesse sauf en présence d'un risque hémorragique, pour des poids extrêmes ou en cas d'insuffisance rénale.

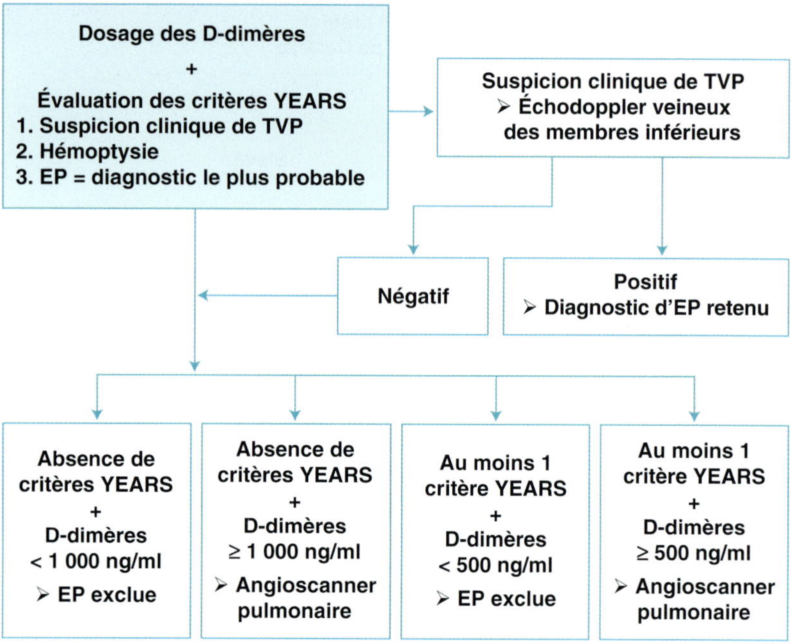

Figure 3.29. Stratégie diagnostique en cas de suspicion clinique d'embolie pulmonaire en cours de grossesse.
Source : van der Pol LM, Tromeur C, Bistervels IM, et al. Pregnancy-Adapted Years Algorithm for Diagnosis of Suspected Pulmonary Embolism. N Engl J Med. 2019;380(12):1139-49. DOI : 10.1056/NEJMoa1813865.

Une HBPM en 2 prises par jour peut être préférée dans la période périnatale pour une meilleure gestion du risque hémorragique au moment de l'accouchement et afin de permettre une analgésie péridurale [2] :

- accouchement programmé préféré : arrêt HBPM (dose curative) 24 heures avant le déclenchement du travail ou de la césarienne ;
- en cas de risque thrombotique très élevé, et notamment lorsque la MTEV survient proche du terme (dans les 15 j), un relais par HNF avec un arrêt 6 heures avant le déclenchement du travail ou de la césarienne est suggéré ;
- il est recommandé de ne pas poser de filtre cave pendant la grossesse et le post-partum, en dehors d'une contre-indication absolue et durable au traitement anticoagulant et la présence d'une MTEV proximale en phase aiguë.

Pour le traitement de la MTEV pendant le post-partum, les recommandations précisent [1,2,4] :

- un traitement par HBPM est recommandé avec relais par un traitement anticoagulant oral ;

- le relais anticoagulant oral est prescrit quelques jours après le post-partum, selon le risque hémorragique. En cas d'allaitement, la fluindione et les AOD sont contre-indiqués, et il est suggéré de préférer la warfarine à l'acénocoumarol.

L'anticoagulation est maintenue au moins 6 semaines en post-partum et au moins 3 mois de traitement curatif au total [2,4].

En cas d'EP à haut risque pendant la grossesse ou le post-partum, la prise en charge recommandée est comparable à celle réalisée en dehors de la grossesse. En cas d'indication à une thrombolyse, il est recommandé d'utiliser le rtPA (altéplase) [2].

Prise en charge préventive

Les différentes recommandations internationales (résumées dans le dernier document de référence de Hart C et al.) s'accordent sur l'indication d'une thromboprophylaxie chez les femmes présentant un antécédent de MTEV, surtout si survenue avec un facteur déclenchant hormonal, ou sans ATCD personnel de MTEV mais avec une thrombophilie à haut risque connue associée à une histoire familiale de MTEV au premier degré [26].

D'autres facteurs de risque peuvent y être associés, mais leur valeur prédictive indépendante sur le risque de MTEV n'est pas connue avec certitude et leur prise en compte reste très variable dans les différentes recommandations.

De plus, le début et donc la durée de thromboprophylaxie (au début de la grossesse, au 3e trimestre ou pendant le post-partum) et la dose préventive d'HBPM (standard ou intermédiaire ajustée au poids) ne sont pas consensuelles dans les différentes lignes directrices. Cependant, lorsqu'il existe des facteurs de risque de MTEV, toutes les recommandations s'accordent à au moins une prévention par HBPM pendant les 6 premières semaines du post-partum.

Syndrome des antiphospholipides

Le syndrome des antiphospholipides (SAPL) est une situation particulière à risque thrombotique veineux, artériel et de morbi-mortalité maternelle et fœtale, essentiellement liés à l'insuffisance placentaire [27] :

- complications obstétricales fœtales : morts fœtales in utero, retard de croissance in utero, prématurité, lupus néonatal avec risque de bloc auriculo-ventriculaire congénital en présence d'anticorps anti-SSA et/ou anti-SSB associés ;
- complications maternelles : éclampsie, prééclampsie, syndrome HELLP (syndrome d'hémolyse, de cytolyse hépatique et thrombopénie), syndrome catastrophique des antiphospholipides (CAPS).

Ces grossesses à risque sont planifiées et suivies dans des centres experts. Malgré une stratégie antithrombotique reposant sur l'acide acétylsalicylique à dose antiagrégante (aspirine 100 mg/j) et sur les HBPM, le risque de complication obstétricale persiste. Celui-ci est corrélé à la présence d'un anticoagulant circulant, et est plus élevé en cas de profil triple positif, ou en cas d'antécédent thrombotique artériel ou veineux [27].

Afin de limiter le risque hémorragique du péripartum, l'aspirine est en pratique souvent interrompue à la 35-36e semaine d'aménorrhée, mais peut être poursuivie au-delà dans certaines situations électives.

La prise en charge recommandée dépend de la présence d'antécédents thrombotiques, d'antécédents obstétricaux ou de la présence isolée d'une biologie antiphospholipidique [27] (figure 3.30).

Recommandations sur la thromboprophylaxie

En dehors de la situation particulière du SAPL, d'autres situations à risque thrombotique font consensus sur la thromboprophylaxie [26] (figure 3.31).

Dans les autres situations en l'absence d'antécédent personnel de MTEV, la prophylaxie par HBPM est discutée en présence d'antécédents familiaux au premier degré, et en présence d'une thrombophilie et de son risque associé :

- les mutations du facteur II ou V à l'état homozygote ou la présence d'une hétérozygotie composite sont considérées comme à haut risque ;
- les déficits en protéine C ou S sont considérés comme à haut risque en particulier en cas de déficit sévère (activité protéine C < 50 %, activité protéine S < 40 %) ;
- le déficit en antithrombine est considéré comme à haut risque en particulier en cas de déficit sévère (déficit en antithrombine < 60 %) ;
- les mutations du facteur II ou V à l'état hétérozygote sont considérées comme des thrombophilies à bas risque.

En pratique courante, la décision de thromboprophylaxie est discutée en RCP, selon les avis d'experts dans le centre de prise en charge, en prenant en considération les préférences de la patiente au vu du faible niveau de preuve existant dans la littérature pour de nombreuses situations à risque.

Scores de risque d'aide à la décision

Des scores de risque existent, validés en prospectif (score STRATHEGE [figure 3.32] [28], score de Lyon [figure 3.33] [29]), aidant à la prise de décision.

Cependant, le risque thrombotique peut être estimé différemment dans certaines situations en fonction du score utilisé (facteurs de risque pris en compte et leur pondération), comme :

- en cas d'antécédent personnel de MTEV non provoquée ou associée à la prise d'œstrogènes ;
- en présence de facteurs de risque préexistants : âge > 35 ans, obésité, multiparité ;
- pour des situations à risque survenant au cours de la grossesse : complications vasculaires placentaires, accouchement par césarienne en contexte d'urgence.

Modalités du traitement antithrombotique selon la présence :
- **antécédents thrombotiques ;**
- **antécédents obstétricaux ;**
- **biologie isolée antiphospholipide.**

SAPL avec antécédent de thrombose artérielle ou veineuse
- Traitement anti-coagulant au long cours par AVK de principe prescrit, contre-indiqué à partir de la 6e semaine d'aménorrhée.
- Relais par HBPM à dose curative dès le diagnostic de la grossesse (test de grossesse dès retard de règles) ou lors d'une consultation pré-conceptionnelle.
- Association à aspirine à dose anti-agrégante dès le début de la grossesse.
- Lors de l'accouchement :
  - fenêtre d'anti-coagulation la plus courte possible (arrêt HBPM curative 24 heures avant le déclenchement) ;
  - relais par HNF réalisé dans les situations les plus à risque thrombotique.

SAPL obstétrical sans antécédent de thrombose
- Aspirine à dose anti-agrégante habituellement proposée sur le long cours.
- Association à une HBPM à dose préventive dès le diagnostic de grossesse et poursuivi au moins 6 semaines en post-partum.
- Fenêtre d'arrêt de 12 heures recommandée pour l'HBPM préventive avant le déclenchement.

Présence d'anticorps antiphospholipides isolés sans antécédent thrombotique ni obstétrical
- Aspirine à dose anti-agrégante habituellement prescrite notamment en cas de lupus associé.
- Association à une HBPM à dose préventive discutée dès le diagnostic de grossesse selon le type de biologie antiphospholipide (présence d'un anticoagulant circulant, profil triple positif).
- HBPM préventive prescrite au moins 6 semaines durant le post-partum.

Figure 3.30. Traitement antithrombotique en cours de grossesse en présence d'un syndrome des antiphospholipides.

Source : D'après le Protocole national de diagnostic et de soins, Syndrome des anti-phospholipides de l'adulte et de l'enfant, coordonné par le Pr Zahir Amoura et le Dr Brigitte Bader-Meunier, octobre 2022.

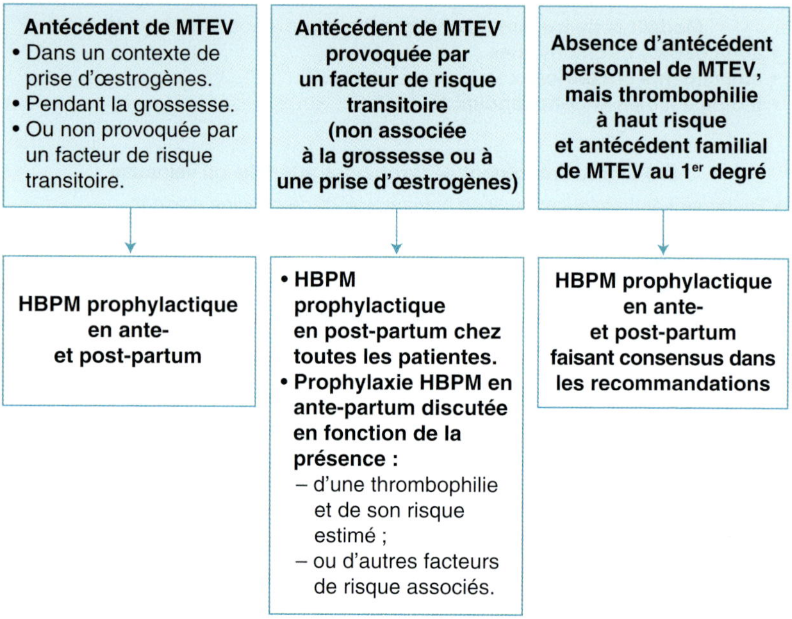

Figure 3.31. Situations à risque thrombotique faisant consensus sur les modalités de la thromboprophylaxie durant la grossesse.
Source : Hart C, Bauersachs R, Scholz U, et al. Prevention of Venous Thromboembolism during Pregnancy and the Puerperium with a Special Focus on Women with Hereditary Thrombophilia or Prior VTE-Position Paper of the Working Group in Women's Health of the Society of Thrombosis and Haemostasis (GTH). Hamostaseologie. 2020;40:572-90. DOI : 10.1055/a-1132-0750.

Récemment, un nouveau score a été proposé (figure 3.34) [30] dont l'avantage est d'inclure de manière plus large les différents facteurs de risque préexistants ou pouvant survenir au cours de la grossesse ou du post-partum (en particulier accouchement par césarienne en urgence, infection ou hémorragie du post-partum). Le risque thrombotique peut être estimé à l'aide de ce score de manière itérative (1re consultation dans le cadre de la grossesse, au cours de l'hospitalisation et de l'accouchement et dans les premières semaines du post-partum), permettant ainsi d'adapter la prophylaxie antithrombotique [30].

Du fait de la complexité des situations à risque thrombotique, de la morbi-mortalité associée à la survenue de la MTEV au cours de la grossesse ou du post-partum et du risque hémorragique en cas de « sur-traitement », la prise de décision concernant la stratégie de thromboprophylaxie doit être discutée de manière pluridisciplinaire (gynécologues-obstétriciens, médecins vasculaires, hématologues, anesthésistes).

Antécédents personnels et/ou familiaux de MTEV	Score
• ATCD multiples de MTEV (dont 1 épisode de TVP proximale ou EP) ou anticoagulants au long cours	12
• ATCD unique de MTEV (*) – EP ou TVP proximale	5
– TVP surale	2
(*) avec facteur déclenchant	–2
(*) pendant la grossesse, en post-partum ou sous contraception OP	+1
• ATCD familiaux au 1er degré de MTEV proximale idiopathique et/ou multiple et/ou sévère	2
• ATCD familiaux de MTEV distale et/ou avec facteur déclenchant et/ou de survenue après 60 ans	0
• Antécédents personnels de maladie thromboembolique artérielle AVC, vascularite, embolie artérielle, maladie athéromateuse symptomatique	0/aspirine
Pathologie foeto-placentaire	**Score**
• Mort fœtale in utero	+2/aspirine
• ATCD de fausses couches précoces à répétition (≥ 3) ou 1 ATCD fausse couche tardive (≥ 9 semaines)	0/aspirine
• ATCD de prééclampsie, de HELLP syndrome ou de décollement rétroplacentaire	+1/aspirine
• Retard de croissance in utero	+2/aspirine
Thrombophilie	**Score**
• Déficit en antithrombine	10
• Déficit en protéine C ou protéine S	4
• Facteur V Leiden, Facteur II *20210A* polymorphisme	
– Hétérozygote	3
– Homozygote	5
– Double hétérozygote	4
• Biologie antiphospholipides ± pathologie fœto-placentaire	9/aspirine
• Biologie antiphospholipides + thrombose artérielle et/ou veineuse	12
Autres facteurs de risque	**Score**
Grossesses multiples > 3, insuffisance veineuse superficielle, âge > 35 ans, obésité, syndrome post-thrombotique, lupus sans Ac antiphospholipides	0

- *Score entre 1 à 3 : HBPM à doses préventives en post-partum (6 semaines)*
- *Score à 4 : HBPM à doses préventives pendant le 3e trimestre de la grossesse et en post-partum (6 semaines)*
- *Score entre 5 et 11 : HBPM à doses préventives pendant toute la grossesse et en post-partum (6 semaines)*
- *Score ≥ 12 : HBPM à doses curatives pendant toute la grossesse et en post-partum*

Figure 3.32. Score STRATHEGE.

Ac : anticorps ; ATCD: antécédent ; AVC : accident vasculaire cérébral ; HELLP syndrome : syndrome d'hémolyse, de cytolyse hépatique et thrombopénie ; OP: œstroprogestative.

Source : Chauleur C, Gris JC, Laporte S, et al. Benefit of Risk Score-Guided Prophylaxis in Pregnant Women at Risk of Thrombotic Events: A Controlled Before-and-After Implementation Study. Thromb Haemost. 2018;118(9):1564-71. DOI : 10.1055/s-0038-1668524.

ATCD personnel MTEV	MTEV pendant une grossesse ou ATCD de thrombose veineuse cérébrale ou EP grave ou MTEV durant l'enfance	**6**
	MTEV non provoquée ou MTEV proximale (EP ou TVP) associée à la prise d'œstrogènes	**3**
	MTEV proximale associée à un facteur de risque transitoire	**2**
	MTEV distale non provoquée ou associée à la prise d'œstrogènes	**2**
	MTEV distale associée à un facteur de risque transitoire	**1**
	MTEV récidivante	**3**
	Thrombus résiduel avec syndrome post-thrombotique clinique	**3**
	Événement thrombotique < 2 ans	**2**
Thrombophilie	Mutations homozygotes, ou thrombophilies combinées	**3**
	Déficit en protéine C, déficit en protéine S, mutation hétérozygote FV *G1691A*, mutation hétérozygote FII *G20210A*	**1**
	En l'absence de thrombophilie détectée, ATCD familiaux de MTEV récidivante ou grave	**1**
Autres facteurs de risque	Alitement	**2**
	Grossesse gémellaire	**1**
	Âge > 35 ans	**1**
	IMC > 30 kg/m^2	**1**

Dans l'étude de Dargaud *et al.* une prophylaxie par HBPM en post-partum était prescrite systématiquement (population de l'étude incluant des femmes à risque thrombotique du fait d'ATCD personnel de MTEV et/ou de thrombophilie constitutionnelle).

- *Score < 3 : pas de prophylaxie HBPM en ante-partum, seulement en post-partum pour au moins 6 semaines*
- *Score 3-5 : prophylaxie HBPM, à partir du 3e trimestre et post-partum*
- *Score ≥ 6 : prophylaxie HBPM, toute la grossesse et post-partum*

Figure 3.33. Score de Lyon.

Source : Dargaud Y, Rugeri L, Fleury C, et al. Personalized thromboprophylaxis using a risk score for the management of pregnancies with high risk of thrombosis: a prospective clinical study. J Thromb Haemost. 2017;15(5):897-906. DOI : 10.1111/jth.13660.

Antécédents personnels de MTEV	**Score**
MTEV (TVP ou EP) non provoquée ou associée à la prise d'œstrogènes	6
MTEV lors d'une précédente grossesse, thrombose veineuse cérébrale ou EP sévère	6
MTEV durant l'enfance ou MTEV récidivante	6
MTEV (TVP ou EP) avec facteur de risque transitoire	3
Thrombophilie	
Syndrome des antiphospholipides (traité par HBPM + aspirine 100 mg)	6
Déficit en antithrombine, mutations homozygotes, ou thrombophilie combinée	3
Thrombophilie avec antécédents familiaux de MTEV	3
Déficit en protéine C ou en protéine S	1
Mutation hétérozygote du facteur V Leiden ou du facteur II de la prothrombine *G20210A*	1
Facteurs de risque	
Antécédents familiaux de MTEV au premier degré, non provoquée	3
Âge > 35 ans	1
Multiparité > 4	1
IMC > 30	1
Tabagisme actif	1
Varices	1
Hypertension artérielle	1
Drépanocytose hétérozygote	1
Maladie inflammatoire chronique intestinale	1
Syndrome néphrotique	1
Lupus	1
Grossesses multiples	1
Retard de croissance intra-utérin	1
Alitement > 1 semaine	2
Accouchement par césarienne en urgence (suivi d'une thromboprophylaxie par HBPM pendant les 14 jours post-partum)	2
Prééclampsie	1
Hémorragie du post-partum > 500 ml	1
Hystérectomie d'hémostase, embolisation ou ligature artérielle	3
Sepsis	2

- *Score 0 : pas de compression élastique*
- *Score 1-2 : bas de compression élastique de classe II*
- *Score 3-5 : bas de compression élastique de classe II + prophylaxie HBPM pour 6 semaines en post-partum*
- *Score ≥ 6 : bas de compression élastique de classe II + prophylaxie HBPM pendant la grossesse et 6 semaines en post-partum*
- *Syndrome d'hyperstimulation ovarienne : prophylaxie HBPM d'une durée de 3 mois à partir de la fin des signes cliniques*

Figure 3.34. Score à évaluer lors de la 1re consultation, dans le péripartum et dans les premières semaines du post-partum.

Source : Chau C, Campagna J, Vial M, et al. Use of a personalized iterative score to evaluate risk of venous thromboembolism during pregnancy and puerperium. Int J Gynaecol Obstet. 2019;144(3):277-82. DOI : 10.1002/ijgo.12754.

Concernant la dose d'HBPM prophylactique, l'étude HighLow [31] publiée en 2022 a comparé la dose prophylactique standard à une dose intermédiaire (ajustée au poids, correspondant à la moitié de la dose curative) d'HBPM pendant la grossesse et durant 6 semaines en post-partum chez les femmes ayant des antécédents de MTEV :

- la dose intermédiaire d'HBPM pendant les périodes combinées de l'ante-partum et du post-partum n'a pas été associée à une réduction supplémentaire du risque de MTEV en comparaison à la dose prophylactique standard d'HBPM ;
- les résultats suggèrent que l'HBPM à dose standard est la dose appropriée pour la thromboprophylaxie pendant la grossesse ;
- durant le post-partum, une dose intermédiaire pourrait être plus efficace pour la prévention de la MTEV. Mais cette constatation est basée sur une analyse post-hoc et devrait être confirmée.

Maladie thromboembolique veineuse et cancer actif

La définition d'un cancer actif repose sur la présence d'au moins un des critères suivants :

- traitement du cancer dans les 6 mois précédant l'épisode de MTEV (résection en totalité d'un cancer localisé, avec ou sans traitement adjuvant) ;
- traitement du cancer toujours en cours, y compris traitement hormonal ;
- cancer métastatique ou localement avancé ou en récidive ;

Les cancers basocellulaires cutanés (carcinomes in situ) sont généralement exclus de cette définition.

La prise en charge de la MTEV associée au cancer présente plusieurs problématiques [32] :

- la survenue d'une MTEV est un facteur de risque indépendant de mortalité chez le patient avec cancer. Il s'agit de la 2e cause de décès après le cancer chez ces patients ;
- l'incidence des événements thrombotiques est en augmentation, expliquée en partie par l'utilisation large des dispositifs veineux implantables et par des chimiothérapies plus efficaces mais plus thrombogènes ;
- le risque hémorragique sous traitement anticoagulant est plus important chez les patients avec cancer ;
- la récidive de MTEV et la survenue d'un événement hémorragique majeur sont associées au risque de mortalité.

Une décision thérapeutique individualisée est nécessaire prenant en compte les caractéristiques du patient, les comorbidités et les interactions médicamenteuses potentielles, notamment avec les AOD. La stratégie thérapeutique doit être réévaluée régulièrement en RCP en parallèle de la prise en charge et de l'évolution du cancer [33].

Pour faciliter la prise de décision clinique quotidienne, les professionnels de santé peuvent accéder aux dernières recommandations de l'ITAC 2022 (groupe de travail pour l'Initiative internationale sur la thrombose et le cancer) [33] et à l'application mobile dédiée téléchargeable gratuitement sur www.itaccme.com. Celle-ci permet une navigation intuitive et rapide, basée sur des algorithmes décisionnels simples, pour fournir les options thérapeutiques recommandées à jour.

Évaluation du risque thrombotique et du risque hémorragique

Risque thrombotique

Plusieurs facteurs sont associés au risque thrombotique, mais aussi au risque hémorragique chez les patients avec cancer. Ces facteurs incluent en particulier le type de cancer et les localisations secondaires, les interactions médicamenteuses avec les chimiothérapies et les comorbidités associées en particulier l'insuffisance rénale.

Le score de Khorana (figure 3.35) permet d'identifier les patients ambulatoires à risque intermédiaire-élevé de MTEV chez lesquels une thromboprophylaxie médicamenteuse est bénéfique [33]. La précision du score de Khorana peut cependant paraître imparfaite pour certains cancers solides, en particulier les cancers du sein, colorectal, pulmonaire ou ovarien.

Les recommandations de l'ITAC en 2019 [34] puis de l'ESMO en 2023 (European Society for Medical Oncology) [35] proposent d'évaluer le risque thrombotique à l'aide des scores de Khorana, du score de Vienna-CATS ou du score COMPASS-CAT :

- le score COMPASS-CAT (figure 3.35) peut être utilisé chez des patients ambulatoires, applicable également après le début de la chimiothérapie ;
- le score Vienna-CATS est composé des mêmes critères que le score de Khorana mais fait intervenir deux autres biomarqueurs, le taux de D-dimères > 1,44 µg/L et le taux de P-sélectine soluble > 53,1 ng/L. Ce dernier biomarqueur (molécule d'adhésion cellulaire impliquée dans la thrombose) n'est cependant pas dosé en pratique clinique courante.

Un risque estimé de MTEV à 6 mois > 8-10 % (Score de Khorana ≥ 2 ou COMPASS-CAT ≥ 7) doit faire discuter d'une thromboprophylaxie.

Risque hémorragique

Le risque hémorragique peut être estimé soit par le jugement du clinicien, en prenant en compte les facteurs de risque individuels, soit par des outils de prédiction du risque.

Il n'existe pas actuellement de modèle validé estimant le risque hémorragique sous anticoagulant dans le cadre d'une MTEV associée au cancer. Les modèles développés dans le cadre d'une MTEV (*VTE-BLEED, score de RIETE et de l'ACCP* [figure 3.15]) n'ont pas été spécifiquement validés dans des populations de patients avec cancer.

Le risque hémorragique est donc évalué par :

- la localisation du cancer : gastro-intestinal ou génito-urinaire, cérébral ;
- le stade métastatique ;

- un antécédent d'hémorragie majeure récente ;
- les interactions médicamenteuses au cours des chimiothérapies et traitement AOD ;
- la thrombopénie induite ;
- les comorbidités : dénutrition, insuffisance rénale sévère et/ou hépatique.

Le traitement concomitant par un antiagrégant plaquettaire, le faible poids corporel (< 60 kg), l'âge et la nécessité de procédures invasives au cours du suivi sont également associés au risque hémorragique.

Score de Khorana

- **Site du cancer**
  - Très haut risque, ***2 points*** (cancer estomac, pancréas)
  - Haut risque, ***1 point*** (cancer du poumon, lymphome, cancer gynécologique pelvien, vessie, testicule)
- **Avant début de la chimiothérapie**
  - Plaquettes ≥ 350 000/mm^3, ***1 point***
  - Hémoglobine < 10 g/dl ou traitement par érythropoïétine, ***1 point***
  - Leucocytes > 11 000/mm^3, ***1 point***
- **Indice de masse corporelle ≥ 35 kg/m^2**, ***1 point***

Bas risque : score = 0 (MTEV 1,6 % à 3 mois)

Risque intermédiaire : score = 1-2 points

(MTEV 2,4 %-4,4 % à 3 mois)

Risque élevé : score ≥ 3 points (MTEV 10,1 % à 3 mois)

COMPASS-CAT

- **Facteurs de risque liés au cancer**
  - Traitement hormonal chez les femmes avec cancer du sein ou traitement par anthracyclines, ***6 points***
  - Diagnostic de cancer ≤ 6 mois, ***4 points***
  - Cathéter veineux central en place, ***3 points***
  - Stade avancé du cancer, ***2 points***
- **Facteurs de prédisposition**
  - Facteurs de risque cardiovasculaire, ***5 points*** (au moins 2 facteurs parmi : HTA, dyslipidémie, diabète, obésité, maladie artérielle périphérique, accident vasculaire cérébral ischémique, maladie coronaire)
  - Hospitalisation récente (< 3 mois) pour problème médical aigu, ***5 points***
  - Antécédent personnel de MTEV, ***1 point***
- **Plaquettes ≥ 350 000/mm^3, *2 points***

Risque bas-intermédiaire : score = 0-6 points (MTEV 1,7 % à 6 mois)

Risque élevé : score ≥ 7 points (MTEV 13,3 % à 6 mois)

Figure 3.35. Scores recommandés pour l'évaluation du risque thrombotique chez les patients avec cancer actif.

Sources : Farge D, Frere C, Connors JM, et al. 2019 international clinical practice guidelines for the treatment and prophylaxis of venous thromboembolism in patients with cancer. Lancet Oncol. 2019;20:e566-e581. DOI : 10.1016/S1470-2045(19)30336-5 ; Falanga A, Ay C, Di Nisio M, et al. Venous thromboembolism in cancer patients: ESMO Clinical Practice Guideline. Ann Oncol. 2023; 34:452-467. DOI : 10.1016/j.annonc.2022.12.014.

Prise en charge

Prise en charge préventive

Les recommandations internationales ITAC [33] et ESMO [35] les plus récentes précisent les modalités de la thromboprophylaxie chez les patients avec cancer actif (Figure 3.36).

La prophylaxie médicamenteuse primaire n'est pas recommandée en cas de CVC devant le risque hémorragique associé et l'absence de bénéfice associé.

Intervention chirurgicale

- HBPM préventive en 1re intention, 1 fois/j, si clairance créatinine ≥ 30 ml/min.
- Ou HNF dose préventive (schéma 3 fois/j).
- Pendant au moins 7-10 jours.
- Prophylaxie prolongée (4 semaines) avec HBPM après une chirurgie abdominopelvienne majeure par laparotomie ou laparoscopie, en l'absence de risque hémorragique élevé.
- Pose d'un filtre cave non recommandée en prophylaxie.

Patients hospitalisés pour une affection médicale aiguë ou dont la mobilité est réduite

- HBPM ou fondaparinux dose préventive si clairance créatinine ≥ 30 ml/min
- Si insuffisance rénale sévère, HNF dose préventive.

Patients ambulatoires

- Sans risque hémorragique élevé : HBPM dose préventive ou AOD (rivaroxaban 10 mg/j ou apixaban 2,5 mg × 2/j).
  - Cancer du pancréas localement avancé ou métastatique traité sous chimiothérapie : HBPM préférée.
  - Chez les patients débutant une chimiothérapie et présentant un risque intermédiaire ou élevé de MTEV selon le score de Khorana (≥ 2) : AOD préférés.
- En cas de myélome sous traitement immunomodulateur : HBPM préférée.

Figure 3.36. Modalités de la thromboprophylaxie chez les patients avec cancer actif.
Source : Farge D, Frere C, Connors JM et al. 2022 international clinical practice guidelines for the treatment and prophylaxis of venous thromboembolism in patients with cancer, including patients with COVID-19. Lancet Oncol. 2022;23:e334-e347. DOI : 10.1016/S1470-2045(22)00160-7.

Prise en charge thérapeutique (TVP, EP)

Les HBPM ont longtemps été le traitement de référence pour la prévention primaire, le traitement et la prévention secondaire de la MTEV chez les patients avec cancer actif.

Depuis les recommandations publiées en 2019 par l'ITAC, les AOD constituent une alternative aux HBPM chez certains patients. Une méta-analyse récente, incluant les dernières études randomisées comparant les AOD aux HBPM, a montré que les AOD étaient associés à une réduction du risque de récidive de MTEV (Risque relatif [RR], 0,67 ; intervalle de confiance [IC] 95 %, 0,52–0,85), avec une augmentation non significative du risque d'hémorragie majeure (RR, 1,17 ; IC 95 %, 0,82–1,67), une augmentation significative du risque d'hémorragie non majeure cliniquement pertinente (RR, 1,66 ; IC 95 %, 1,31–2,09) mais aucune différence en termes de mortalité toutes causes [36].

Les AOD et les HBPM sont recommandés en première intention pour la prise en charge d'une MTEV symptomatique ou de découverte fortuite à l'imagerie, selon les recommandations de l'ITAC depuis 2019 [33,34] et de l'ESMO en 2023 [35] (figure 3.37).

En présence de facteurs de risque hémorragique, les HBPM restent le traitement anticoagulant de référence. Les situations à risque hémorragique (en particulier sous AOD) sont surtout représentées par les cancers gastro-intestinaux et génito-urinaires. Les tumeurs cérébrales primitives ou secondaires présentent également un risque hémorragique élevé et sont souvent un critère d'exclusion dans les études comparant AOD aux HBPM. Les AOD ne doivent pas non plus être utilisés en cas d'insuffisance rénale sévère (clairance de la créatinine < 30 ml/min), de thrombopénie < 50 000/mm^3 ou de risque d'interactions médicamenteuses (www.itaccme.com).

La pose de filtre cave temporaire est discutée lors de la phase initiale (1er mois) d'une MTEV proximale lorsque le traitement anticoagulant est contre-indiqué. Une fois la contre-indication levée, l'anticoagulation efficace doit être reprise et le retrait du filtre envisagé si possible.

En cas de récidive de MTEV sous traitement d'anticoagulation optimal, il est nécessaire d'écarter le diagnostic de thrombopénie induite à l'héparine (TIH) (tableau 3.3) ou de syndrome compressif tumoral sur les axes veineux. Trois options thérapeutiques sont envisagées par les recommandations de l'ITAC [33] :

- si traitement par HBPM : augmenter la posologie de 20-25 % ou passer à un AOD (en l'absence de contre-indication) ;
- si traitement par AOD : passer à un traitement par HBPM ;
- si traitement par AVK : passer à un traitement par HBPM ou à un AOD (en l'absence de contre-indication).

L'efficacité thérapeutique est évaluée par l'amélioration des symptômes.

Au-delà de la phase initiale de traitement, les HBPM ou les AOD sont recommandés pour une durée minimale de 6 mois. Au-delà des 6 premiers mois, la décision de poursuivre l'anticoagulation doit être adaptée pour chaque patient et réévaluée régulièrement.

Compte tenu de la persistance du risque de récidive de MTEV et du risque hémorragique sous traitement anticoagulant en cas de cancer actif, les modalités thérapeutiques restent à évaluer prospectivement.

MTEV symptomatique ou de découverte fortuite à l'imagerie
HBPM ou AOD recommandés en 1re intention

↓

- **Traitement initial : HBPM, HNF, fondaparinux, apixaban ou rivaroxaban (10 premiers jours), édoxaban*.**
- **Traitement d'entretien (3-6 mois) et au-delà : HBPM, apixaban, rivaroxaban, édoxaban*.**
- **Parmi les molécules parentérales, HBPM préférées en l'absence d'insuffisance rénale sévère (clairance de la créatinine > 30 ml/min), plutôt que le fondaparinux ou l'HNF :**
  - schéma d'HBPM en 1 fois/j recommandé, sauf si risque hémorragique ou nécessité de geste invasif ;
  - si nécessité d'un schéma en 2 fois/j, utiliser énoxaparine (1 mg/kg, toutes les 12 heures).
- **Rivaroxaban, apixaban ou édoxaban* prescrits :**
  - en l'absence d'insuffisance rénale sévère ;
  - en l'absence de risque hémorragique gastro-intestinal ou génito-urinaire ;
  - en l'absence d'interactions médicamenteuses attendues.
- **AVK prescrits qu'en cas d'insuffisance rénale sévère contre-indiquant les HBPM ou les AOD.**
- **Thrombolyse : indication à discuter dans des centres experts, notamment du fait du risque hémorragique (métastases cérébrales = une des principales contre-indications).**

* Édoxaban : après 5 jours d'anticoagulation parentérale, non disponible en France.

Figure 3.37. Traitement anticoagulant de la MTEV (TVP membres inférieurs, EP) survenant en contexte de cancer actif.

Sources : Farge D, Frere C, Connors JM et al. 2022 international clinical practice guidelines for the treatment and prophylaxis of venous thromboembolism in patients with cancer, including patients with COVID-19. Lancet Oncol. 2022;23:e334-e347. DOI : 10.1016/S1470-204 ; Falanga A, Ay C, Di Nisio M, et al. Venous thromboembolism in cancer patients: ESMO Clinical Practice Guideline. Ann Oncol. 2023; 34:452-467.5(22)00160-7. DOI : 10.1016/j.annonc.2022.12.014.

Tableau 3.3. Score de probabilité clinique « 4T » pour la thrombopénie induite à l'héparine d'après le référentiel AFSOS.

Score	2	1	0
Thrombopénie	Baisse de > 50 % de la numération plaquettaire et nadir ≥ 20 000/mm³	Baisse de 30-50 % et nadir 10 000-19 000/mm³	Baisse de < 30 % ou nadir < 10 000/mm³
Temps de survenue de la thrombopénie	Dans les 5 à 10 j après le début du traitement ou au 1er j si traitement antérieur par héparine < 30 j	À J10 ou après ou au 1er j si traitement antérieur par héparine entre 31-100 j ou timing incertain	Dans les 4 premiers j de traitement sans exposition à l'héparine dans les 100 j précédents
Thrombose – Artérielle – Veineuse – Microcirculatoire Ou autres complications	Nouvelle thrombose documentée ou nécrose cutanée (point d'injection d'héparine) ou réaction anaphylactique après bolus IV HNF ou hémorragie surrénale	Extension ou récidive de thrombose ou thrombose suspectée non documentée ou plaques érythémateuses au point d'injection	Aucune
Autre cause suspectée de la thrombopénie	Pas d'autre cause évidente	Possible	Définie (sepsis, chimiothérapie, coagulation intravasculaire disséminée)

Probabilité faible 0-3 ; probabilité intermédiaire 4-5 ; probabilité élevée 6-8.

AFSOS : Association francophone des soins oncologiques de support.

Source : Référentiel AFSOS, Prise en charge de la maladie thromboembolique veineuse en cancérologie, juillet 2021. www.afsos.org/wp-content/uploads/2018/12/Prise-en-charge-de-la-maladie-thromboembolique-veineuse-en-cancérologie_2021.pdf.

Prise en charge de la thrombose de cathéter veineux central

Pour le traitement de la thrombose symptomatique sur CVC au cours du cancer, un traitement anticoagulant est recommandé pendant au moins 3 mois et tant que le CVC est en place [23]. Les HBPM sont préférées dans ce contexte, en l'absence de comparaison directe avec les AOD ou les AVK [33,34].

Le CVC peut être maintenu en place s'il est fonctionnel, bien positionné, et non infecté, avec une amélioration des symptômes sous traitement anticoagulant [23]. La durée du traitement est fonction de la présence du CVC fonctionnel laissé en place. En cas de cathéter laissé en place à l'issue des 3 mois de traitement par HBPM, un relais par AOD (ou AVK) peut être discuté selon la tolérance des HBPM et les préférences du patient [34].

L'Association francophone des soins oncologiques de support (AFSOS) [37] précise qu'en cas d'ablation du cathéter, le traitement curatif par HBPM doit être poursuivi au moins 3 mois, la durée du traitement doit être réévaluée et le cathéter repositionné.

Situations complexes

Les HBPM restent indiquées en cas de risque hémorragique élevé :

- antécédent récent d'hémorragie digestive ou présence d'une tumeur gastro-intestinale ou urogénitale ;
- insuffisance rénale sévère (clearance selon Cockcroft < 30 ml/min) ou insuffisance hépatique, représentant des contre-indications au traitement par AOD. Les recommandations internationales suggèrent l'HNF avec relais AVK ou une HBPM ajustée au taux d'anti-Xa. La tinzaparine est connue pour ne pas présenter d'accumulation chez les patients présentant une clairance de la créatinine > 20 ml/minute. Un traitement par tinzaparine peut être initié entre 20-30 ml/minute de clearance avec un contrôle de l'activité anti-Xa (4 heures après la 3e injection), attendue entre 0,5 et 1,5 UI anti-Xa/ml ;

Les AVK et les AOD sont contre-indiqués pendant la grossesse, et seules les HBPM peuvent être utilisées.

D'autres situations cliniques particulières sont associées à un risque hémorragique élevé, en particulier, la survenue d'une thrombopénie, la présence de tumeur cérébrale et le risque d'interactions médicamenteuses avec les AOD.

Thrombopénie

La thrombopénie est une situation fréquente en oncologie, notamment en cas d'hémopathie maligne, de chimiothérapie cytotoxique (anthracyclines) ou de radiothérapie. Elle est définie en onco-hématologie par un chiffre de plaquettes < 100 G/L ; elle est sévère si < 50 G/L, avec un risque hémorragique spontané.

Ce seuil de 50 G/L a été fixé pour l'adaptation de la dose du traitement anticoagulant.

Les autres causes de thrombopénie telles qu'une CIVD, un sepsis, voire plus rarement une TIH, doivent être écartées.

Traitement de la MTEV en cas de thrombopénie (hors TIH)

Chez les patients atteints de cancer et de thrombopénie, la prise en charge thérapeutique doit être discutée au cas par cas. Le risque hémorragique dépend de la profondeur de la thrombopénie, du site du cancer, de l'existence de lésions associées (tumeurs cérébrales) ou d'un antiagrégant plaquettaire associé.

Par précaution, les AOD ne doivent pas être utilisés en cas de thrombopénie et le traitement anticoagulant recommandé repose sur les HBPM (préférées classiquement à l'HNF) :

- des doses complètes d'anticoagulant peuvent être utilisées pour le traitement d'une MTEV établie si la numération plaquettaire est > 50 G/L et qu'il n'y a pas de saignement actif associé. En cas de thrombopénie < 50 G/L, les décisions relatives au traitement et à la dose doivent être prises au cas par cas [33,34] ;
- la transfusion plaquettaire se discute à la phase aiguë (1er mois) de la MTEV à partir d'un chiffre de plaquettes < 50 G/L [33-35,37] :
  - possibilité de maintenir une numération plaquettaire > 50 G/L : poursuite HBPM à dose curative, en l'absence de saignement actif associé,
  - en cas d'impossibilité de maintenir une numération plaquettaire > 50 G/L : avis d'experts,
  - en cas de numération plaquettaire < 30 G/L, arrêt des anticoagulants et discuter l'insertion d'un filtre cave temporaire.

Thrombopénie induite à l'héparine

La survenue d'une TIH constitue une situation d'urgence. Chez le patient avec cancer, ce diagnostic reste exceptionnel et doit être au mieux établi du fait de la fréquence de la thrombopénie, du risque de MTEV et de l'exposition préalable aux héparines souvent retrouvée.

Selon le référentiel AFSOS, la surveillance plaquettaire est donc systématique [37] :

- au cours d'un traitement prophylactique ou curatif par HNF (surveillance numération plaquettaire jusqu'à deux à trois fois par semaine surtout en début de traitement) ;
- au cours d'un traitement par HBPM curatif, en cas de chirurgie ou d'exposition préalable aux héparines dans les 6 derniers mois (surveillance numération plaquettaire 2 fois/semaine pendant 1 mois et en cas de manifestation évoquant une TIH).

Le diagnostic de TIH doit être suspecté en cas de baisse significative des plaquettes au cours d'un traitement prophylactique ou curatif par héparine (HNF en particulier ou HBPM). La TIH résulte d'une immunisation contre le complexe héparine-facteur 4 plaquettaire. Le diagnostic s'appuie sur le score de probabilité clinique des « 4T » (tableau 3.3) et sur 2 tests biologiques : le dosage des anticorps anti-pF4/héparine et un test fonctionnel (test de libération de la sérotonine radiomarquée). En cas de probabilité clinique faible et de test immunologique négatif, le diagnostic de TIH est improbable et l'héparine peut être maintenue. En cas de probabilité clinique intermédiaire ou élevée de TIH, le traitement par héparine doit être stoppé et un traitement antithrombotique de substitution doit être prescrit dans l'attente du résultat du test immunologique et du test fonctionnel. L'efficacité du traitement de substitution est associée à une remontée des plaquettes en 24 à 48 heures.

Les traitements non hépariniques recommandés dans la TIH sont :

- le danaparoïde sodique (Orgaran®, bolus IV puis voie SC en curatif ; voie SC en préventif) : activité antithrombine dépendante (anti-Xa > anti-IIa), action irréversible, élimination rénale, demi-vie longue (plusieurs heures), risque de réaction croisée avec l'HNF de l'ordre de 3 % ;
- l'argatroban (Arganova® ou Argatra®, voie IVSE) : inhibiteur direct de la thrombine, élimination hépatique, demi-vie plus courte (< 1 heure), produit de synthèse (pas de risque de réaction croisée avec l'héparine), pas toujours disponible et dont le maniement demande une certaine expertise.

Tumeurs cérébrales

Les données concernant la sécurité des AOD en cas de tumeur intracrânienne primitive ou secondaire sont limitées. Les modalités du traitement anticoagulant doivent être discutées en RCP « thrombose et cancer » en fonction du type de tumeur et du risque hémorragique associé. Le risque hémorragique est important (avec un risque hémorragique spontané) en présence d'une tumeur cérébrale primitive de type glioblastome ou en présence de métastases cérébrales sur un cancer primitif rénal, thyroïdien, hépatocellulaire, mélanome ou choriocarcinome. La survenue d'une hémorragie cérébrale est associée à une mortalité élevée. Les différentes recommandations reposent sur des avis d'expert et jusqu'à présent les HBPM étaient préférées en cas de tumeur cérébrale pour le traitement d'une MTEV.

Une méta-analyse récente ayant poolé les résultats de plusieurs études rétrospectives rapporte que le traitement anticoagulant n'augmente pas le risque d'hémorragie intracrânienne chez les patients avec métastases cérébrales, mais que ce traitement est associé à une augmentation du risque hémorragique en cas de tumeur cérébrale primitive [38]. Les AOD semblent être associés à un risque plus faible d'hémorragie intracrânienne en comparaison aux HBPM dans des études rétrospectives de petit effectif. Les dernières recommandations de l'ITAC proposent de discuter au cas par cas les HBPM ou les AOD pour le traitement d'une MTEV avec lésion cérébrale [33]. Les HBPM restent par précaution le traitement privilégié en cas de risque hémorragique élevé.

La survenue d'une hémorragie intracrânienne représente une contre-indication absolue au traitement anticoagulant. La pose de filtre cave temporaire est indiquée à la phase aiguë d'une TVP proximale avec ou sans EP associée. En cas d'EP sans TVP associée, il est suggéré de discuter au cas par cas l'indication du filtre cave [2].

Interactions médicamenteuses et anticoagulants oraux directs

La relation dose-concentration plasmatique dans le temps (pharmacocinétique) et la relation concentration du médicament-réponse clinique (pharmacodynamie) de l'AOD varient selon les patients. Ces variations pharmacocinétiques et pharmacodynamiques sont dépendantes de la fonction rénale, de l'âge et du poids du patient ainsi que des comédications.

De plus, il est nécessaire de prendre en compte les antécédents de résections digestives qui risquent de s'associer à une diminution de l'absorption du médicament.

Avant de débuter un traitement par AOD, il est recommandé de vérifier l'absence d'interaction connue du traitement antitumoral avec l'AOD (bases de données disponibles sur www.drugs.com/drug_interactions.html ou https://cancer-druginteractions.org/).

Le rivaroxaban et l'apixaban sont métabolisés par le cytochrome CYP3A4 et sont des substrats de la glycoprotéine P (P-gp). Une comédication, en fonction de sa puissance inhibitrice (ou inductrice) du CYP3A4 ou de la P-gp, pourrait entraîner un risque hémorragique par augmentation (ou thrombotique par diminution) des concentrations de l'AOD. Les interactions fortes doivent faire privilégier une alternative thérapeutique (HBPM, non métabolisée par les cytochromes ni substrat de la P-gp). L'index thérapeutique large des AOD permet cependant d'accepter certaines interactions faibles ou modérées. Une discussion en RCP et une consultation pharmaceutique dédiée aident à la prise de décision.

Les RCP sont d'autant plus importantes en oncologie avec le risque de cumul de facteurs de risque associés à une sur- ou sous-exposition à l'AOD : poids extrêmes, sarcopénie, altération de la fonction rénale, interaction avec les molécules antitumorales, polymédication, résection digestive, en particulier.

! *Points clés*

- De nombreuses situations cliniques dans le traitement d'une MTEV doivent être discutées en RCP, en prenant en compte le risque hémorragique et thrombotique du patient, une localisation thrombotique atypique, la présence d'un cancer associé.
- Les scores de risque thrombotique ou hémorragique proposés ne sont qu'une aide dans cette prise de décision, les facteurs de risque de chaque patient, pouvant être non représentés ou sous-représentés dans les modèles de score.
- Les AOD sont contre-indiqués durant la grossesse et l'allaitement. Les AVK passent la barrière hémato-placentaire, ils sont tératogènes et formellement contre-indiqués à partir de la 6e semaine d'aménorrhée.
- Les HBPM ont longtemps constitué le traitement de référence de la MTEV chez les patients avec cancer actif. Les AOD constituent désormais une alternative aux HBPM chez certains patients, en l'absence de risque hémorragique (type de cancer, insuffisance rénale/hépatique, thrombopénie, interactions médicamenteuses avec les traitements adjuvants).

Références

[1] Konstantinides SV, Meyer G, Becattini C, et al ; ESC Scientific Document Group. 2019 ESC Guidelines for the diagnosis and management of acute pulmonary embolism developed in collaboration with the European Respiratory Society (ERS). Eur Heart J. 2020 ; 41(4) : 543-603.

[2] Sanchez O, Benhamou Y, Bertoletti L, et al. [Recommendations of good practice for the management of thromboembolic venous disease in adults. Short version]. Rev Mal Respir. 2019 ; 36(2) : 249-83.

[3] Roy PM, Penaloza A, Hugli O, et al. Triaging acute pulmonary embolism for home treatment by Hestia or simplified PESI criteria : the HOME-PE randomized trial. Eur Heart J. 2021 ; 42(33) : 3146-57.

[4] Mazzolai L, Aboyans V, Ageno W, et al. Diagnosis and management of acute deep vein thrombosis: a joint consensus document from the European Society of Cardiology working groups of aorta and peripheral vascular diseases and pulmonary circulation and right ventricular function. Eur Heart J. 2018 ; 39(47) : 4208-18.

[5] Decousus H, Quéré I, Presles E, et al. Superficial venous thrombosis and venous thromboembolism: a large, prospective epidemiologic study. Ann Intern Med. 2010 ; 152(4) : 218-24.

[6] Nieto JA, Solano R, Ruiz-Ribó MD, et al. Fatal bleeding in patients receiving anticoagulant therapy for venous thromboembolism : findings from the RIETE registry. J Thromb Haemost. 2010 ; 8(6) : 1216-22.

[7] Becattini C, Agnelli G. Acute treatment of venous thromboembolism. Blood. 2020 ; 135(5) : 305-16.

[8] Le Gal G, Kovacs MJ, Bertoletti L, et al ; SSPE Investigators. Risk for Recurrent Venous Thromboembolism in Patients With Subsegmental Pulmonary Embolism Managed Without Anticoagulation : A Multicenter Prospective Cohort Study. Ann Intern Med. 2022 ; 175(1) : 29-35.

[9] Quéré I, Elias A, Maufus M, et al. Unresolved questions on venous thromboembolic disease. Consensus statement of the French Society for Vascular Medicine (SFMV). J Med Vasc. 2019 ; 44(1) : 28-70.

[10] Galanaud JP, Sevestre MA, Pernod G, et al. Isolated distal deep vein thrombosis: What have we learnt from the OPTIMEV study? J Med Vasc. 2023 ; 48(1) : 3-10.

[11] Stevens SM, Woller SC, Baumann Kreuziger L, et al. Antithrombotic Therapy for VTE Disease: Second Update of the CHEST Guideline and Expert Panel Report. Chest. 2021 ; 160(6) : e545-e608.

[12] Klok FA, Barco S, Konstantinides SV. External validation of the VTE-BLEED score for predicting major bleeding in stable anticoagulated patients with venous thromboembolism. Thromb Haemost. 2017 ; 117(6) : 1164-70.

[13] Kearon C, Akl EA, Comerota AJ, et al. Antithrombotic therapy for VTE disease : Antithrombotic Therapy and Prevention of Thrombosis, 9th ed: American College of Chest Physicians Evidence-Based Clinical Practice Guidelines. Chest. 2012 ; 141(2 Suppl) : e419S-e496S.

[14] Jara-Palomares L, Otero R, Jimenez D, et al. Development of a Risk Prediction Score for Occult Cancer in Patients With VTE. Chest. 2017 ; 151(3) : 564-71.

[15] Raj L, Presles E, Le Mao R, et al. Évaluation of Venous Thromboembolism Recurrence Scores in an Unprovoked Pulmonary Embolism Population : A Post-hoc Analysis of the PADIS-PE trial. Am J Med. 2020 ; 133(8) : e406-e421.

[16] Humbert M, Kovacs G, Hoeper MM, et al. ESC/ERS Scientific Document Group. 2022 ESC/ERS Guidelines for the diagnosis and treatment of pulmonary hypertension. Eur Heart J. 2022 ; 43(38) : 3618-731.

[17] Couturaud F, Girard P, Laporte S, et al. [What duration of anticoagulant treatment for PE/proximal DVT?]. Rev Mal Respir. 2021 ; 38(Suppl 1) : e99-e112.

[18] Valeriani E, Riva N, Di Nisio M, Ageno W. Splanchnic Vein Thrombosis : Current Perspectives. Vasc Health Risk Manag. 2019 ; 15 : 449–461.

[19] Ageno W, Beyer-Westendorf J, Garcia DA, et al. Guidance for the management of venous thrombosis in unusual sites. J Thromb Thrombolysis. 2016 ; 41(1) : 129-43.

[20] Ferro JM, Bousser MG, Canhão P, et al. European Stroke Organization guideline for the diagnosis and treatment of cerebral venous thrombosis. Eur J Neurol. 2017 ; 24(10) : 1203-13.

[21] Yaghi S, Saldanha IJ, Misquith C, et al. Direct Oral Anticoagulants Versus Vitamin K Antagonists in Cerebral Venous Thrombosis : A Systematic Review and Meta-Analysis. Stroke. 2022 ; 53(10) : 3014-24.

[22] Ferro JM, Coutinho JM, Dentali F, et al. Safety and efficacy of dabigatran etexilate vs dose-adjusted warfarin in patients with cerebral venous thrombosis: a randomized clinical trial. JAMA Neurol. 2019 ; 76(12) : 1457-65.

[23] Debourdeau P, Kassab Chahmi D, Le Gal G, et al. 2008 SOR guidelines for the prevention and treatment of thrombosis associated with central venous catheters in patients with cancer: report from the working group. Ann Oncol. 2009 ; 20(9) : 1459-71.

[24] Righini M, Robert-Ebadi H, Elias A, et al. Diagnosis of Pulmonary Embolism During Pregnancy : A Multicenter Prospective Management Outcome Study. Ann Intern Med. 2018 ; 169(11) : 766-73.

[25] van der Pol LM, Tromeur C, Bistervels IM, et al. Pregnancy-Adapted Years Algorithm for Diagnosis of Suspected Pulmonary Embolism. N Engl J Med. 2019 ; 380(12) : 1139-49.

[26] Hart C, Bauersachs R, Scholz U, et al. Prevention of Venous Thromboembolism during Pregnancy and the Puerperium with a Special Focus on Women with Hereditary Thrombophilia or Prior VTE-Position Paper of the Working Group in Women's Health of the Society of Thrombosis and Haemostasis (GTH). Hamostaseologie. 2020 ; 40(5) : 572-90.

[27] Protocole National de Diagnostic et de Soins, Syndrome des Anti-Phospholipides de l'adulte et de l'enfant, coordonné par le Pr Zahir Amoura et le Dr Brigitte Bader-Meunier, octobre 2022.

[28] Chauleur C, Gris JC, Laporte S, et al. Benefit of Risk Score-Guided Prophylaxis in Pregnant Women at Risk of Thrombotic Events : A Controlled Before-and-After Implementation Study. Thromb Haemost. 2018 ; 118(9) : 1564-71.

[29] Dargaud Y, Rugeri L, Fleury C, et al. Personalized thromboprophylaxis using a risk score for the management of pregnancies with high risk of thrombosis : a prospective clinical study. J Thromb Haemost. 2017 ; 15(5) : 897-906.

[30] Chau C, Campagna J, Vial M, et al. Use of a personalized iterative score to evaluate risk of venous thromboembolism during pregnancy and puerperium. Int J Gynaecol Obstet. 2019 ; 144(3) : 277-82.

[31] Bistervels IM, Buchmüller A, Wiegers HMG, et al. Intermediate-dose versus low-dose low-molecular-weight heparin in pregnant and post-partum women with a history of venous thromboembolism (Highlow study) : an open-label, multicentre, randomised, controlled trial. Lancet. 2022 ; 400(10365) : 1777-87.

[32] Frere C, Wahl C, Rueda-Camino JA, et al. A review of latest clinical practice guidelines for the management of cancer-associated thrombosis. Best Pract Res Clin Haematol. 2022 ; 35(1) : 101348.

[33] Farge D, Frere C, Connors JM, et al. 2022 international clinical practice guidelines for the treatment and prophylaxis of venous thromboembolism in patients with cancer, including patients with Covid-19. Lancet Oncol. 2022 ; 23(7) : e334-e347.

[34] Farge D, Frere C, Connors JM, et al. 2019 international clinical practice guidelines for the treatment and prophylaxis of venous thromboembolism in patients with cancer. Lancet Oncol. 2019 ; 20(10) : e566-e581.

[35] Falanga A, Ay C, Di Nisio M, et al. Venous thromboembolism in cancer patients : ESMO Clinical Practice Guideline. Ann Oncol. 2023 ; 34(5) : 452-67.

[36] Frere C, Farge D, Schrag D, et al. Direct oral anticoagulant versus low molecular weight heparin for the treatment of cancer-associated venous thromboembolism : 2022 updated systematic review and meta-analysis of randomized controlled trials. J Hematol Oncol. 2022 ; 15(1) : 69.

[37] Référentiel AFSOS, Prise en charge de la maladie thromboembolique veineuse en cancérologie, juillet 2021. www.afsos.org/wp-content/uploads/2018/12/Prise-en-charge-de-la-maladie-thromboembolique-veineuse-en-cancérologie_2021.pdf

[38] Giustozzi M, Proietti G, Becattini C, et al. ICH in primary or metastatic brain cancer patients with or without anticoagulant treatment : a systematic review and meta-analysis. Blood Adv. 2022 ; 6(16) : 4873-83.

CHAPITRE

4

Insuffisance veineuse superficielle chronique des membres inférieurs

Avec l'expertise de :
Claudine Hamel-Desnos et Clément Jaillette

PLAN DU CHAPITRE

L'insuffisance veineuse superficielle chronique des membres inférieurs (IVSC) est le plus souvent primitive. L'IVSC est responsable d'une hyperpression veineuse et capillaire, entraînant une augmentation de la perméabilité capillaire. Les phénomènes inflammatoires qui en résultent sont à l'origine des complications trophiques (dermite ocre, eczéma, lipodermatosclérose) jusqu'au stade le plus sévère représenté par l'ulcère de jambe.

La classification internationale CEAP (clinique, étiologique, anatomique, physiopathologique) permet la description précise de la maladie veineuse, en distinguant en particulier l'atteinte du système veineux profond et superficiel ainsi que son origine (congénitale, primitive, secondaire). Les varices (stade C2) représentent la forme clinique la plus fréquente de l'IVSC [1], et l'ulcère variqueux, le stade le plus sévère (C6). Le retentissement fonctionnel peut être important, en particulier dans les stades les plus évolués où il existe des complications cutanées.

Les objectifs thérapeutiques de l'IVSC sont la prise en charge de la symptomatologie fonctionnelle, la prévention de l'œdème et des complications cutanées, thrombotiques et hémorragiques par rupture de varices.

La compression élastique est un élément indispensable de la prise en charge de l'IVSC, en particulier en cas d'ulcère (voir chapitre 8).

Les recommandations françaises [2] et européennes [3] pour le traitement des varices saphènes et des récidives, le document référence « Pertinence des soins, *Choose wisely* » [4] ainsi que l'expérience du praticien et le choix du patient guident la prise en charge thérapeutique en termes d'efficacité et de sécurité quel que soit l'âge. Dans le traitement des troncs saphènes, les procédures endoveineuses thermiques (laser endoveineux ou radiofréquence) sont indiquées en première intention et remplacent la chirurgie conventionnelle (« stripping »). L'échosclérothérapie à la mousse reste le traitement de choix pour la prise en charge des varices non saphènes (dont les tributaires) et des récidives variqueuses. Le choix de la stratégie thérapeutique dépend du type de veine à traiter, de son calibre et des éventuelles tortuosités.

Clinique

L'IVSC est une affection évolutive très fréquente, présente chez environ 30 % de la population. Dans sa forme primitive, l'IVSC prédomine chez les femmes et sa prévalence augmente avec l'âge et certains facteurs tels que l'hérédité, la multiparité ou le mode de vie (station debout prolongée, exposition à la chaleur, sédentarité, obésité).

Les varices ou veines variqueuses sont des veines sous-cutanées dont le diamètre est supérieur à 3 mm en orthostatisme. Les varices sont habituellement sinueuses, mais les veines tubulaires siège d'un reflux sont aussi considérées comme des varices. Celles-ci peuvent intéresser les troncs saphènes, leurs tributaires et le réseau non saphène [5]. Lorsqu'elles sont visibles, les varices se situent le plus souvent en regard des axes saphènes sur la face médiale ou antérieure de cuisse, ou sur la face médiale ou postérieure de jambe.

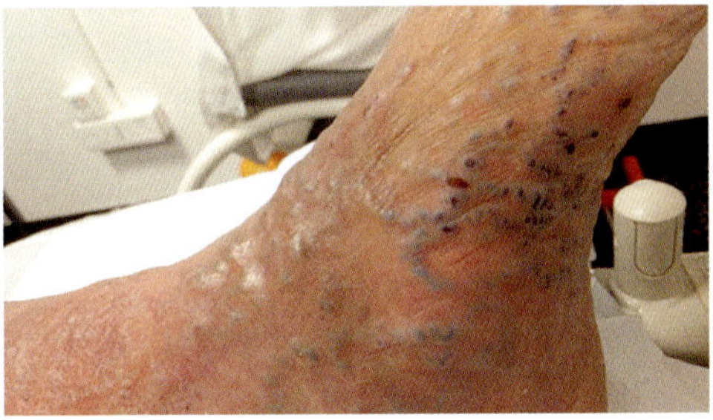

Figure 4.1. Perles variqueuses sur la face interne du pied.
Source : Service de médecine vasculaire, Groupe hospitalier Paris Saint-Joseph.

Elles peuvent également se voir en regard de perforantes intra-osseuses communiquant avec le réseau veineux superficiel et le réseau veineux intra-osseux (défect osseux de forme arrondie visible sur une radiographie simple, généralement sur le tibia).

Les principales complications aiguës sont la thrombose veineuse superficielle (TVS) et la rupture de varices :

- en cas de suspicion clinique de TVS, la réalisation d'un écho-Doppler veineux est indispensable. Cet examen permet d'évaluer l'étendue de la TVS, en particulier à la jonction fémorale ou poplitée ainsi que l'atteinte de perforantes. Une thrombose veineuse profonde (TVP) peut y être associée, survenant parfois à distance de la TVS ou sur le membre controlatéral ;
- la présence de bulles ou « perles » variqueuses, ectasies veineuses millimétriques classiquement au tiers inférieur de jambe, doit être recherchée systématiquement à l'examen clinique devant le risque de rupture hémorragique (figure 4.1).

De manière chronique, l'hyperpression veineuse en orthostatisme entraîne un œdème interstitiel et des lésions tissulaires microcirculatoires par l'intermédiaire de phénomènes inflammatoires :

- la pigmentation cutanée, ou dermite ocre, est secondaire à l'hyperperméabilité capillaire ;
- le stade d'atrophie blanche correspond à une raréfaction de la densité capillaire avec ischémie cutanée localisée au derme superficiel ;
- l'hypodermite scléreuse, ou lipodermatosclérose, se présente cliniquement sous la forme d'un placard induré bien délimité avec hyperpigmentation cutanée au niveau jambier ;
- l'évolution chronique est émaillée d'accès inflammatoires pouvant être très douloureux.

Ces troubles trophiques, la présence d'une couronne phlébectasique du bord médial du pied ou une ankylose de la cheville sont les principaux facteurs de risque d'apparition d'un ulcère variqueux (voir chapitre 8).

Au niveau pelvien, l'insuffisance veineuse peut être à l'origine d'un syndrome douloureux chronique, le syndrome de congestion pelvienne.

Classification CEAP

La classification internationale CEAP est la plus utilisée pour décrire la maladie veineuse chronique à un instant donné. Cette classification comporte 7 stades cliniques C0 à C6, a = asymptomatique, s = symptomatique [6] (tableau 4.1).

Tableau 4.1. Classification CEAP.

CLINIQUE (addition d'un A pour « asymptomatique » et d'un S pour « symptomatique »)

C0 Pas de signe clinique visible ou palpable de la maladie
C1 Présence de télangiectasies ou de veines réticulaires (< 3 mm)
C2 Varices (≥ 3 mm)
C2r Récidives variqueuses
C3 Œdème veineux
C4 Troubles trophiques d'origine veineuse
  C4a Pigmentation, eczéma
  C4b Hypodermite d'origine veineuse (ou lipodermatosclérose), atrophie blanche
  C4c Couronne phlébectasique
C5 Ulcère cicatrisé
C6 Ulcère ouvert
C6r Récidive d'ulcère veineux

ÉTIOLOGIQUE

Ec (congénitale)
Ep (primitive)
Es (secondaire)
■ Esi (cause intra-veineuse) : séquelles post-thrombotiques, fistule artério-veineuse post-traumatique, malformation veineuse, tumeur intra-veineuse
■ Ese (cause extraveineuse)
  • Dysfonction de la pompe musculaire secondaire à des anomalies motrices (ankylose de cheville, immobilité ou sédentarité)
  • Hyperpression veineuse centrale (insuffisance cardiaque ou obésité)
  • Hyperpression veineuse secondaire à un syndrome compressif extrinsèque (tumeur, fibrose rétropéritonéale)
En (absence de cause veineuse identifiable)

ANATOMIQUE (en spécifiant la localisation anatomique)
As (veine superficielle) Ap (veine perforante) Ad (veine profonde) An (absence de localisation veineuse identifiée)
PHYSIOPATHOLOGIQUE (en spécifiant la localisation anatomique)
Pr (reflux) Po (obstruction) Pr, o (reflux et obstruction) Pn (absence de mécanisme identifié)

Source : Lurie F, Passman M, Meisner M, et al. The 2020 update of the CEAP classification system and reporting standards. J Vasc Surg Venous Lymphat Disord. 2020;8(3).

La dernière version publiée en 2020 :
- individualise la « couronne phlébectasique » comme sous-classe clinique C4c ;
- introduit le caractère « r » pour la récidive de varices ou d'ulcère veineux ;
- distingue, dans la classe « étiologie » (E), les causes intra-veineuses et les causes extra-veineuses.

Varices pelviennes

Sur le plan physiologique, les organes pelviens sont drainés par les veines hypogastriques et les veines ovariennes. La veine ovarienne gauche s'abouche dans la majorité des cas dans la veine rénale gauche et la veine ovarienne droite directement dans la veine cave inférieure.
Les varices pelviennes sont prévalentes chez les femmes multipares, mais ces varices ne sont pas toujours associées à des symptômes douloureux.
Une insuffisance veineuse pelvienne doit être évoquée devant :
- un syndrome de congestion pelvienne : douleurs pelviennes chroniques, dysménorrhée, dyspareunies, pesanteurs périnéales ou dysurie inexpliquée, douleur en fosse lombaire gauche avec ou sans hématurie ;
- une topographie évocatrice :
  - varices périnéales : transmission du reflux périnéal vers la grande veine saphène (GVS), la saphène accessoire postérieure de cuisse ou la petite veine saphène (PVS) par l'anastomose de Giacomini,
  - varices vulvaires,
  - varices fessières : varicose postérieure ou postérolatérale de cuisse,
  - varices sur le membre inférieur suivant le trajet du nerf sciatique : le trajet variqueux descend au niveau de la fesse, puis à la face postérieure de cuisse et au creux poplité, à l'origine d'une varicose jambière postérolatérale,
  - varices sur la face médiale de cuisse.

Le syndrome de congestion pelvienne est l'expression clinique douloureuse de l'insuffisance veineuse pelvienne [7]. La symptomatologie douloureuse est caractérisée par sa chronicité et son impact fonctionnel et peut être associée à une errance médicale. Son intensité est variable en fonction du cycle, au cours de la journée ou de l'activité physique.

Classification « SVP »

Devant un syndrome de congestion pelvienne, une pathologie de reflux (primaire ou secondaire post-thrombotique) ou de suppléance sur obstacle pelvien doit être évoquée :
- sur le drainage veineux rénal gauche :
  - compression antérieure de la veine rénale gauche dans la pince aorto-mésentérique supérieure ou compression postérieure par l'aorte (syndrome nutcracker),

- compression extrinsèque autre,
- thrombose de la veine rénale gauche ;

- sur le drainage iliaque :
  - compression de la veine iliaque commune gauche entre l'artère iliaque commune droite et le rachis lombaire (syndrome de May-Thurner ou de Cockett),
  - compression extrinsèque autre,
  - thrombose veineuse iliaque ;
- agénésie, thrombose ou compression extrinsèque de la veine cave inférieure.

La classification internationale « SVP » a été récemment proposée pour décrire les pathologies veineuses pelviennes selon la symptomatologie (S), l'existence de varices (V) et la physiopathologie (P) [7]. La physiopathologie est décrite selon l'anatomie (A), l'hémodynamique (H) et l'étiologie (E) (tableau 4.2).

Il est suggéré qu'en présence de symptômes des membres inférieurs d'origine pelvienne, la classification SVP soit utilisée conjointement à la classification CEAP.

L'écho-Doppler permet d'étudier la perméabilité et l'absence d'anomalie pariétale de la veine cave inférieure, des veines iliaques, rénales et ovariennes.

L'examen en orthostatisme avec manœuvre de Valsalva met en évidence un éventuel reflux :

- l'existence de points de fuite pelviens entre le pelvis et les membres inférieurs est recherchée ;
- dans le syndrome de May-Thurner (ou de Cockett), l'hyperpression veineuse pelvienne est secondaire à la compression de la veine iliaque commune gauche avec flux inversé dans la veine iliaque interne (ou veine hypogastrique) gauche. Il en résulte des varices secondaires au membre inférieur, avec ou sans symptômes douloureux de congestion pelvienne ;
- la présence d'une veine ovarienne dilatée avec flux continu non modulé et inversé peut également être révélatrice d'une insuffisance veineuse pelvienne.

Tableau 4.2. Classification « SVP » (symptômes, varices, physiopathologie).

Symptômes (S)
S0 Pas de symptômes (rénaux, pelviens ou extra-pelviens) S1 Symptômes rénaux d'origine veineuse S2 Douleur pelvienne chronique d'origine veineuse S3 Symptômes extra-pelviens d'origine veineuse : - Symptômes localisés (douleur, gêne, sensibilité, prurit, hémorragie et thrombose veineuse superficielle) associés aux veines des organes génitaux externes (vulve et scrotum) - Symptômes localisés au membre inférieur associés aux veines non saphènes d'origine pelvienne (varices de la partie postéro-médiale de la cuisse, varices du nerf sciatique/tibial) - Claudication veineuse
Varices (V)
V0 Pas de varices abdominales, pelviennes ou des membres inférieurs d'origine pelvienne à l'examen clinique ou à l'imagerie V1 Varices hilaires rénales V2 Varices pelviennes V3 Varices d'origine pelvienne : - Varices génitales (varices vulvaires et varicocèles) - Varices des membres inférieurs provenant de points de sortie pelviens (partie postéro-médiale de cuisse, varices sciatiques et autres veines variqueuses du plancher pelvien qui ne sont visualisées qu'en échographie)
Physiopathologie (P)
Anatomie
Veine cave inférieure Veine rénale gauche Veines gonadiques (testiculaires, ovariennes) : gauche/droite/bilatérales Veines iliaques communes : gauche/droite/bilatérales Veines iliaques externes : gauche/droite/bilatérales Veines iliaques internes : gauche et collatérales/droite et collatérales/bilatérales et collatérales Points de sortie pelviens : inguinal, obturateur, pudendal, et/ou glutéal
Hémodynamique
Obstruction veineuse thrombotique ou non thrombotique (syndrome compressif) *Reflux* thrombotique ou non thrombotique
Étiologie
Thrombotique : reflux ou obstruction veineuse secondaire à un antécédent thrombotique *Non thrombotique* : reflux secondaire à un processus dégénératif de la paroi veineuse ou d'une obstruction proximale ; obstruction résultant d'une compression extrinsèque *Congénitale* : malformations vasculaires

Source : Meissner MH, Khilnani NM, Labropoulos N, et al. The Symptoms-Varices-Pathophysiology classification of pelvic venous disorders: A report of the American Vein & Lymphatic Society International Working Group on Pelvic Venous Disorders. J Vasc Surg Venous Lymphat Disord. 2021;9(3).

Prise en charge thérapeutique

L'approche thérapeutique de l'insuffisance veineuse pelvienne est guidée par la symptomatologie clinique, la plupart des patientes étant asymptomatiques ou avec des symptômes pelviens mineurs ne nécessitant pas de traitement invasif [3]. En présence de douleurs pelviennes avec suspicion clinique d'insuffisance veineuse pelvienne, les autres causes de douleur doivent être écartées avant de discuter de l'imputabilité de l'insuffisance veineuse. L'IRM (imagerie par résonance magnétique) est l'examen de référence pour éliminer un syndrome compressif dans la cavité pelvienne et pour rechercher des lésions endométriosiques.

La phlébographie pelvienne indique la cartographie anatomique et hémodynamique, mais ne doit être réalisée que si un traitement à l'étage pelvien est justifié. Cette prise en charge doit être discutée de manière pluridisciplinaire, dans un contexte de varicose pelvienne symptomatique avec syndrome de congestion et altération de la qualité de vie sans autre étiologie retrouvée [3,7].

En présence d'un syndrome de congestion pelvienne, l'embolisation sélective des veines pelviennes ou ovariennes par voie endovasculaire au cours d'une phlébographie constitue le traitement de référence s'il n'existe pas de cause obstructive [3]. Lorsque le syndrome de congestion pelvienne est secondaire à une obstruction veineuse, thrombotique ou non thrombotique (compression de la veine rénale ou iliaque gauche), l'angioplastie avec pose de stent ou une procédure chirurgicale par transposition veineuse peuvent être discutées. Les complications éventuelles doivent être discutées avec le patient comme pour toute prise en charge invasive.

En particulier, il existe un risque de resténose intrastent, de thrombose ou de migration du stent et le traitement antithrombotique doit être généralement poursuivi au long cours. Dans tous les cas, la prise en charge devra être discutée de manière pluridisciplinaire.

Bilan pré-thérapeutique

La description anatomique des troncs saphènes, de leurs rapports vasculo-nerveux et l'individualisation des perforantes et tributaires permettent de guider la prise en charge thérapeutique et d'éviter ainsi les complications lors des procédures endoveineuses [8].

Particularités anatomiques et implications pratiques

Trois compartiments anatomiques veineux sont individualisés :

- le réseau superficiel sus-fascial ;
- le réseau superficiel inter-fascial ;
- le réseau veineux profond.

Ils sont délimités par la peau, le fascia superficiel (fascia saphène) et le fascia musculaire (aponévrose). Les veines trans-aponévrotiques (perforantes) permettent de connecter le système veineux superficiel et profond à travers l'aponévrose musculaire.
Dans le compartiment inter-fascial (signe de « l'œil égyptien » en échographie), quatre troncs saphènes sont individualisés :

- la GVS (anciennement saphène interne) ;
- la PVS (anciennement saphène externe) ;
- l'extension à la cuisse de la veine de Giacomini (trajet postéro-médial, anastomose intersaphène).
- le tiers supérieur de la saphène accessoire antérieure de cuisse (SAAC).

La GVS chemine en avant de la malléole interne puis à la face interne de jambe puis de cuisse et rejoint sa crosse à l'aine, au niveau de la jonction saphéno-fémorale (JSF). La JSF se distingue par sa fixité anatomique, confluent veineux de plusieurs afférences :

- la veine circonflexe iliaque superficielle et la veine épigastrique superficielle (afférences de la paroi abdominale) ;
- les veines honteuses externes supérieures et inférieures ;
- la SAAC.

La PVS chemine de la malléole externe à la pointe du mollet puis rejoint le creux poplité. C'est une veine strictement inter-fasciale sur tout son trajet. La jonction saphéno-poplitée (JSP) présente une grande variabilité anatomique et plusieurs modes de terminaison de la PVS sont distingués :

- la présence d'une JSP et d'un possible abouchement des veines gastrocnémiennes (crosse commune avec la saphène) ;
- le prolongement à la face postérieure de cuisse, présent chez la majorité des patients, en présence ou non d'une crosse saphéno-poplitée :
  - par le segment inter-fascial de l'anastomose de Giacomini (ou veine intersaphénienne),
  - ou se drainant dans le réseau veineux musculaire de la cuisse ou dans une perforante rejoignant la veine fémorale.

Les tributaires, sus-fasciales, cheminent dans le compartiment délimité par la peau et le fascia superficiel et sont des veines afférentes d'un tronc saphène. Une varice tributaire est une veine efférente d'un tronc saphène, le reflux se drainant alors du tronc saphène vers la varice tributaire.

Plusieurs veines perforantes sont individualisées de la racine de cuisse vers le pied, avec une relative fixité anatomique [9] :

- au tiers inférieur de jambe : 3 perforantes paratibiales postérieures ;
- au tiers moyen de jambe : perforante paratibiale inférieure du muscle jumeau interne ;
- au creux poplité : perforantes paratibiales supérieures ;
- au tiers inférieur de cuisse : perforantes du canal de Hunter et du canal fémoral.

Les rapports vasculo-nerveux sont essentiels à connaître afin d'éviter les complications du geste thérapeutique :

- toute perforante est associée à au moins une artériole satellite ;
- le tronc de la GVS est satellite à la cuisse du rameau cutané médial du nerf fémoral et à la jambe, du nerf saphène, branche du nerf fémoral ;
- le prolongement de la PVS à la face postérieure de cuisse, par le segment interfascial de l'anastomose de Giacomini, est satellite du nerf cutané postérieur de la cuisse ;
- la JSP est au contact du nerf tibial ;
- le nerf sural, naissant du nerf tibial au creux poplité, et son pédicule vasculaire artério-veineux accompagnent le tronc de la PVS du tiers supérieur au tiers inférieur de jambe :
  - la veine du nerf sural naît de la PVS à la pointe du mollet,
  - l'artère du nerf sural perfore l'aponévrose à la pointe du mollet pour rejoindre le tronc de la PVS dans le compartiment saphène au tiers inférieur de jambe en devenant l'artère petite saphène,
  - le nerf accessoire du nerf sural, situé dans la moitié supérieure de la jambe, rejoint le nerf sural à la pointe du mollet pour former un tronc nerveux commun, le nerf de la PVS, situé dans le compartiment saphène au contact du tronc de la PVS jusqu'à la cheville.

Toute procédure de sclérothérapie doit être échoguidée pour prévenir le risque d'injection intra-artérielle (complication majeure représentée par la nécrose tissulaire) :

- le geste doit être réalisé à distance d'une veine perforante (artériole satellite) ;
- dans le territoire de la PVS : risque d'injection intra-artérielle en particulier au tiers inférieur de jambe (présence toute proche de l'artère petite saphène).

Le risque de lésions nerveuses est faible en sclérothérapie en comparaison aux traitements endoveineux thermiques (pour lesquels le risque est néanmoins limité grâce au signal « douleur », si l'anesthésie strictement locale est bien respectée).

Pour des raisons anatomiques, la PVS est plus exposée que la GVS au risque de lésions nerveuses. Ce risque existe en particulier dans le tiers inférieur de jambe, au carrefour veineux et nerveux de la pointe du mollet et au niveau du creux poplité. Les procédures chirurgicales par stripping sont associées à un risque majoré de lésions nerveuses.

Écho-Doppler avec cartographie veineuse

Le bilan écho-Doppler est systématique avant toute prise en charge thérapeutique.

L'écho-Doppler veineux débute par une étude morphologique permettant d'évaluer la perméabilité des veines superficielles et profondes, de rechercher d'éventuelles séquelles thrombotiques, de repérer les veines perforantes significativement impliquées et de définir les particularités anatomiques (dédoublement des veines, agénésies).

Le patient doit être en position debout pour la mesure du diamètre des troncs saphènes et la recherche d'un reflux sur les troncs veineux superficiels et profonds à l'aide d'une compression manuelle. La mesure de diamètre interne pour les troncs saphènes doit être réalisée en coupe échographique transversale à mi-cuisse pour la GVS et à mi-mollet pour la PVS, hors ectasie.

L'étude hémodynamique permet d'identifier un reflux :

- en mode couleur lors des manœuvres de compression/décompression : le reflux est traduit par une inversion immédiate et persistante du codage couleur lors de la décompression ;
- en mode Doppler pulsé pour la quantification du reflux :
  - ≥ 0,5 seconde pour une veine superficielle ou une veine profonde jambière,
  - ≥ 1 seconde pour les veines fémorale et poplitée,
  - ≥ 0,35 seconde pour une veine perforante.

L'alimentation (point de fuite sus-jacent), le trajet et les voies de drainage de toute varice en intention de traiter doivent être précisés sur une cartographie veineuse (figure 4.2), document de référence pour la stratégie thérapeutique ainsi que pour le suivi ultérieur.

Une veine superficielle peut être dilatée et tortueuse en l'absence d'incompétence valvulaire, notamment dans le cadre d'un syndrome post-thrombotique. Si cette veine présente un flux permanent, il est possible qu'elle supplée une obstruction veineuse profonde. Elle est alors qualifiée de veine vicariante et doit être conservée car elle vient en aide au réseau veineux profond déficient.

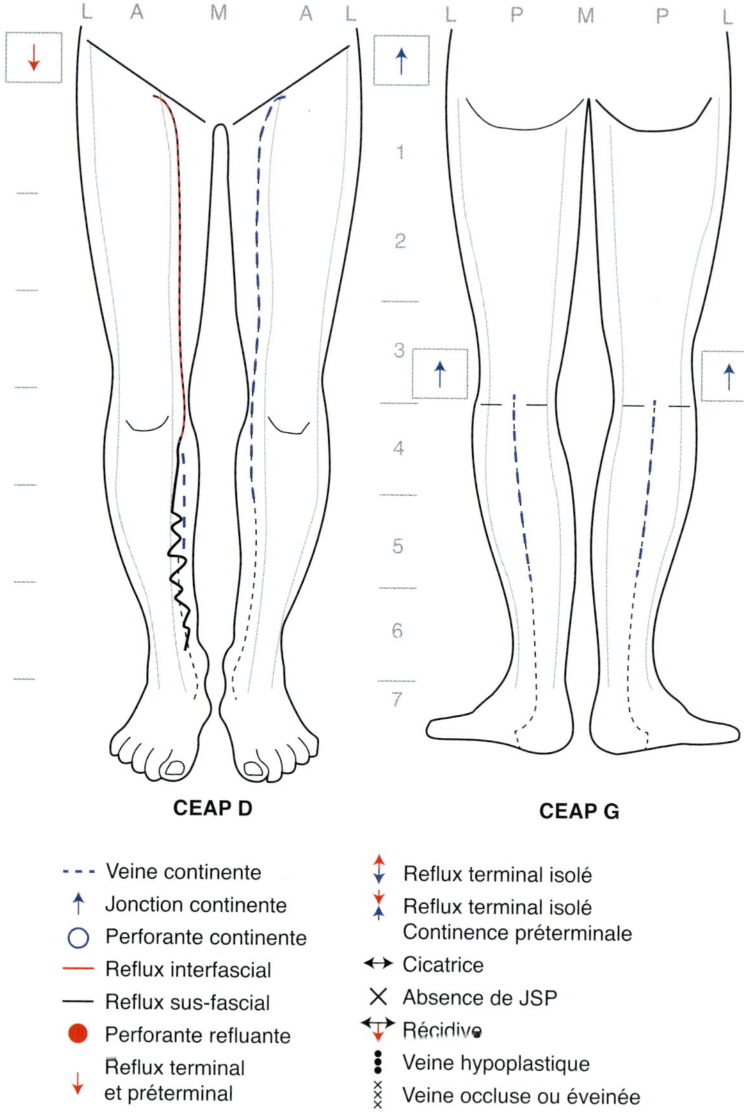

Figure 4.2. Cartographie veineuse superficielle des membres inférieurs.
Insuffisance jonctionnelle et tronculaire de la grande veine saphène droite, se drainant dans une tributaire variqueuse sus-fasciale à la face interne de jambe.
JSP : jonction saphéno-poplitée.
Source : La maladie veineuse chronique, 978-2-294-74490-7, Jean-Louis Guilmot, © Elsevier Masson, 2015.

Pertinence des soins

L'exérèse par crossectomie-stripping a longtemps été considérée comme traitement de référence des varices mais n'est plus recommandée actuellement en première intention. Les principaux inconvénients de la chirurgie sont la nécessité d'une procédure d'anesthésie et d'un arrêt de travail, le risque de complications telles que les ecchymoses diffuses, les retards de cicatrisation, les lésions neurologiques, le risque de complications thromboemboliques veineuses ou, rarement, de plaies artérielles. L'indication de la chirurgie ouverte conventionnelle (crossectomie et éveinage par stripping) devient exceptionnelle, et repose sur les rares limites thérapeutiques des techniques endoveineuses : importance du volume variqueux et tortuosités rendant techniquement non faisables les procédures endoveineuses thermiques, et inefficace la sclérothérapie [4].

Les procédures endovasculaires permettent l'occlusion percutanée des varices saphènes grâce à l'application endoluminale d'une forme d'énergie convertie en chaleur. Cette énergie provient d'un générateur radiofréquence ou laser. Une prise en charge par sclérothérapie ou par phlébectomie peut être réalisée sur les tributaires variqueuses. Si nécessaire, cette prise en charge peut être réalisée dans le même temps à la fin de la procédure du traitement endoveineux thermique ou à distance dans un second temps thérapeutique. Dans le cas d'un traitement différé des tributaires, il est préférable d'attendre au moins 3 mois après l'ablation du tronc saphène pour évaluer le besoin d'un traitement complémentaire [10]. En effet, il existe souvent une amélioration des symptômes et un affaissement au moins partiel des varices tributaires après ablation isolée du tronc.

Les recommandations françaises présentent les lignes directrices (*Choose wisely* ou « Choisir avec pertinence ») concernant les traitements d'occlusion chimique ou thermique dans l'insuffisance des veines saphènes et des récidives. Ces lignes directrices ont été établies en 2018 [4], et récemment mises à jour en 2023 [11] :

- une évaluation des facteurs de risque cardiovasculaire et la réalisation d'une cartographie veineuse des membres inférieurs sont indispensables afin de peser la balance bénéfice/risque d'un traitement endoveineux ;
- une ablation chimique ou thermique de veine saphène ou de sa récidive ne doit pas être réalisée sans échographie pré-, per- et postprocédure immédiate ;
- pour une procédure d'échosclérothérapie :
  - il n'y a pas lieu, sauf cas particuliers et contre-indications, d'utiliser la forme liquide d'un sclérosant plutôt que la forme mousse, pour le traitement d'une insuffisance de veine saphène ou de sa récidive,
  - la procédure doit tenir compte des recommandations de bonnes pratiques notamment pour les contre-indications absolues et relatives,
  - le traitement doit être accompagné d'un compte rendu de la procédure (site[s] d'injection, type/forme/concentration[s] du sclérosant, volume de mousse injecté), avec iconographie de la veine cible, avant et après injection,
  - il est rappelé que le volume de mousse injecté ne doit pas dépasser un maximum de 10 ml par séance,

  - pour la mousse, il est rappelé que seules les concentrations ayant une AMM (autorisation de mise sur le marché) (Aetoxisclérol® 1,2 et 3 %, Fibrovein® 1 et 3 %) peuvent être utilisées,
  - deux échecs consécutifs de traitement initial par échosclérothérapie sur la GVS, ou un échec sur la PVS, doivent conduire à réévaluer les solutions thérapeutiques alternatives, en tenant compte de la balance bénéfice/risque ;
- pour une procédure endoveineuse thermique :
  - la procédure doit s'accompagner d'un compte rendu détaillé (lieu de réalisation, matériel utilisé, produit anesthésiant pour la tumescence, longueur de veine traitée et énergie délivrée),
  - un diamètre de veine saphène ≥ 6 mm doit faire proposer en première intention une ablation thermique ; de même pour les diamètres entre 4 et 6 mm, l'ablation thermique doit être envisagée en première intention. Si elle n'est pas réalisable, une échosclérothérapie à la mousse avec de l'Aetoxisclérol® ou du Fibrovein® à 1 % est possible pour les diamètres entre 4 et 6 mm,
  - la mise à jour des lignes directrices souligne que, si un traitement de veine saphène est envisagé, un diamètre < 4 mm doit faire proposer en première intention une ablation thermique si elle est réalisable et non plus l'échosclérothérapie à la mousse première. Si l'ablation thermique est impossible, l'échosclérothérapie à la mousse avec des concentrations ayant une AMM peut être envisagée,
  - pour l'ablation thermique de PVS, le laser endoveineux est proposé en première intention (seule technique endoveineuse remboursée actuellement) ; tout récemment, en juin 2023, la Haute Autorité de santé (HAS) a rendu un rapport favorable pour le traitement des varices (classes CEAP C2s à C6) de la PVS par radiofréquence,
  - lors d'un traitement par ablation thermique (laser ou radiofréquence) d'une veine saphène, l'anesthésie locale par tumescence est obligatoire. L'anesthésie générale ou locorégionale (rachianesthésie ou bloc crural) est contre-indiquée sauf rares exceptions, pour lesquelles la tumescence échoguidée reste toutefois obligatoire ;
- chez un patient à haut risque thrombotique (épisodes thromboemboliques répétés, thrombophilie sévère connue, état d'hypercoagulabilité, cancer actif), si un traitement d'insuffisance de veine saphène est décidé, une ablation thermique est préférable si celle-ci est réalisable. L'échosclérothérapie peut être considérée en deuxième intention, si l'ablation thermique n'est pas réalisable, mais avec une évaluation de son rapport bénéfice/risque individuel et sous couvert d'une thromboprophylaxie adaptée.

Traitements endoveineux thermiques

Les procédures d'occlusion thermique par laser ou radiofréquence sont devenues le *gold standard* de prise en charge dans le traitement des axes saphènes. Les indications actuellement remboursées sont la GVS et la PVS (le laser seul est actuellement remboursé pour la PVS). Les autres indications éventuelles mais sans remboursement en France sont le traitement des saphènes accessoires (surtout la SAAC, moins souvent la saphène accessoire postérieure de cuisse), la veine de Giacomini, plus rarement des veines perforantes. Certaines tributaires (qui sont anatomiquement des veines sus-fasciales) peuvent parfois être traitées par laser, mais la sclérothérapie ou la phlébectomie lui sont très souvent préférées.

Les principes thérapeutiques de ces techniques sont la destruction de l'endothélium et la média de la paroi veineuse par application d'une énergie laser ou d'un courant à haute fréquence sur le trajet traité, provoquant ainsi l'occlusion et la fibrose secondaire de la veine.

L'environnement requis en France est le secteur opératoire au sein d'un établissement de santé, mais n'impose pas le bloc opératoire. Le geste se pratique en ambulatoire avec une déambulation immédiate et une reprise rapide d'activité.

Lors de la consultation préopératoire, comme pour tout geste thérapeutique, le praticien doit fournir au patient une description de la procédure envisagée et une présentation claire des avantages et des inconvénients du traitement proposé. L'ablation thermique d'une saphène étant rarement une urgence, un délai de réflexion de 8 jours entre la consultation préopératoire et l'intervention elle-même doit être laissé au patient [11] (exception pour les ruptures hémorragiques de varices qui sont le plus souvent prises en charge plus rapidement).

Trois fiches d'information du patient ont été éditées conjointement par la Société française de médecine vasculaire (SFMV) et la Société française de phlébologie :

- traitement thermique endoveineux des varices (par laser ou radiofréquence) ;
- traitement endoveineux des varices par radiofréquence ;
- traitement endoveineux des varices par laser.

Ces fiches sont téléchargeables sur le site de la SFMV : www.portailvasculaire.fr/mediatheque.

Le consentement écrit est signé par le patient avant l'intervention.

Les procédures endoveineuses d'ablation thermique sont décrites de manière standardisée dans les recommandations de la SFMV sur l'environnement et les mesures de sécurité nécessaires [12].

Geste technique

Les procédures endoveineuses thermiques impliquent un guidage échographique systématique et une anesthésie locale. Tout le matériel consommable est stérile et à usage unique.

Le laser endoveineux et la radiofréquence sont réalisés par l'intermédiaire d'un cathétérisme veineux, similaire dans les deux cas. La voie d'abord est souvent au tiers supérieur de jambe pour la grande veine saphène et si possible en amont des tributaires variqueuses ou d'une perforante incompétente ; celles-ci seront alors déconnectées du tronc saphène traité et s'affaisseront.

Le positionnement de l'extrémité de la fibre laser/sonde radiofréquence est réalisé sous contrôle échographique à 2 cm en amont de la jonction saphéno-fémorale ou poplitée, afin d'éviter la destruction des différentes afférences.
L'anesthésie locale est réalisée par infiltration tumescente (le plus souvent avec un liquide comportant 500 ml de bicarbonate de sodium à 1,4 % additionné de 10 ml de Lidocaïne® 1 %) en entourant complètement la veine cible sur tout son trajet à traiter. La veine doit par ailleurs être écartée de la peau d'au moins 1 cm par le liquide de tumescence afin d'éviter les lésions cutanées.
L'importance de l'anesthésie locale est soulignée car le signal « douleur » ressenti éventuellement par le patient doit faire arrêter immédiatement l'application d'énergie et ajouter de nouveau un volume de tumescence.
Pour le laser endoveineux, le port de lunettes protectrices adaptées à la longueur d'onde du générateur est obligatoire pour toute personne présente dans la pièce.

Les différentes étapes techniques de la procédure d'ablation thermique par laser de la PVS sont présentées sur les figures 4.3 à 4.10 [13] :

- **préparation de la peau selon les règles d'hygiène recommandées et ponction de la veine avec le cathlon sous contrôle échographique (figure 4.3) :**
    - une petite quantité de produit anesthésique intradermique peut être appliquée si besoin (la solution de tumescence peut être utilisée) avec une aiguille fine sous-cutanée,
    - NB : un éventuel spasme veineux, spontané ou provoqué par des tentatives infructueuses de ponction, peut obliger à changer de site d'accès. Le nouveau site de ponction de la veine cible sera alors choisi en échographie, souvent quelques centimètres en aval du premier site, à l'endroit où la veine n'est pas encore spasmée ;
- **retrait du mandrin et montée douce du guide dans la veine, via le cathlon (figure 4.4A):**
    - dans la plupart des cas, l'avancée du guide se fait sans résistance,
    - vérifier par échographie son trajet, et qu'il ne se soit pas enroulé sur un obstacle (valve, tortuosité ou séquelles thrombotiques), ou qu'il ne soit pas dirigé dans une perforante ;
- **retrait du cathlon en maintenant le guide en place (figure 4.4B) ;**
- **un désilet court de 6 French (composé d'un introducteur et d'un dilatateur) est inséré dans la veine saphène par l'intermédiaire du guide en place (figure 4.5) :**
    - un désilet de 4 French est utilisé en cas de procédure avec une fibre laser « Slim » (400 microns),
    - l'extrémité extérieure du guide doit toujours être visible, elle doit toujours dépasser du dilatateur d'au moins plusieurs centimètres (sécurité pour éviter le risque de migration) ;
- **retrait du guide et du dilatateur ; l'introducteur laissé en place dans la veine saphène va donner l'accès et va permettre de faire monter la fibre laser (figure 4.6) ;**

- **montée de la fibre laser jusque sous la jonction avec la veine poplitée (ou la veine fémorale commune pour une procédure intéressant la grande veine saphène) (figure 4.7) :**
  - le trajet de la fibre et la position ajustée de son extrémité sont vérifiés avant d'appliquer la tumescence (extrémité de la fibre à 2 cm de la jonction saphéno-poplitée ou saphéno-fémorale, en amont de la veine épigastrique, pour une procédure intéressant la grande veine saphène),
  - en cas d'obstacle à la montée de la fibre, ne jamais forcer,
  - vérifier en échographie la nature de cet obstacle puis redescendre de quelques centimètres la fibre,
  - selon la nature de cet obstacle (valve, tortuosité, séquelles thrombotiques), différentes manœuvres sont ensuite possibles tout en avançant à nouveau la fibre (manœuvre manuelle ou avec la sonde d'échographie sur la veine par exemple). Ainsi, s'il s'agit juste d'un blocage sous une valvule, l'obstacle pourra être facilement passé. En revanche, des séquelles thrombotiques ou une tortuosité (surtout si les segments veineux ne sont pas dans la même coupe échographique) peuvent parfois s'avérer impossibles à passer. Il suffit dans ce cas de réaliser une 2e ponction juste en aval du blocage et de placer un 2e introducteur ;
- **ensuite, une anesthésie locale par tumescence est réalisée sur tout le trajet veineux à traiter et vient former un « coussin liquidien » de protection tout autour de la veine cible (figure 4.8) :**
  - selon les règles de bonnes pratiques, le liquide de tumescence comporte 1 flacon de 10 ml de lidocaïne à 10 mg/ml pour une poche ou un flacon de 500 ml de bicarbonate de sodium à 1,4 %. Si des phlébectomies concomitantes sont prévues, la lidocaïne adrénalinée remplace souvent la lidocaïne simple,
  - avant application thermique, il convient de toujours vérifier à nouveau la position de l'extrémité de la fibre (à 2 cm de la jonction) ;
- **application du tir laser (figures 4.9 et 4.10) :**
  - le premier cycle est réalisé sans bouger la fibre puis retrait continu au rythme d'un cycle par centimètre (graduation par centimètre sur la fibre),
  - au 1er trait noir continu sur la fibre, arrêt du tir laser, retrait de l'introducteur en maintenant fixe la fibre laser, puis reprise du tir laser (figure 4.9),
  - au 2e trait noir continu, arrêt du tir laser (figure 4.10),
  - désactivation du générateur puis retrait total de la fibre.

En fin de procédure, un pansement (ou Steri-Strip^{TM}) avec petit compressif au point de ponction suffisent. Un simple bas de compression (ou une bande élastique) est souvent appliqué à la fin de la procédure. La déambulation est immédiate et la douche est autorisée dès le lendemain.

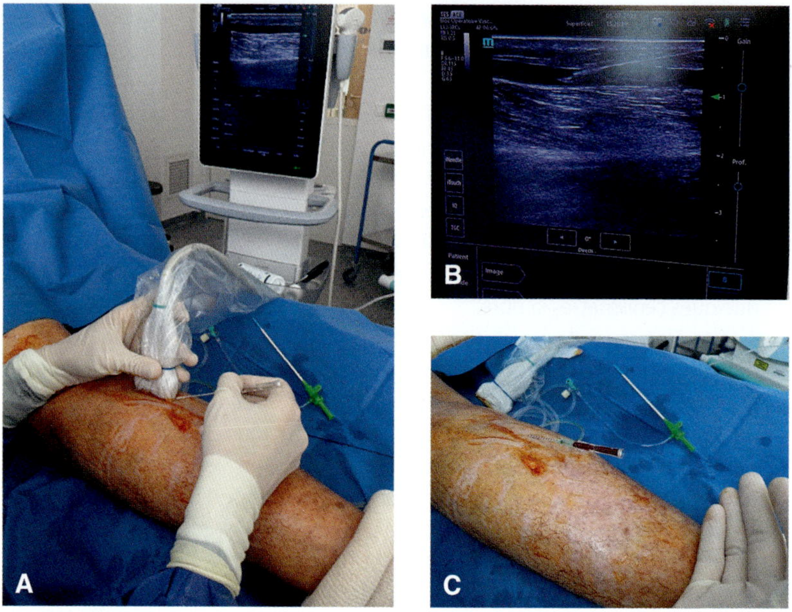

Figure 4.3. Ponction de la veine petite saphène avec le cathlon sous contrôle échographique.
Ponction entre 45 et 60° selon la profondeur de la veine cible, aussi proche que possible de la sonde d'échographie et au milieu (en regard d'une ligne verticale guidant la ponction) (A) puis horizontaliser l'aiguille pour cibler la veine (B, C).
Source : Dr Soufyane Sebbane, Institut des varices, Groupe hospitalier Paris Saint-Joseph.

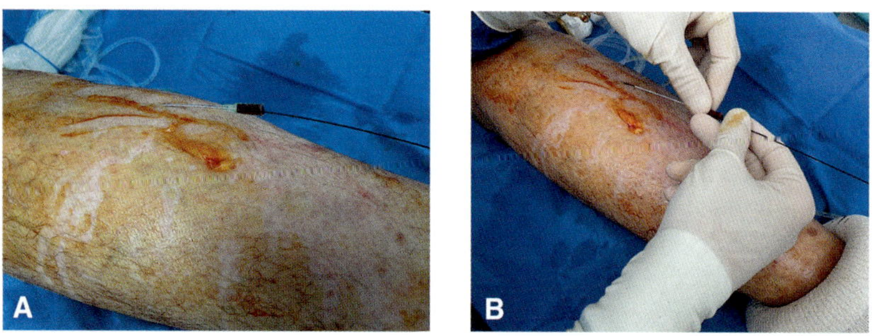

Figure 4.4. Montée du guide dans la veine petite saphène.
Retrait du mandrin et montée douce du guide dans la veine, via le cathlon (A) ; retrait du cathlon en maintenant le guide en place (B).
Source : Dr Soufyane Sebbane, Institut des varices, Groupe hospitalier Paris Saint-Joseph.

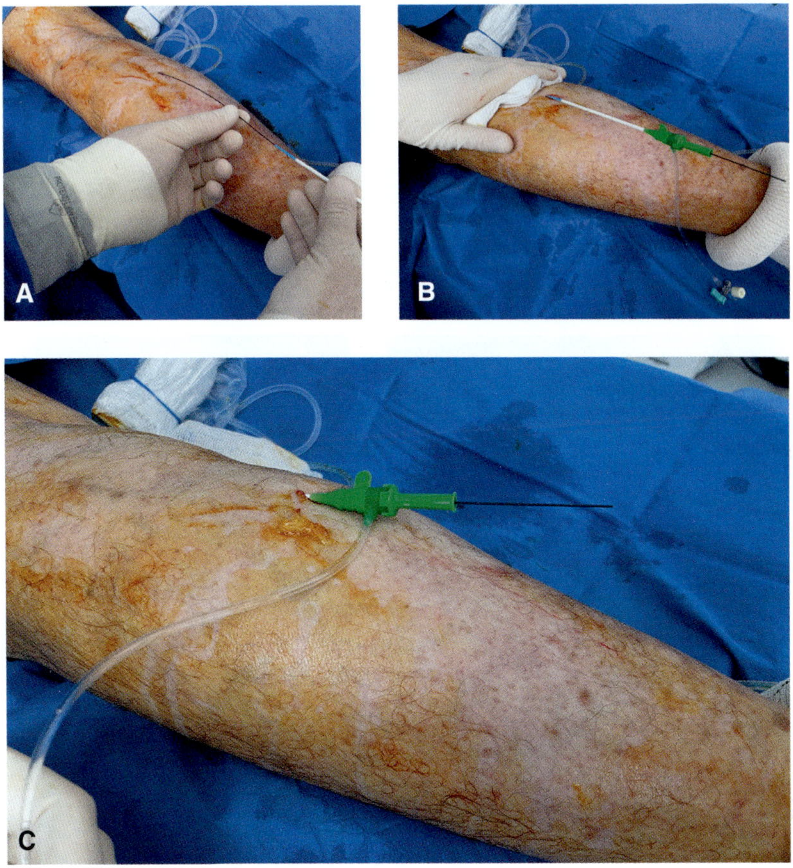

Figure 4.5. Insertion du désilet dans la veine petite saphène.
Désilet court de 6 French (composé d'un introducteur et d'un dilatateur de 10 cm de long environ) inséré dans la veine saphène par l'intermédiaire du guide en place (A-C).
Source : Dr Soufyane Sebbane, Institut des varices, Groupe hospitalier Paris Saint-Joseph.

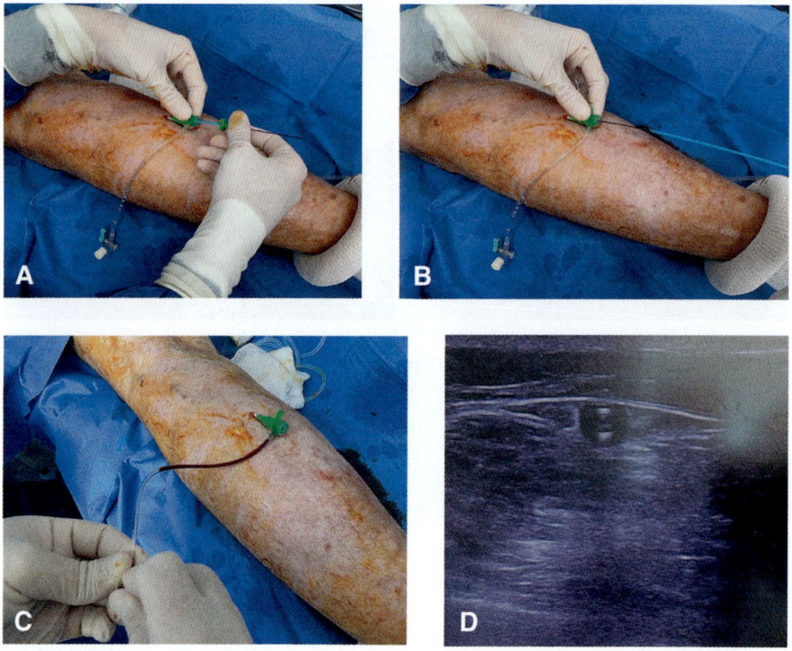

Figure 4.6. Retrait du guide et du dilatateur (A, B) ; introducteur laissé en place dans la veine petite saphène (vérification avec reflux [C] et vue échographique [D]).
Source : Dr Soufyane Sebbane, Institut des varices, Groupe hospitalier Paris Saint-Joseph.

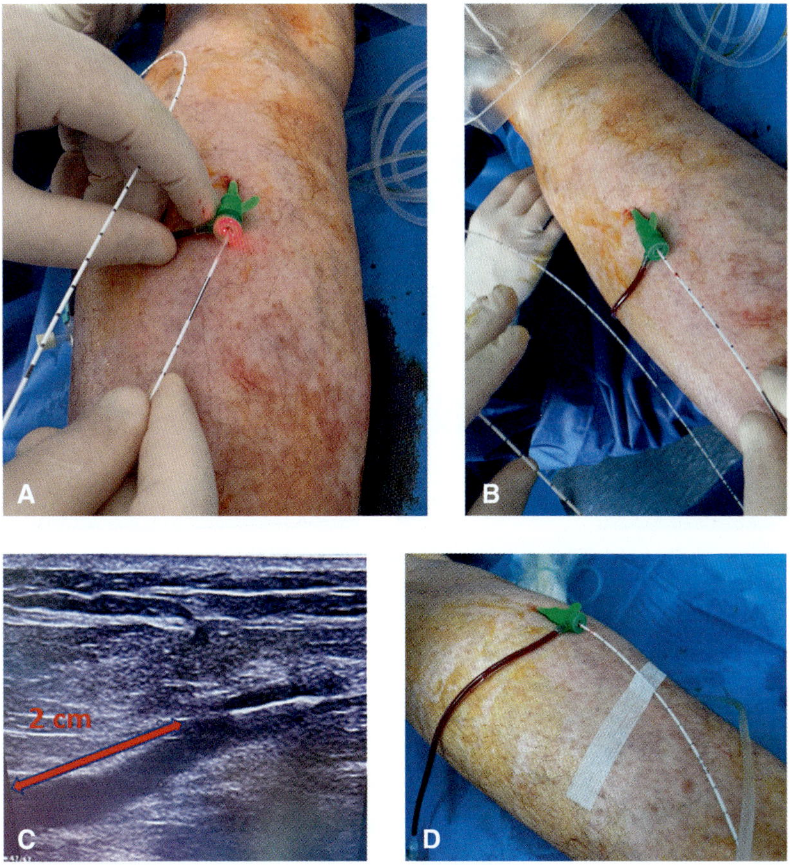

Figure 4.7. Montée et positionnement de la fibre laser dans la veine petite saphène. Montée de la fibre laser (A, B) jusque sous la jonction (C) avec la veine poplitée (ou la veine fémorale commune pour une procédure intéressant la grande veine saphène) ; fibre laser fixée à la peau avec un strip (la graduation est repérée à la sortie de l'introducteur) (D).

Source : Dr Soufyane Sebbane, Institut des varices, Groupe hospitalier Paris Saint-Joseph.

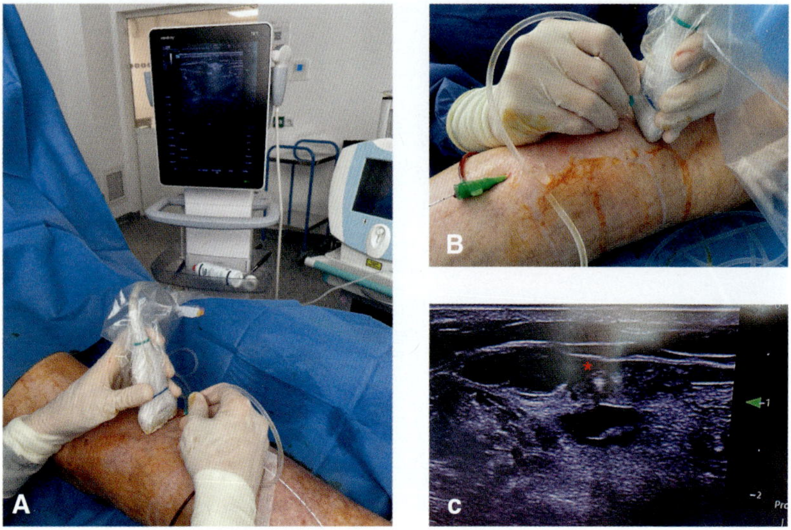

Figure 4.8. Anesthésie locale sous contrôle échographique.
Anesthésie locale par tumescence sous contrôle échographique (A-C) formant un « coussin liquidien » de protection tout autour de la veine cible (C [*]).
Source : Dr Soufyane Sebbane, Institut des varices, Groupe hospitalier Paris Saint-Joseph.

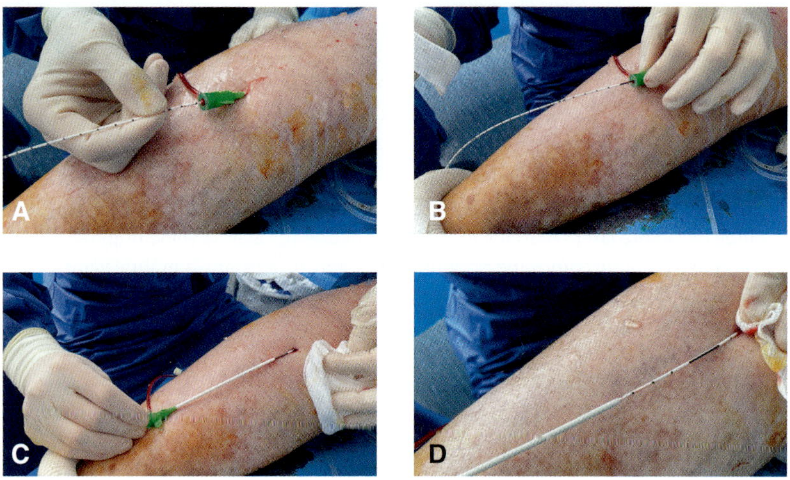

Figure 4.9. Tir laser.
Application du tir laser avec retrait continu de la fibre au rythme d'un cycle par centimètre (graduation par centimètre sur la fibre) (A) ; au 1er trait noir continu sur la fibre (B), arrêt du tir laser, retrait de l'introducteur (C) en maintenant fixe la fibre laser, puis reprise du tir laser (D).
Source : Dr Soufyane Sebbane, Institut des varices, Groupe hospitalier Paris Saint-Joseph.

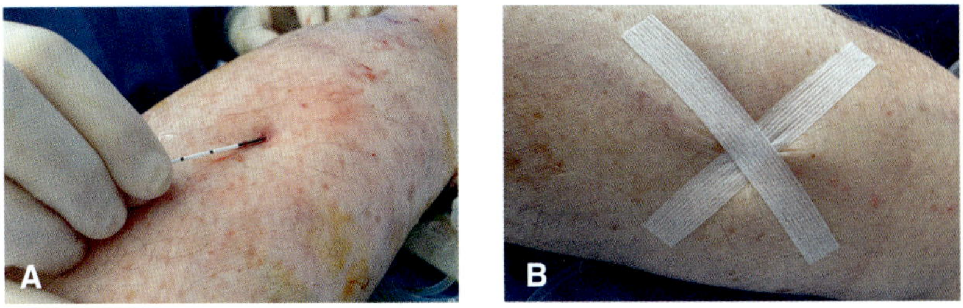

Figure 4.10. Fin de procédure.
Arrêt du tir laser au 2e trait noir continu (A) ; désactivation du générateur puis retrait total de la fibre ; pansement (ou Steri-StripTM) avec petit compressif en fin de procédure au point de ponction (B).
Source : Dr Soufyane Sebbane, Institut des varices, Groupe hospitalier Paris Saint-Joseph.

Complications

Les effets secondaires les plus fréquemment décrits sont de possibles ecchymoses au point de ponction et sur le trajet des injections pour la tumescence, une pigmentation, une gêne douloureuse, des troubles sensitifs à type de dysesthésies, hypoesthésies ou paresthésies. La survenue d'éventuels troubles sensitifs est prévenue par le signal « douleur » décrit par le patient, devant faire arrêter momentanément l'application d'énergie pour ajouter un nouveau volume de tumescence (permettant que ces troubles restent temporaires).

Les complications, plus rares, sont représentées par les brûlures cutanées (tumescence non correctement réalisée) ou les TVS hors territoire traité (à distinguer des occlusions veineuses secondaires de tributaires sur le territoire saphène traité, de physiopathologie différente et demandant surtout un traitement symptomatique). Des cas de TVP ou d'embolie pulmonaire ont été également rapportés.

De manière exceptionnelle, une migration du guide et des cas de rupture de la fibre laser ont été décrits dans la littérature. De même, bien qu'exceptionnel, le risque de réaction anaphylactique à la lidocaïne nécessite un environnement adapté [12].

L'extension d'un thrombus à la JSF ou JSP est une complication décrite après des procédures thermiques endoveineuses (fréquence de 2 à 9 %), mais le risque d'embolie pulmonaire reste exceptionnel [12]. Le positionnement de l'extrémité de la fibre à 2 cm de la valve terminale a pour but de limiter l'incidence des thrombus étendus à la JSF ou JSP et de préserver les afférences fonctionnelles s'abouchant à la crosse. Une échographie de la jonction concernée (fémorale ou poplitée) est réalisée systématiquement en fin d'intervention et dans les 8 à 10 jours suivants.

En cas de détection d'une TVP, la prise en charge thérapeutique est guidée par la classification de Kabnick [12,14] :

- en cas de thrombus s'étendant à la jonction (JSF ou JSP) sans atteindre la veine profonde : pas de recommandation dans la littérature sur la prescription d'un traitement anticoagulant ;

- en cas de thrombus s'étendant sur moins de 50 % de la surface (en coupe transversale) de la veine profonde contiguë à la veine superficielle traitée : un traitement anticoagulant à une dose prophylactique ou curative avec réévaluation échographique à 1 semaine est recommandé ;
- en cas de thrombus s'étendant à plus de 50 % de la surface : un traitement anticoagulant curatif est recommandé avec un contrôle échographique à 2 semaines et ajustement de la durée du traitement en fonction de la régression ou de l'absence de régression du thrombus ;
- en cas de thrombus occlusif, un traitement anticoagulant curatif pendant un minimum de 6 semaines est recommandé.

Dans l'attente d'un consensus sur le protocole de traitement anticoagulant, la surveillance doit être réalisée par écho-Doppler et le traitement (modalités et durée) est adapté au risque thrombotique et hémorragique du patient.

Contre-indications et précautions

Les contre-indications des techniques endoveineuses thermiques sont la thrombose aiguë de la veine à traiter (TVS datant de moins de 6 semaines) ou une maladie thromboembolique veineuse (MTEV) datant de moins de 3 mois, et pour la radiofréquence, de principe, la présence d'un pacemaker ou d'un défibrillateur implantable.

Une classe ASA ≥ 3 (score mis au point par la Société américaine des anesthésistes « American Society of Anesthesiologists » pour exprimer l'état de santé préopératoire d'un patient), une insuffisance cardiaque, rénale ou hépatique, un indice de masse corporelle (IMC) > 35 kg/m^2, ou plus généralement, toute perception par l'opérateur d'un risque pour le patient peuvent conduire à choisir un environnement hospitalier plus sécurisé.

L'anticoagulation préventive est recommandée pour les patients présentant un risque thromboembolique [15] :

- antécédent personnel ou familial de MTEV ;
- thrombophilie connue ;
- mobilité réduite ;
- obésité (IMC > 30 kg/m^2);
- traitement hormonal en cours ;
- cancer actif ;
- pathologie chronique associée à un risque thrombotique ;
- TVS.

Il est conseillé d'éviter les procédures endoveineuses chez les patients ayant présenté une infection Covid-19 prouvée ou avec symptômes dans les 3 mois précédents.

Pour les patients présentant un risque thrombotique intermédiaire (patients présentant un seul facteur de risque), les experts recommandent d'administrer une prophylaxie anticoagulante pour une durée de 7 à 14 jours. Pour les patients à haut risque (présentant des facteurs de risque multiples ou un seul facteur de risque dominant comme des antécédents personnels de MTEV non provoquée), les conseils portent principalement sur la durée de la prophylaxie, 4 à 6 semaines [15]. La prophylaxie pourra être réalisée par un anticoagulant oral direct (hors AMM) ou une héparine de bas poids moléculaire.

Un diamètre veineux important ne constitue plus une limitation à la réalisation d'une ablation thermique [3]. Selon l'expérience de l'opérateur et le type de sinuosités, une veine peut constituer ou non une difficulté de cathétérisme et donc une limitation ou non à la réalisation d'une procédure endoveineuse thermique. Un trajet veineux sus-fascial proche de la peau demande impérativement que la tumescence éloigne la veine de la peau, avec contrôle échographique, et que le patient soit prévenu des risques d'induration sous-cutanée et de pigmentation dans les suites de procédure. Par précaution, la grossesse et le post-partum sont considérés comme des contre-indications temporaires (délai habituellement à respecter de 3 à 6 mois entre le post-partum et la réalisation de la procédure d'ablation veineuse).

Échosclérothérapie

Sous certaines conditions, les veines saphènes incompétentes font partie des indications possibles de l'échosclérothérapie. L'échosclérothérapie fait surtout partie du panel thérapeutique indispensable dans leurs récidives [4,11].

Cette technique peut être en fait réalisée pour tous les types de veines à traiter, en particulier celles qui sont plus difficilement ou non accessibles aux autres méthodes :

- les veines tributaires variqueuses ;
- les perforantes incompétentes ;
- les varices réticulaires et les télangiectasies (varicosités) ;
- les « perles variqueuses » ;
- les varices résiduelles ou récidivantes après intervention ;
- les varices des membres inférieurs d'origine pelvienne ;
- les varices proches d'un ulcère de jambe ;
- les malformations veineuses.

La seule indication de la sclérothérapie liquide est le traitement des varices classées C1 (varices réticulaires et télangiectasies).

C'est la forme mousse d'un sclérosant qui doit être utilisée pour le traitement des autres types de varices. Le produit sclérosant utilisé sous forme de mousse présente en effet des avantages :

- dose moindre de produit sclérosant utilisée ;
- meilleure adhérence des microbulles à la paroi veineuse ;
- meilleur spasme veineux ;
- aspect hyperéchogène de la mousse permettant le contrôle échographique per- et post-injection intraveineuse.

Faisant suite au consensus européen de Tegernsee sur la mousse sclérosante, les dernières recommandations européennes sur la sclérothérapie datent de 2014 [16]. L'Union internationale de phlébologie (UIP) a publié récemment une mise au point sur les indications, contre-indications et les précautions d'emploi dans la sclérothérapie [17].

Deux agents sclérosants sont autorisés dans la plupart des pays européens, le polidocanol (ou lauromacrogol 400) et le tétradécyl sulfate de sodium.

En France, le polidocanol est commercialisé sous le nom d'Aetoxisclérol® et disponible aux concentrations suivantes : 0,25, 0,5, 1, 2 et 3 %.

Le tétradécyl sulfate de sodium est commercialisé sous le nom de Fibrovein® aux concentrations de 0,2, 0,5, 1 et 3 %, et sous le nom de Trombovar® aux concentrations de 1 et 3 %. L'autorisation de mise sur le marché sous la forme mousse est réservée aux fortes concentrations (1 à 3 %) et seulement pour l'Aetoxisclérol® et le Fibrovein®.

Geste technique

L'échographie Doppler doit être systématique avant tout traitement par sclérothérapie.

La sclérothérapie est réalisée le plus souvent au cabinet de consultation et sans anesthésie.

Tout le matériel est stérile et à usage unique. Le traitement est étagé, allant des reflux les plus hauts situés et les plus importants, vers les plus bas situés en se basant sur la cartographie veineuse.

Les 4 étapes de la technique par ponction-injection directe à l'aiguille ont été détaillées dans le rapport de la HAS en 2004 et réactualisées en 2015 [18].

Toute la procédure est faite sous contrôle échographique.

En fonction du remplissage et du spasme de la veine cible, l'opérateur décide si une injection complémentaire doit être réalisée lors de la même session. Une ou deux injections sont nécessaires en moyenne pour une veine saphène ; le volume total de mousse injecté pour une GVS est d'environ 4 ml. Le plus petit volume de mousse efficace pour traiter le segment veineux cible doit être choisi. Un seuil de 10 ml maximum de volume de mousse injecté par séance ne doit pas être dépassé, l'utilisation de plus grand volume augmentant le risque de thrombose.

Le choix des concentrations de mousse est basé sur les diamètres des segments veineux ciblés (tableau 4.3).

Le contrôle échoguidé durant le geste de sclérothérapie est primordial, améliorant sa précision et renforçant sa sécurité. Il est notamment indispensable pour la sclérothérapie des varices qui ne sont pas visibles cliniquement et pour les veines perforantes (attention, il existe toujours une artériole à proximité d'une perforante). Pour les veines réticulaires, la visibilité peut être rehaussée par la transillumination.

Tableau 4.3. Concentration de mousse recommandée selon le diamètre veineux à traiter.

Indication	Polidocanol	Tétradécyl sulfate de sodium
Tributaire variqueuse	≤ 2 %	1 %
Veine saphène • < 4 mm • 4-8 mm • > 8 mm	 1 % 1-3 % 3 %	 1 % 1-3 % 3 %
Perforante incompétente	1-3 %	1-3 %
Récidive de varices	1-3 %	1-3 %
Malformation veineuse	1-3 %	1-3 %

Source : Rabe E, Pannier F. Indications, contraindications and performance: European guidelines for sclerotherapy in chronic venous disorders. Phlebology 2014;29(Suppl. 1):26-33 ; Concentrations des sclérosants en fonction des diamètres veineux pour la sclérothérapie à la mousse. Accord d'experts de la Société française de phlébologie et de la Société française de médecine vasculaire. Phlébologie 2018;71(3):7-9.

Les étapes techniques d'une procédure d'échosclérothérapie à la mousse d'une récidive variqueuse post-chirurgicale des grande et petite veines saphènes sont présentées sur les figures 4.11, 4.12 et 4.13 :

- repérage échographique du segment veineux à injecter et des artérioles de voisinage (mode B et couleur) afin de choisir le site d'injection le mieux adapté et le plus sûr ; désinfection de la zone de ponction ;
- fabrication extemporanée de la mousse sclérosante (figure 4.11), le plus souvent fabriquée en mixant (en moyenne 10 à 20 mouvements de va-et-vient), à l'aide de 2 seringues et d'un biconnecteur femelle-femelle présenté ici (ou d'un robinet à 3 voies), un volume de sclérosant liquide (polidocanol ou tétradécyl sulfate de sodium) et 4 volumes d'air (filtré au préalable avec un filtre de 0,2 µm selon les RCP-ANSM). La mousse doit être confectionnée au dernier moment car elle doit être utilisée rapidement après fabrication. Il est effectivement admis que le délai entre la fin de la fabrication de la mousse et la fin de l'injection ne doit pas excéder 60 secondes ; sinon il est préférable de refaire une mousse « fraîche » ;
- ponction veineuse sous contrôle échographique à l'aide d'une aiguille de 23 ou 22 gauge le plus souvent, montée sur la seringue contenant la mousse sclérosante (figure 4.12) ;
- vérification échographique du bon positionnement de l'aiguille dans la veine puis injection d'une faible quantité de mousse dans la veine (mode B) pour valider cette position endoveineuse ;
- injection de la quantité de mousse voulue (figure 4.13), dès lors que la vérification a été satisfaisante, en continuant à surveiller échographiquement la veine cible (mode B) ;
- contrôle échographique post-injection évaluant l'impact immédiat du geste (mousse apparaissant hyperéchogène et présence d'un spasme veineux).

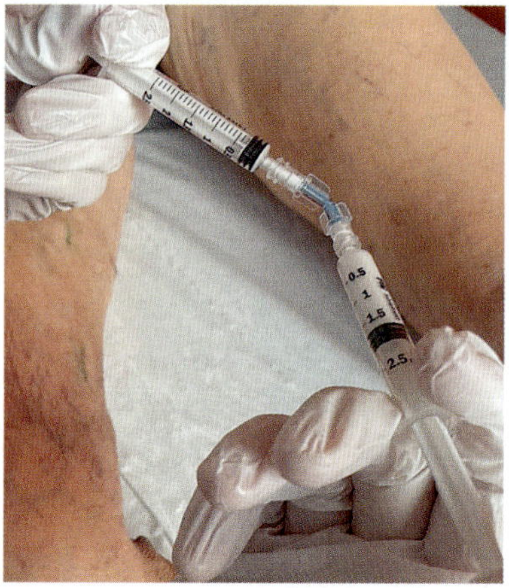

Figure 4.11. Fabrication extemporanée de la mousse sclérosante.
Source : Dr Clément Jaillette, Institut des varices, Groupe hospitalier Paris Saint-Joseph.

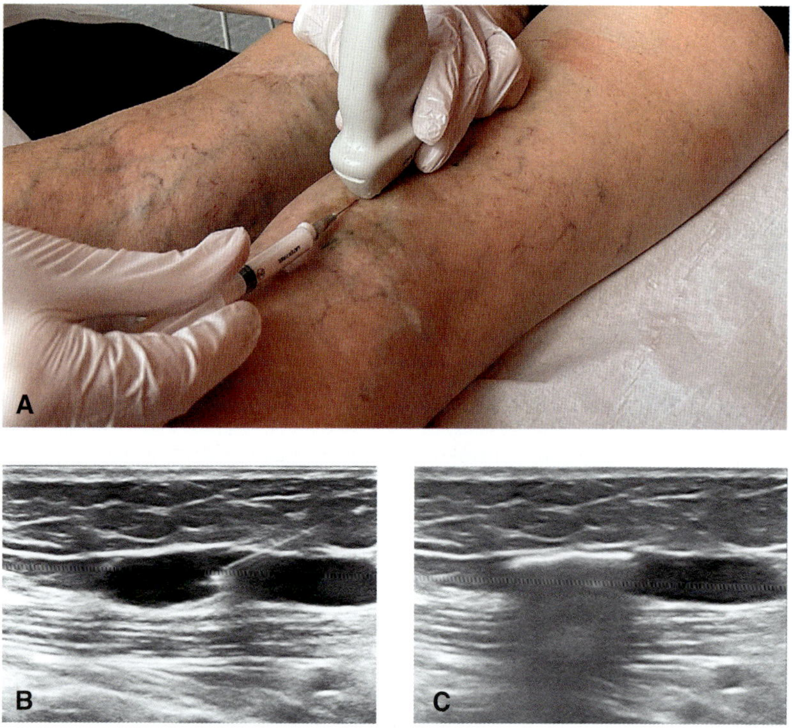

Figure 4.12. Ponction de la veine à traiter.
Ponction veineuse sous contrôle échographique (A, B) puis injection d'une faible quantité de mousse dans la veine (mode B) pour valider cette position endoveineuse (C).
Source : Dr Clément Jaillette, Institut des varices, Groupe hospitalier Paris Saint-Joseph.

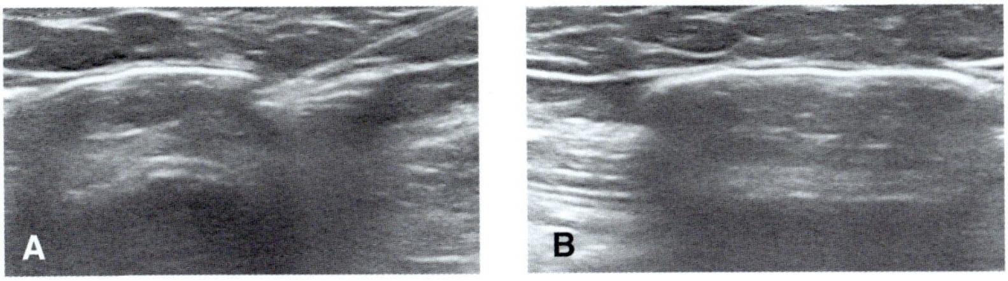

Figure 4.13. Injection de mousse dans la veine cible.
Injection de la quantité de mousse voulue sous contrôle échographique (A-B).
Source : Dr Clément Jaillette, Institut des varices, Groupe hospitalier Paris Saint-Joseph.

Complications

Les complications considérées bénignes sont la TVS hors territoire traité (à distinguer d'une occlusion secondaire sur une varice dépendant du territoire traité, nécessitant un traitement symptomatique seulement), une réaction cutanée avec allergie locale, le matting ou la pigmentation résiduelle. Le matting et la pigmentation résiduelle sont considérés comme des complications bénignes communes, qui s'atténuent avec le temps.

Les complications graves sont le choc anaphylactique, la nécrose tissulaire, les accidents vasculaires ischémiques cérébraux (transitoires ou constitués), les TVP proximales et l'embolie pulmonaire. Toutes ces complications ont été rapportées comme des cas isolés ou très rares dans la littérature [16].

Récemment, l'ANSM a attiré l'attention des praticiens sur la survenue extrêmement rare mais possible de troubles du rythme cardiaque (concernant le polidocanol uniquement, pas le tétradécyl sulfate de sodium), y compris exceptionnellement d'arrêts cardiorespiratoires inexpliqués dont certains létaux [19]. Un rappel sur les complications de la sclérothérapie, sur les caractéristiques des produits sclérosants et l'utilisation de la mousse selon les règles de bonnes pratiques et selon l'autorisation de mise sur le marché a ainsi été effectué [17].

Une surveillance du patient doit être réalisée pendant et dans les minutes qui suivent l'administration du produit sclérosant. Il est également recommandé compte tenu des risques cardiovasculaires de disposer d'un défibrillateur et d'être formé aux gestes de premier secours.

Contre-indications et précautions

Les recommandations internationales [17] soulignent les contre-indications absolues à toute sclérothérapie :

- l'allergie connue au produit sclérosant ;
- un événement thromboembolique veineux aigu :
  - TVS datant de moins de 6 semaines,
  - TVP ou embolie pulmonaire datant de moins de 3 mois ;

- artériopathie du membre inférieur sévère, au stade d'ischémie critique ;
- pathologie générale aiguë, infection ou pathologie chronique non stabilisée ;
- foramen ovale perméable connu (ou shunt droit-gauche) symptomatique (contre-indication spécifique à la mousse) ;
- survenue d'événements neurologiques (accident neurologique transitoire ou constitué) ou cardiaques à la suite d'une séance de sclérothérapie.

Les principales contre-indications relatives soulignées sont les suivantes :
- terrain d'hypersensibilité, asthme chronique, mastocytose : consultation dédiée allergologique et environnement médical adapté durant la procédure recommandés ;
- troubles neurologiques mineurs et fugaces, migraine incluse, faisant suite à une séance antérieure de mousse : il est recommandé de réévaluer la balance bénéfice/risque individuelle avant d'envisager une éventuelle poursuite du traitement par mousse ;
- alitement prolongé ;
- patients présentant un risque élevé de thrombose : thrombophilie familiale, facteurs de risque multiples (contraception hormonale, traitement hormonal substitutif, obésité, tabac, immobilité prolongée, etc.).
- La grossesse, le post-partum et l'allaitement constituent des contre-indications temporaires.

Une évaluation cardiologique est nécessaire avant toute procédure de sclérothérapie chez les patients ayant des antécédents cardiovasculaires personnels ou familiaux (en particulier un antécédent familial au 1er degré de mort subite). Par précaution, le polidocanol ne sera pas utilisé en cas d'antécédents cardiovasculaires personnels ou familiaux. Concernant le tétradécyl sulfate de sodium, la précaution concernera en particulier le terrain allergique du patient [17,19].
De même que pour les procédures endoveineuses thermiques, le risque veineux thromboembolique doit être pris en compte pour tous les patients avant une sclérothérapie à la mousse et une prophylaxie anticoagulante doit être discutée selon le risque individuel estimé [15].

Points clés

- Si la décision de traitement d'un tronc saphène ou d'une récidive variqueuse est prise, la chirurgie conventionnelle (ligature/stripping) ne doit pas être proposée, à l'exception de rares cas (très grosses ectasies de la JSF par exemple).
- Un traitement invasif par embolisation de varices pelviennes ne doit pas être réalisé en l'absence de syndrome de congestion pelvienne associé.
- Traitements endoveineux thermiques :
  - traitement de référence recommandé en première intention pour la prise en charge des axes saphènes incompétents de diamètre ≥ 4 mm et même < 4 mm si techniquement possible ;

- les contre-indications sont essentiellement représentées par une maladie veineuse thromboembolique aiguë datant de moins de 3 mois (6 semaines en cas de TVS), et pour la radiofréquence de principe, la présence d'un pacemaker ou d'un défibrillateur implantable.
- Échosclérothérapie :
  - cette technique très polyvalente est techniquement réalisable pour tous les types de veines incompétentes à traiter, mais rend des services particulièrement importants dans les récidives ;
  - le contrôle échographique durant le geste est primordial, avec une prudence particulièrement accrue pour les veines perforantes (il existe toujours une artériole à proximité, il est donc préférable d'injecter la varice qui en dépend et non la perforante elle-même) ;
  - un shunt cardiaque droit-gauche symptomatique, ou la survenue d'événements neurologiques (accident vasculaire constitué ou transitoire avéré) ou cardiaques à la suite d'une séance de sclérothérapie représentent des contre-indications absolues à la poursuite de la sclérothérapie ;
  - la survenue de troubles neurologiques mineurs et fugaces incluant une migraine à la suite d'une séance antérieure de sclérothérapie doit faire rediscuter la balance bénéfice/risque individuelle de cette procédure.

Références

[1] Yannoutsos A, Hamel-Desnos C, Vignes S. Varices. EMC — Cardiologie 2023. [Article 11-720-A-10].

[2] Hamel-Desnos C, Miserey G. Varices saphènes et récidives. Traitements d'occlusion chimique ou thermique dans l'insuffisance des veines saphènes et des récidives. Phlébologie. 2018 ; 71(3) : 10–7.

[3] De Maeseneer MG, Kakkos SK, Aherne T, et al. Editor's Choice — European Society for Vascular Surgery (ESVS) 2022 Clinical Practice Guidelines on the Management of Chronic Venous Disease of the Lower Limbs. Eur J Vasc Endovasc Surg. 2022 ; 63(2) : 184–267.

[4] Hamel-Desnos C, Miserey G. Pertinence des soins pour les saphènes et récidives. Traitements d'occlusion chimique ou thermique dans l'insuffisance des veines saphènes et des récidives. Phlébologie. 2018 ; 71(4) : 1–2.

[5] Perrin M. Affections veineuses chroniques des membres inférieurs. Généralités. In: Rappel anatomique et physiologique. EMC (Elsevier SAS, Paris), Techniques chirurgicales — Chirurgie vasculaire ; 2006. p. 43–160.

[6] Lurie F, Passman M, Meisner M, et al. The 2020 update of the CEAP classification system and reporting standards. J Vasc Surg Venous Lymphat Disord. 2020 ; 8(3) : 342–52.

[7] Meissner MH, Khilnani NM, Labropoulos N, et al. The Symptoms-Varices-Pathophysiology classification of pelvic venous disorders: A report of the American Vein & Lymphatic Society International Working Group on Pelvic Venous Disorders. J Vasc Surg Venous Lymphat Disord. 2021 ; 9(3) : 568–84.

[8] Lemasle P, Lefebvre-Vilardebo M, Uhl JF, et al. La cartographie veineuse superficielle. Considérations pratiques. Phlébologie. 2000 ; 53 : 77–105.

[9] Uhl JF, Gillot C. Anatomy of Perforating veins of the lower limb. Phlebologie. 2021 ; 50 : 59–75.
[10] Gloviczki P, Lawrence PF, Wasan SM, et al. The 2022 Society for Vascular Surgery, American Venous Forum, and American Vein and Lymphatic Society clinical practice guidelines for the management of varicose veins of the lower extremities. Part I. Duplex Scanning and Treatment of Superficial Truncal Reflux: Endorsed by the Society for Vascular Medicine and the International Union of Phlebology. J Vasc Surg Venous Lymphat Disord. 2023 ; 11(2) : 231–61.e6.
[11] Blaise S, Diard A, Giordana P, Goffette P, pour le CNPMV. Traitements d'occlusion chimique ou thermique dans l'insuffisance des veines saphènes et des récidives. Mise à jour. 2023.
[12] Gracia S, Miserey G, Risse J, et al. Update of the SFMV (French society of Vascular Medicine) guidelines on the conditions and safety measures necessary for thermal ablation of the saphenous veins and proposals for unresolved issues. J Med Vasc. 2020 ; 45(3) : 130–46.
[13] Hamel-Desnos C, Gérard JL, Pichot O. Traitements endoveineux thermiques. In: Traité de médecine vasculaire. Issy-les-Moulineaux: Elsevier Masson ; 2021. p. 555–86.
[14] Kabnick LS, Sadek M, Bjarnason H, et al. Classification and treatment of endothermal heat-induced thrombosis: Recommendations from the American Venous Forum and the Society for Vascular Surgery. J Vasc Surg Venous Lymphat Disord. 2021 ; 9(1) : 6–22.
[15] Nyamekye IK, Campbell B. UK Royal Society of Medicine Venous Forum VTE Advice 2020. Phlebology. 2021 ; 36(2) : 88–90.
[16] Rabe E, Pannier F, for the Guideline Groupe. Indications, contraindications and performance: European guidelines for sclerotherapy in chronic venous disorders. Phlebology. 2014 ; 29(Suppl. 1) : 26–33.
[17] Wong M, Parsi K, Myers K, et al. Sclerotherapy of lower limb veins: Indications, contraindications and treatment strategies to prevent complications — A consensus document of the International Union of Phlebology — 2023. Phlebology. 2023 ; 38(4) : 205–58.
[18] Hamel-Desnos C, Moraglia L, Ramelet AA. Sclérothérapie. In: La Maladie veineuse chronique. Elsevier Masson SAS. 2015 : p. 89–126.
[19] Nguyen CN, Nguyen QBD, Silapunt S. Analysis of adverse events with sclerosants reported to the United States Food and Drug Administration. Phlebology. 2022 ; 37(6) : 452–9.

CHAPITRE 5

Lymphœdème

Avec l'expertise de :
Stéphane Vignes

PLAN DU CHAPITRE

- **Prise en charge diagnostique**
  - Diagnostic positif
  - Douleurs associées
  - Diagnostics différentiels
- **Lymphœdème primaire**
  - Membre supérieur
  - Membre inférieur
  - Formes familiales et formes syndromiques
- **Lymphœdème secondaire**
  - Membre supérieur
  - Membre inférieur
  - Maladie de Kaposi
- **Complications**
  - Cutanées
  - Infectieuses
  - Tumorales
- **Prise en charge thérapeutique**
  - Bandages peu élastiques monotypes multicouches
  - Compression élastique
  - Mesures associées

Médecine vasculaire appliquée

Le système lymphatique est constitué d'un réseau de vaisseaux, parallèles et de même sens de flux que le réseau veineux, naissant dans les différents tissus du corps pour rejoindre les ganglions et drainant ainsi la lymphe.

Les capillaires lymphatiques sont constitués de cellules endothéliales disjointes et d'une membrane basale discontinue permettant de réabsorber différentes substances — en particulier les molécules volumineuses — contenues dans le liquide interstitiel, dont des protéines ou des lymphocytes. Ce liquide, drainé par les capillaires, définit la lymphe.

Les capillaires lymphatiques se drainent dans les vaisseaux pré-collecteurs puis dans les vaisseaux collecteurs, constitués de cellules endothéliales jointives, de cellules musculaires lisses et de valvules, et dont les unités fonctionnelles contractiles sont les lymphangions.

Les vaisseaux collecteurs afférents aboutissent dans les ganglions (concentrés dans les régions cervicale, thoracique et abdominale). Puis, les collecteurs efférents convergent vers le canal thoracique qui s'abouche au niveau de la veine subclavière gauche.

En conditions physiologiques, les canaux lymphatiques sont présents partout sauf dans les tissus avasculaires tels que les cheveux, ongles, cartilage et cornée et dans quelques tissus vasculaires tels que la rétine. Des découvertes récentes ont mis en évidence des structures lymphatiques dans le cerveau appelées glymphatiques (glymphatique : glial-lymphatique). Leur rôle est encore mal compris, mais elles interviendraient dans la circulation et la résorption du liquide céphalorachidien.

Sur le plan physiologique, le système lymphatique a trois fonctions majeures :

- immunologiques, en participant à la défense immunitaire : micro-environnement spécialisé au sein des ganglions lymphatiques, favorisant les interactions entre des cellules immunitaires migratrices, des lymphocytes et des cellules présentatrices d'antigènes ;
- drainage et filtration, permettant l'élimination au niveau des ganglions lymphatiques de différentes substances contenues dans la lymphe (agents infectieux, débris cellulaires, protéines de haut poids moléculaire, cellules cancéreuses) ;
- nutritives : la lymphe apporte au sang circulant les graisses absorbées au niveau de l'intestin grêle après digestion par les lipases (cette lymphe riche en chylomicrons est appelée chyle).

Les vaisseaux lymphatiques partagent une origine embryologique commune avec le système veineux. Sous l'influence de plusieurs facteurs de transcription et de la voie de signalisation du VEGF-C/VEGFR3, les cellules endothéliales veineuses se différencient en cellules endothéliales lymphatiques qui migrent, se multiplient et forment la vascularisation lymphatique primitive.

Une dysrégulation des gènes impliqués dans la lymphangiogenèse peut être associée à la survenue de malformations lymphatiques :

- malformations tronculaires (le lymphœdème) ;
- malformations extra-tronculaires kystiques (voir chapitre 7).

Le lymphœdème peut être primaire ou secondaire. Il est lié à une accumulation de lymphe dans les tissus interstitiels associée à des modifications tissulaires, responsables d'une augmentation de volume d'un membre ou d'un segment de membre. Le lymphœdème primaire est d'origine constitutionnelle et non lié à une intervention iatrogène sur le système lymphatique, à la différence des lymphœdèmes secondaires [1] (figure 5.1).

Le lymphœdème est une pathologie chronique. Le retentissement dermatologique est au premier plan avec épaississement cutané. Il existe aussi une augmentation du volume de l'hypoderme et du tissu adipeux, siège de fibrose.

Lymphœdèmes secondaires

Traitements des cancers (rarement, le cancer lui-même)

Chirurgie avec curage ganglionnaire, radiothérapie, chimiothérapie.

Causes de lymphœdèmes secondaires en dehors des cancers

- **Maladies inflammatoires chroniques de l'intestin :** maladie de Crohn, rectocolite hémorragique.
- **Infections :** maladie de Kaposi (*Human Herpes Virus* [HHV8]), filariose lymphatique.
- **Pathologies rhumatologiques :** polyarthrite rhumatoïde, spondylarthropathies, rhumatisme psoriasique.
- **Fibroses rétropéritonéales :** idiopathiques ou secondaires (cancers, médicaments, infections, traumatismes, amylose).
- **Médicaments immunosupresseurs :** inhibiteurs de mTOR (sirolimus, évérolimus).
- **Hidrosadénite suppurée** (maladie de Verneuil).
- **Pontages artériels,** en particulier fémoro-poplités.
- **Insuffisance veineuse évoluée** (stades C4-C6 de la CEAP).
- **Syndrome des grosses mains** (*puffy hand syndrome* des toxicomanes IV), ou pouvant toucher les membres inférieurs en cas d'injection dans les pieds ou les jambes.
- **Autres**
  - **Podoconiose** (liée à la marche sur une terre volcanique rouge).
  - **Non-utilisation d'un membre.**
  - **Pathomimies :** strictions auto-provoquées (poignet, pied, mollet).

Figure 5.1. Principales causes des lymphœdèmes secondaires.

CEAP : classification clinique, étiologique, anatomique, physiopathologique ; IV : intraveineux ; mTOR : *Mammalian Target of Rapamycin.*

Source : Vignes S. Les lymphœdèmes : du diagnostic au traitement. Rev Med Interne. 2017;38:97-105. DOI : 10.1016/j.revmed.2016.07.005.

La prise en charge doit être multidisciplinaire en lien avec un centre de référence. Cette prise en charge a pour objectifs de réduire et de stabiliser le volume du lymphœdème, d'améliorer l'impact fonctionnel, d'aider à prévenir les complications et de favoriser l'autonomie du patient. Elle repose sur :

- la physiothérapie décongestive intensive et le port d'une compression élastique adaptée ;
- l'éducation thérapeutique du patient (ETP).

Prise en charge diagnostique

Le diagnostic de lymphœdème est clinique et habituellement facile notamment lorsqu'il existe un antécédent de cancer traité [2]. Toutes les régions du corps pourvues de lymphatiques peuvent être touchées, mais l'atteinte des membres est la plus fréquente.

Les examens complémentaires doivent être réalisés pour éliminer les diagnostics différentiels d'œdèmes. Un syndrome compressif ou une thrombose veineuse profonde sont recherchés en particulier en cas d'œdème inflammatoire ou douloureux.

Le diagnostic différentiel le plus fréquent aux membres inférieurs est le lipœdème. Un diagnostic différentiel à évoquer du fait de sa gravité clinique et pronostique est la maladie de Kaposi. Un lymphœdème du membre atteint peut en être révélateur, parfois longtemps avant l'apparition des lésions cutanées caractéristiques.

Diagnostic positif

Le diagnostic de lymphœdème est clinique :

- augmentation de volume du membre atteint, ou d'un segment de membre, qui s'accompagne dans son évolution de modifications tissulaires ;
- signe du godet restant modéré ou absent ;
- épaississement cutané, spécifique de l'atteinte lymphatique, en particulier impossibilité de plisser la peau de la face dorsale ou de la base du deuxième orteil (signe de Stemmer, pathognomonique du lymphœdème) (figure 5.2) ;
- accentuation des plis de flexions (en regard des articulations des orteils ou des doigts en particulier) ;
- anomalies :
  - cutanées : vésicules lymphatiques avec écoulement, papillomatose des orteils (figure 5.3), hyperkératose,
  - unguéales : anomalies des ongles fréquentes (verticalisation, raccourcissement de la tablette).

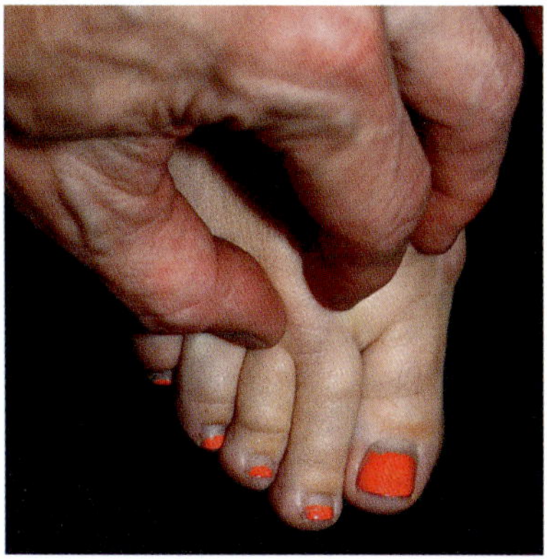

Figure 5.2. Signe de Stemmer.
Source : Dr Stéphane Vignes, Unité de lymphologie, Centre de référence des lymphœdèmes primaires, membre de la filière FAVA-Multi et du réseau européen VASCERN. Hôpital Cognacq-Jay.

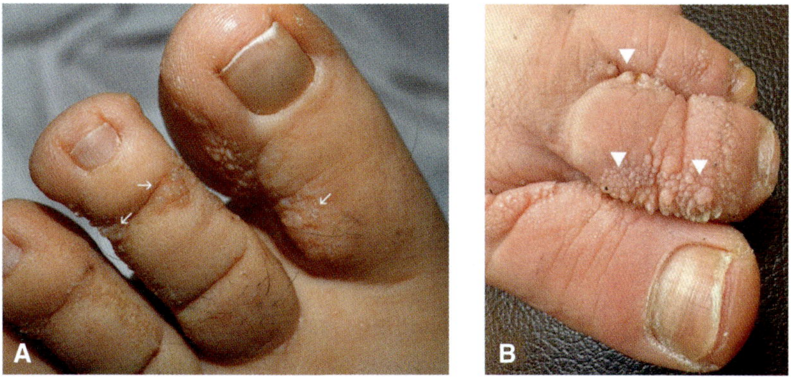

Figure 5.3. Vésicules lymphatiques (A), papillomatose des orteils (B).
Source : Dr Stéphane Vignes, Unité de lymphologie, Centre de référence des lymphœdèmes primaires, membre de la filière FAVA-Multi et du réseau européen VASCERN. Hôpital Cognacq-Jay.

L'estimation du volume du lymphœdème est indispensable pour apprécier l'effet thérapeutique de la prise en charge [2,3] :

- membre supérieur : la définition volumétrique du lymphœdème correspond à un volume > 10 % par rapport au côté controlatéral. Lorsque le volume est < 10 %, on parle de lymphœdème débutant ou infraclinique. En clinique, les mesures périmétriques sont les plus facilement réalisables, tous les 5 cm, en prenant le « 0 » au pli du coude, vers le poignet et vers l'épaule. Une différence de plus de 2 cm sur un étage par rapport au membre controlatéral définit le lymphœdème ;
- membre inférieur : en cas d'atteinte unilatérale permettant une étude comparative, les mesures périmétriques sont réalisées tous les 5 ou 10 cm à partir

de la pointe de la rotule vers la cheville et vers le haut de la cuisse. Ces mesures permettent de calculer un volume par assimilation des segments de membre à des troncs de cône, technique fiable et reproductible, selon la formule mathématique : $h \times (C^2 + Cc + c^2)/12\pi$, où C est la grande circonférence du cône, c la petite et h l'intervalle entre deux mesures.

L'atteinte peut être uni- ou bilatérale, au niveau des membres inférieurs ou supérieurs, ou toucher le visage, ou les organes génitaux externes.

Le plus souvent, l'anamnèse permet de préciser les circonstances de survenue, en particulier en cas de lymphœdème secondaire à la prise en charge d'un cancer.

Le lymphœdème est aggravé par le surpoids, l'obésité et par l'insuffisance veineuse qu'il est nécessaire de rechercher en cas de lymphœdème du membre inférieur.

La lymphoscintigraphie, examen peu invasif et reproductible, permet de confirmer le diagnostic dans les cas difficiles, en particulier les œdèmes débutants, suspendus ou sans cause évidente. L'examen consiste en l'injection dans le premier espace interdigital d'un petit volume (0,2 ml) de colloïdes de haut poids moléculaire marqués au technétium (colloïdes d'albumine), captés et drainés par le système lymphatique. L'acquisition des images est habituellement réalisée après exercice. L'étude de la fonction lymphatique et du degré d'atteinte est possible dans le même temps sur le membre controlatéral.

D'autres examens peuvent être utiles pour le diagnostic de cas difficiles ou pour le diagnostic différentiel de lipœdème (figure 5.4) [1].

Douleurs associées

Un lymphœdème n'est pas douloureux, mais il peut être à l'origine d'une gêne fonctionnelle en cas de volume important.

Lorsqu'un lymphœdème devient douloureux et inflammatoire, il faut rechercher un épisode infectieux, une thrombose veineuse profonde, un processus compressif local (cervical, thoracique, axillaire, abdominopelvien). En particulier, un lymphœdème apparaissant au membre supérieur doit faire rechercher un cancer du sein, et les examens complémentaires (mammographie-échographie mammaire, IRM du sein) doivent être exhaustifs. En cas de forte suspicion de néoplasie, les examens complémentaires peuvent être renouvelés ou complétés par un TEP-scanner. En cas de lymphœdème secondaire à la prise en charge d'un cancer, une récidive tumorale doit être aussi recherchée. Une plexite post-radique fait partie des diagnostics différentiels à évoquer devant une douleur du membre atteint associée à un déficit sensitif et/ou moteur.

En cas de lymphœdème du membre supérieur après traitement du cancer du sein, une pathologie de l'épaule est présente chez 25 % des patientes, y compris à distance de la chirurgie. Une tendinopathie ou une capsulite rétractile peuvent en effet avoir une origine mécanique secondaire au poids du membre atteint.

Diagnostic de lymphœdème : clinique
Examens complémentaires si nécessaire

Lymphoscintigraphie

- **Confirmation du diagnostic de lymphœdème primaire du membre inférieur ou supérieur.**
- **Étude fonctionnelle bilatérale comparative du système lymphatique :**
  - visualisation des voies de drainage superficielles et profondes ;
  - appréciation de la vitesse de drainage du colloïde d'albumine marqué au Tc99m.
- **Résultats :**
  - asymétrie ou absence d'imprégnation des ganglions à la racine du membre inférieur (inguinale) ou supérieur (axillaire) ;
  - mise en évidence d'un ganglion poplité (lymphœdème du membre inférieur) ou épitrochléen (lymphœdème du membre supérieur) correspondant à un passage dans le réseau lymphatique profond ;
  - présence d'un reflux sous dermique du traceur (« *dermal-back flow* ») ;
  - présence d'une lymphostase sur les clichés dynamiques.

Autres examens

Scanner sans injection de produit de contraste ou IRM du membre

- Épaississement de l'épiderme et du derme, fibrose sous-cutanée, hypertrophie adipeuse, infiltration liquidienne (excès de lymphe) typiquement d'aspect en rayons de miel.

Aspect non retrouvé dans le lipœdème ou l'insuffisance veineuse chronique.

Échographie cutanée haute résolution

- Œdème dans la graisse sous-cutanée sous forme de travées anéchogènes caractéristiques (en rayons de miel) dans le lymphœdème, le différenciant du lipœdème.
- Dans le lipœdème : augmentation de l'hypoderme, le derme ayant une épaisseur et une échogénicité normale.

Lymphographie par résonance magnétique (lympho-IRM)

- Examen sans injection, permet de confirmer le lymphœdème, d'apprécier l'anatomie lymphatique et de classer les lymphœdèmes primaires en formes a-, hypo- ou hyperplasiques.

Figure 5.4. Lymphœdème : examens complémentaires à visée diagnostique.
Source : Protocole national de diagnostic et de soins. Lymphœdème primaire, coordonné par le Dr Stéphane Vignes, Centre national de référence des maladies vasculaires rares, Février 2019. www.has-sante.fr/upload/docs/application/pdf/2019-02/pnds_lymphoedeme_primaire_final_has.pdf.

En cas de capsulite rétractile, une phase inflammatoire douloureuse précède la phase froide avec limitation irréductible de la mobilité de l'épaule dans toutes les amplitudes. Un traitement par infiltration avec capsulo-distension est possible à visée antalgique. La guérison se fait entre 12 et 24 mois.

Diagnostics différentiels

Les œdèmes des membres doivent être caractérisés selon leur évolution aiguë ou chronique et leur caractère général ou localisé.

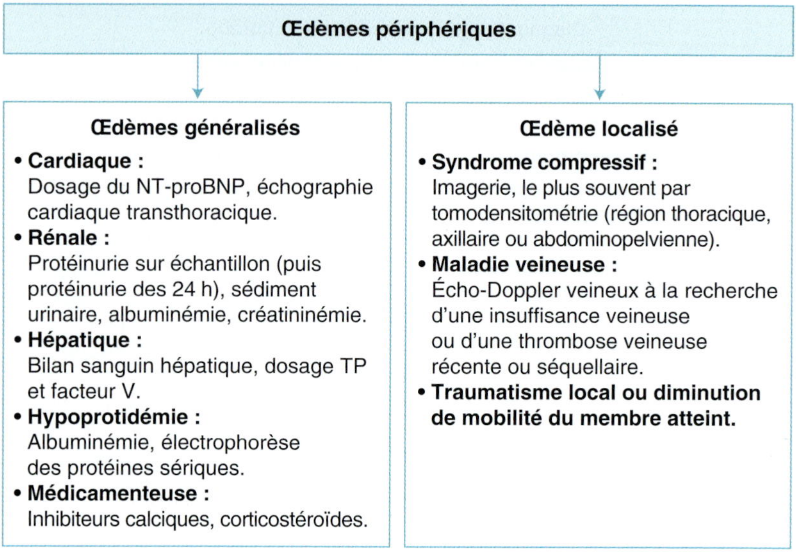

Figure 5.5. Bilan complémentaire d'œdèmes périphériques.
TP : taux de prothrombine.

La clinique et les examens complémentaires permettent le diagnostic différentiel avec le lymphœdème (figure 5.5) :

- des œdèmes d'apparition récente doivent faire rechercher une insuffisance cardiaque, rénale ou hépatique. Une prise de poids est retrouvée à l'anamnèse. L'efficacité du traitement étiologique sur la régression des œdèmes est caractéristique ;
- une hypoprotidémie peut aussi être la cause d'œdèmes. Elle peut être secondaire à une entéropathie exsudative, un syndrome néphrotique, une dénutrition sévère ou une insuffisance hépatocellulaire ;
- un œdème localisé à un membre doit faire rechercher une thrombose veineuse, un syndrome compressif, un traumatisme ou une diminution de mobilité du membre atteint.

Le lipœdème représente le principal diagnostic différentiel du lymphœdème des membres inférieurs et est souvent confondu avec le lymphœdème (figure 5.6) [2]. Le diagnostic est clinique et la douleur à la pression est un critère diagnostique. Le lipœdème se présente comme une accumulation bilatérale de tissu adipeux des hanches jusqu'aux chevilles, respectant la partie supérieure du corps (figure 5.7). Il survient le plus souvent chez les femmes, en surpoids ou obèses, mais pas exclusivement, et débute à la puberté. L'épaississement cutané, typique du lymphœdème, n'est pas retrouvé dans le lipœdème où la peau reste souple et le signe de Stemmer absent. Les explorations complémentaires ne sont pas indispensables pour le diagnostic de lipœdème qui reste clinique.

Diagnostic différentiel
Clinique

Lipœdème	**Lymphœdème**
• **Sexe** : femme • **Âge de début** : puberté • **Antécédents familiaux** : jusqu'à 50 % • **Obésité** : très fréquente • **Topographie** : tout le membre inférieur, toujours bilatéral, parfois asymétrique • **Atteinte du pied** : absente • **Épaisseur de la peau** : normale • **Signe de Stemmer** : absent • **Œdème** : absent ou minime • **Douleurs** : souvent, douleur au pincement • **Insuffisance veineuse** : parfois associée • **Efficacité de l'élévation des membres inférieurs** : aucune • **Effet de la perte de poids** : aucun	• **Sexe** : femme > homme • **Âge de début** : avant 35 ans • **Antécédents familiaux** : très rares • **Obésité** : rare • **Topographie** : atteinte initiale distale (pied), puis ascendante, unilatérale le plus souvent, ou bilatérale • **Atteinte du pied** : constante • **Épaisseur de la peau** : augmentée • **Signe de Stemmer** : présent • **Œdème** : présent • **Douleurs** : non • **Insuffisance veineuse** : rarement associée • **Efficacité de l'élévation des membres inférieurs** : oui au début de l'évolution • **Effet de la perte de poids** : identique sur le tronc et les membres inférieurs

Figure 5.6. Caractéristiques cliniques différenciant le lymphœdème primaire du lipœdème.
Source : Vignes S. Les lymphœdèmes : du diagnostic au traitement. Rev Med Interne. 2017;38(2):97-105. DOI : 10.1016/j.revmed.2016.07.005.

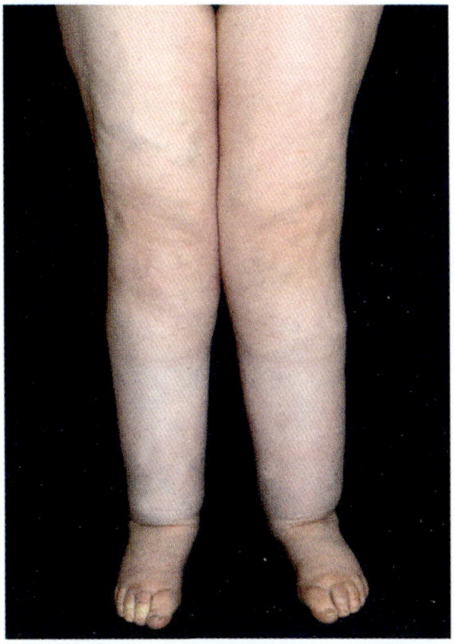

Figure 5.7. Lipœdème des membres inférieurs.
Source : Dr Stéphane Vignes, Unité de lymphologie, Centre de référence des lymphœdèmes primaires, membre de la filière FAVA-Multi et du réseau européen VASCERN. Hôpital Cognacq-Jay.

La prise en charge est difficile. La demande esthétique est importante. La perte de poids n'a que peu d'effet sur la morphologie du lipœdème, mais est conseillée pour éviter les complications, notamment mécaniques articulaires, en cas d'obésité.
Les exercices aquatiques (aquabiking, natation) sont conseillés.
La compression élastique permet de lutter contre l'œdème en orthostatisme, mais présente une difficulté à l'enfilage et une tolérance moyenne (pli cutané faisant garrot à la cheville).
Sur le plan chirurgical, les liposuccions avec tumescence sont des techniques actuellement proposées pour réduire le volume du lipœdème après la mise en place des mesures précédentes [4].

Lymphœdème primaire

Le lymphœdème primaire fait partie des malformations vasculaires tronculaires lymphatiques de la classification de l'ISSVA (*International Society for the Study of Vascular Anomalies*) [5]. Il s'agit d'une maladie vasculaire rare (prévalence < 1/2 000 habitants) associée à une dysplasie, une aplasie ou une hypoplasie congénitale des voies lymphatiques [1].
L'atteinte du membre inférieur est la plus fréquente (figure 5.8).

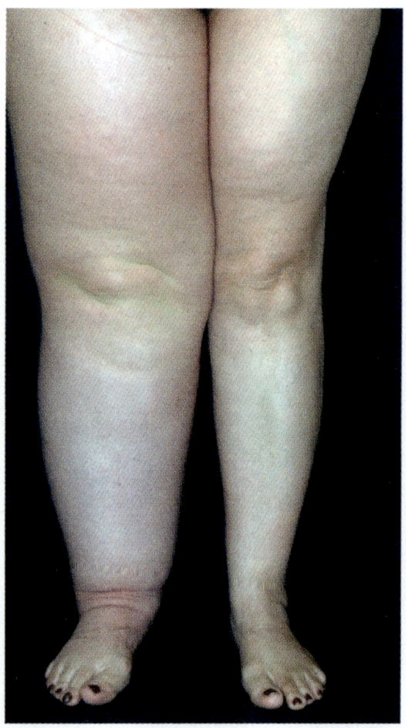

Figure 5.8. Lymphœdème primaire du membre inférieur droit.
Source : Dr Stéphane Vignes, Unité de lymphologie, Centre de référence des lymphœdèmes primaires, membre de la filière FAVA-Multi et du réseau européen VASCERN. Hôpital Cognacq-Jay.

Un lymphœdème primaire du membre supérieur est très rare [1]. Le premier diagnostic à évoquer et à éliminer est un processus néoplasique (sein, médiastin, creux axillaire). Les examens morphologiques devront être répétés car le lymphœdème peut être révélateur du cancer parfois plusieurs mois avant sa confirmation. Il est nécessaire de prendre avis auprès d'un centre de référence en lymphologie.

Le lymphœdème primaire du membre supérieur ou inférieur peut être (figures 5.9 et 5.10) :

- isolé : congénital ou le plus souvent d'apparition tardive (à la puberté ou à l'âge adulte) ;
- syndromique (syndrome de Turner) ou associé à une anomalie de croissance tissulaire (syndromes hypertrophiques liés au gène *PIK3CA*) ;
- associé à une atteinte systémique du système lymphatique (maladie de Waldmann).

Les formes sporadiques sont les plus fréquentes.

Environ 5 % des lymphœdèmes primaires sont héréditaires (formes familiales, de transmission autosomique dominante ou récessive) [6].

L'existence d'une dysmorphie ou d'un retard staturo-pondéral doit mener à une consultation génétique spécialisée permettant de proposer un conseil génétique aux apparentés en cas d'identification des gènes impliqués [1].

Formes familiales (5 %)

Parmi les plus fréquentes, de transmission autosomique dominante

- **Maladie de Milroy**
  (mutation du gène *VEGFR-3* ou *VEGFC* dans la maladie de Milroy-like).
  Lymphœdème congénital, atteinte du membre inférieur unilatérale ou bilatérale, de la face et au niveau génital.
- **Maladie de Meige (possible mutation du gène *GJC2*) :**
  Lymphœdème unilatéral de tout le membre inférieur ou bilatéral distal, apparaissant à la puberté.
- **Syndrome lymphœdème-distichiasis (mutation du gène *FOXC2*) :**
  - lymphœdème primaire du membre inférieur, apparaissant à la puberté ;
  - insuffisance veineuse sur avalvulie congénitale avec reflux superficiel et/ou profond aux membres inférieurs ;
  - anomalie des cils avec rangée surnuméraire au niveau des orifices des glandes de Meibomius.

Lymphœdème primaire

Lymphœdème isolé

Forme sporadique (> 90 %)

Syndromes complexes

Formes congénitales ou non

- **Syndrome de Turner (monosomie X chez les filles), syndrome de Down (trisomie 21).**
- **Syndrome des ongles jaunes.**
- **Lymphangiectasies intestinales primitives (maladie de Waldmann).**
- **Syndromes hypertrophiques liés au gène *PIK3CA* (PROS, « *PIK3CA-Related Overgrowth Spectrum* ») :**
  - syndrome CLOVES ;
  - syndrome de Klippel-Trenaunay.

Figure 5.9. Lymphœdèmes primaires isolés et formes syndromiques complexes.
Source : Vignes S. Les lymphœdèmes : du diagnostic au traitement. Rev Med Interne. 2017;38(2):97-105. DOI : 10.1016/j.revmed.2016.07.005.

Formes congénitales
Anomalies chromosomiques

- **Syndrome de Turner** (monosomie X)
- **Syndrome de Down** (trisomie 21) :
  - Indication à une consultation génétique chez un enfant présentant un lymphœdème afin de permettre une prise en charge spécifique

Syndromes hypertrophiques liés au gène *PIK3CA* (PROS)

- **Syndrome CLOVES :** Congénitale (C), hypertrophie (O) segmentaire, associée à des anomalies squelettiques (S) surtout rachidiennes, lipomatose (L) segmentaire, malformations vasculaires (V), hamartomes épidermiques (E).
- **Syndrome de Klippel-Trenaunay :** Malformations capillaires, malformation veineuse/veino-lymphatique tronculaire, le plus souvent d'un membre supérieur ou inférieur homolatéral, hypertrophie des tissus mous et du tissu osseux de la région atteinte par la dysplasie vasculaire.

Syndromes complexes

Formes syndromiques révélées dans l'enfance ou à l'âge adulte

- **Syndrome des ongles jaunes :**
Maladie rare (étiologie inconnue) survenant presque toujours > 50 ans, formes juvéniles ou familiales observées ; existence de formes paranéoplasiques ou associées à des maladies auto-immunes :
  - ***triade clinique évocatrice*** : ongles jaunes dystrophiques et épais, manifestations pulmonaires (toux chronique, bronchectasies, épanchement pleural) et lymphœdème des membres inférieurs.
- **Lymphangiectasies intestinales primitives (maladie de Waldmann)** : cause rare d'entéropathie exsudative, secondaire à une fuite lymphatique intraluminale :
  - lymphœdème des membres inférieurs ou supérieurs, de la paroi thoracique, diarrhée intermittente ; hypoalbuminémie (responsable d'œdèmes prenant nettement le godet), lymphopénie et hypogammaglobulinémie ;
  - ***gravité de l'atteinte*** : syndrome de malabsorption (asthénie, perte de poids, retard de croissance staturo-pondérale chez l'enfant, carence en vitamines liposolubles A, D, E, K), hypocalcémie (crises convulsives), épanchements (chyleux ou non) des séreuses (plèvre, péritoine, péricarde) parfois abondants engageant le pronostic vital (tamponnade), risque de survenue de lymphome malin non hodgkinien de type B au cours du suivi ;
  - ***diagnostic positif*** : endoscopie oeso-gastroduodénale, avec biopsies duodénales systématiques, montrant des lymphangiectasies. Vidéocapsule si endoscopie normale ;
  - ***prise en charge*** :
    - régime hypolipidique strict enrichi de triglycérides à chaînes moyennes (absorbés par le système porte et non lymphatique) ;
    - supplémentation en vitamines liposolubles ;
    - surveillance clinique et biologique au long cours.

Figure 5.10. Lymphœdème primaire, syndromes complexes.
PROS : *PIK3CA-Related Overgrowth Spectrum.*
Source : Vignes S. Les lymphœdèmes : du diagnostic au traitement. Rev Med Interne. 2017;38(2):97-105. DOI : 10.1016/j.revmed.2016.07.005.

Membre supérieur

Le lymphœdème primaire du membre supérieur est plus rare que l'atteinte du membre inférieur, de l'ordre de 1/30 parmi les patients consultant dans un centre national de référence des maladies vasculaires rares [7].

Les caractéristiques cliniques sont les suivantes :

- le lymphœdème primaire du membre supérieur survient plus tardivement, avec une moyenne d'âge rapportée de 38 ans ;
- l'atteinte est habituellement unilatérale ;
- environ 10 % sont des formes congénitales avec une atteinte présente à la naissance, touchant les trois étages du membre supérieur ;
- la forme non congénitale, apparaissant plus tardivement, touche le plus souvent la main, parfois l'avant-bras et plus rarement le bras ;
- la prévalence de l'atteinte chez les hommes et les femmes est quasi équivalente ;
- en termes d'évolutivité du volume, celui-ci reste à peu près stable au fil du temps pour le membre supérieur, alors que l'atteinte du membre inférieur tend à augmenter de volume progressivement ;
- la survenue d'érysipèle est moins fréquente dans le lymphœdème primaire du membre supérieur en comparaison au membre inférieur.

La lymphoscintigraphie est indispensable pour confirmer le diagnostic de lymphœdème primaire du membre supérieur (figure 5.11) :

- fixation diminuée ou absente des ganglions lymphatiques axillaires ;
- possible visualisation du ganglion épitrochléen suggérant un détournement de la circulation lymphatique par le réseau lymphatique profond (de même valeur diagnostique que la fixation des ganglions poplités dans le lymphœdème du membre inférieur) ;
- anomalies scintigraphiques pouvant être observées sur le membre controlatéral asymptomatique.

Membre inférieur

Le lymphœdème primaire est le plus souvent sporadique, avec une prédominance féminine [1]. L'atteinte clinique débute le plus souvent avant l'âge de 25 ans, parfois avant l'âge de 15 ans, et est aussi possible dès la naissance ou découverte in utero lors des échographies obstétricales.

À l'examen clinique, l'atteinte peut être unilatérale de tout le membre, à point de départ distal et d'évolution ascendante, ou bilatérale sous-gonale [1]. Il existe une

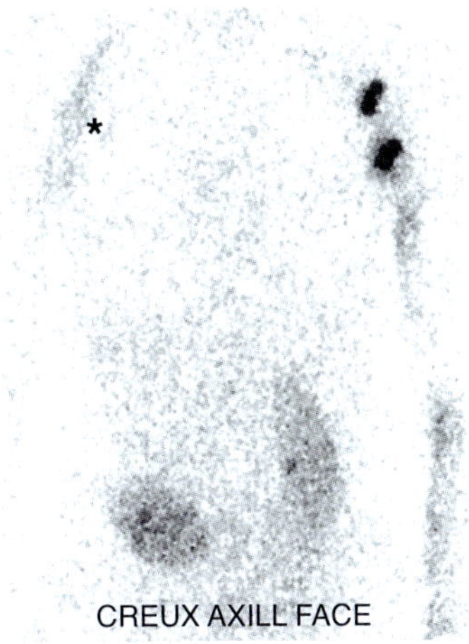

Figure 5.11. Lymphoscintigraphie des membres supérieurs.
Lymphœdème primaire du membre supérieur droit, absence de fixation axillaire (*).
Source : Dr Stéphane Vignes, Unité de lymphologie, Centre de référence des lymphœdèmes primaires, membre de la filière FAVA-Multi et du réseau européen VASCERN. Hôpital Cognacq-Jay.

atteinte distale du pied, quasi constante. Les formes proximales isolées ou suspendues à la partie supérieure de la cuisse et/ou atteignant isolément les organes génitaux sont rares [1].

Le volume du membre inférieur atteint tend à augmenter avec le temps.

Des signes cliniques d'évolutivité de l'atteinte lymphatique sont retrouvés : anomalies de la pousse de l'ongle (ongles verticalisés, décollement de la tablette), accentuation des plis de flexion, signe de Stemmer.

L'atteinte lymphatique est le principal facteur de risque d'érysipèle du membre inférieur. La porte d'entrée est le plus souvent évidente à l'examen clinique (ulcération, plaie, mycose interdigitale, fissurations sur hyperkératose plantaire).

La lymphoscintigraphie des membres inférieurs (figure 5.12) est en particulier réalisée :

- en cas de doute diagnostique dans les formes proximales ou atypiques ;
- pour le diagnostic différentiel des cas difficiles, en particulier de lipœdème ;
- pour apprécier une éventuelle atteinte controlatérale asymptomatique.

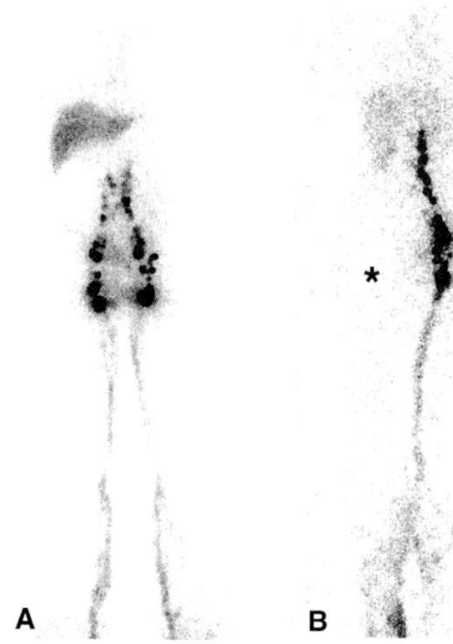

Figure 5.12. Lymphoscintigraphie des membres inférieurs.
Lymphoscintigraphie normale (A) ; lymphœdème primaire du membre inférieur droit, absence de fixation du traceur au niveau inguinal (*) (B).
Source : Dr Stéphane Vignes, Unité de lymphologie, Centre de référence des lymphœdèmes primaires, membre de la filière FAVA-Multi et du réseau européen VASCERN. Hôpital Cognacq-Jay.

Formes familiales et formes syndromiques

Plusieurs gènes ont été identifiés dans des formes isolées ou syndromiques de lymphœdème primaire (tableau 5.1) [1,8]. La plupart des protéines codées par ces gènes mutés interviennent dans la voie de signalisation du VEGFR3 (récepteur 3 du facteur de croissance vasculaire endothéliale). Cependant, les mutations décrites ne sont retrouvées que dans un tiers des cas des formes familiales et dans moins de 10 % des cas des formes sporadiques.

Les formes familiales avec lymphœdème isolé ou associé à d'autres anomalies cliniques (distichiasis) sont distinguées des formes syndromiques plus complexes (figures 5.9 et 5.10) [1,2]. Celles-ci peuvent être congénitales (syndromes hypertrophiques liés à des mutations hétérozygotes en mosaïque du gène *PIK3CA* [PROS, *PIK3CA-Related Overgrowth Spectrum*]) [9], ou diagnostiquées dans la petite enfance ou à l'âge adulte (syndrome des ongles jaunes [10], maladie de Waldmann [11]).

Tableau 5.1. Principaux gènes impliqués dans les lymphœdèmes isolés ou syndromiques.

Syndromes	Gènes impliqués (Mode de transmission)	Signes cliniques associés
Lymphœdème isolé		
▪ Maladie de Nonne-Milroy ou *Nonne-Milroy Like*	*FLT4 (VEGFR3), VEGFC* (AD, AR, de novo)	Lymphœdème des membres apparaissant avant 1 an, lymphœdème de la face et/ou génital
▪ Syndrome de Meige	*GJC2* (AD)	Lymphœdème apparaissant après 1 an (classiquement à la puberté)
Syndromes complexes avec lymphœdème		
▪ Syndrome de Hennekam	*ADAMTS3, CCBE1, FAT4*(AR)	Lymphangiectasies digestives, retard mental, dysmorphie faciale
▪ Syndrome de cholestase-lymphœdème	(Aagenaes), χ*15q* (AR)	Cholestase intra-hépatique néonatale, lymphœdème sévère des membres inférieurs
▪ Lymphœdème-distichiasis	*FOXC2* (AD, de novo)	Distichiasis, dystrophie unguéale, insuffisance veineuse sur avalvulie congénitale aux membres inférieurs
▪ Hypotrichose-lymphœdème-télangiectasies	*SOX18* (AD, AR, de novo)	Hypotrichose (absence de cils/sourcils), télangiectasies (en particulier paumes des mains), dilatation aortique, atrésie iléale
▪ Syndrome d'Emberger	*GATA2* (AD)	Myélodysplasie (risque de leucémie aiguë myéloïde), immunodépression
▪ Syndrome de Noonan	*KRAS, PTPN11, RAF1, RIT1, SOS1, SOS2* (AD)	Hypertélorisme, ptosis, implantation basse des oreilles, cou palmé court, cryptorchidie, retard mental
▪ Syndrome MCLMR	*KIF11* (AD, de novo)	Microcéphalie, choriorétinopathie, lymphœdème, retard mental

Tableau 5.1. Principaux gènes impliqués dans les lymphœdèmes isolés ou syndromiques. *(suite)*

Syndromes	Gènes impliqués (Mode de transmission)	Signes cliniques associés
Syndromes malformatifs vasculaires avec lymphœdème		
▪ Syndromes hypertrophiques PROS		
• Syndrome de Klippel-Trenaunay	*PIK3CA* (mosaïque, de novo)	Malformations capillaires, malformations veino-lymphatiques tronculaires, hypertrophie des tissus mous ou du tissu osseux du membre atteint.
• Syndrome CLOVES	*PIK3CA* (mosaïque, de novo)	Malformations vasculaires, scoliose, asymétrie segmentaire
▪ Syndrome de Parkes-Weber	*RASA1* (AD)	Malformations vasculaires à haut débit, avec en particulier des fistules artério-veineuses
▪ Syndrome de Protée	*PTEN, AKT1* (mosaïque, de novo)	Mégalodactylies, asymétrie de longueur des membres, des muscles, nævus, organomégalie, malformations vasculaires

AD : autosomique dominant ; ADAMTS 3 : *ADAM Metallopeptidase with Thrombospondin Type 1 Motif 3* ; AKT1 : *AKT Serine/Threonine Kinase 1* ; AR : autosomique récessif ; CCBE1 : *Collagen and Calcium-Binding EGF Domain-Containing Protein 1* ; FAT4 : *FAT Atypical Cadherin 4* ; FLT4 : *Fms-Related Tyrosine Kinase 4* ; FOXC2 : *Forkhead Box Protein C2* ; GATA2 : *Guanine-Adenine-Thymine-Adenine Binding Protein 2* ; GJC2 : *Gap Junction Protein Gamma 2* ; KIF11 : *Kinesin Family Member Protein 11* ; KRAS : *Kirsten Ras Oncogene* ; MCLMR : microcéphalie, choriorétinopathie, lymphœdème, retard mental ; PROS : *PIK3CA-Related Overgrowth Spectrum* ; PTPN11 : *Tyrosine-Protein Phosphatase Non-Receptor Type 11* ; PIK3CA : *Phosphatidylinositol-4,5-Bisphosphate 3-Kinase Catalytic Subunit Alpha* ; PTEN : *Phosphatase and Tensin Homolog* ; RAF1 : *Raf-1 Serine/Threonine Kinase* ; RASA1 : *RAS p21 Protein Activator 1* ; RIT1 : *GTP-Binding Protein Rit1* ; SOS1, SOS2 : *Son of Sevenless Protein 1, 2* ; SOX18 : *SRY-Box Transcription Factor 18* ; VEGFC : *Vascular Endothelial Growth Factor C* ; VEGFR3 : *Vascular Endothelial Growth Factor Receptor 3.*
Sources : Protocole national de diagnostic et de soins. Lymphœdème primaire, coordonné par le Dr Stéphane Vignes, Centre national de référence des maladies vasculaires rares, février 2019. www.has-sante.fr/upload/docs/application/pdf/2019-02/pnds_lymphoedeme_primaire_final_has.pdf ; Brouillard P, Witte MH, Erickson RP, et al. Primary lymphoedema. Nat Rev Dis Primers 2021;7(1).

Lymphœdème secondaire

Les traitements des cancers sont les principales causes en France de lymphœdème secondaire du membre supérieur ou inférieur [2]. Dans le monde, la première cause de lymphœdème secondaire est la filariose lymphatique.

Rarement, le lymphœdème peut aussi être révélateur d'un processus néoplasique. Lors de l'apparition du lymphœdème, il est nécessaire de rechercher une thrombose veineuse profonde, un syndrome compressif ou une récidive du cancer.

Aux membres supérieurs, le cancer du sein et les traitements associés sont les principales causes de lymphœdème ; aux membres inférieurs, ce sont les cancers pelviens et leurs traitements associés.

L'obésité est un facteur aggravant le volume du lymphœdème et représente également un facteur de risque de sa survenue lors du traitement du cancer.

Membre supérieur

Le traitement du cancer du sein représente la principale cause de lymphœdème en France (figure 5.13).

Un lymphœdème du membre supérieur apparaît chez 15 à 20 % des patients après traitement comprenant un curage axillaire. Cette incidence décroît avec la diminution des curages axillaires. Le délai d'apparition est variable en postopératoire, de quelques semaines à plusieurs années après la prise en charge. Un lymphœdème de la paroi thoracique latérale ou du sein opéré peut être associé.

Dans les suites du traitement d'un cancer du sein, les 3 principaux facteurs de risque de survenue d'un lymphœdème sont :

- un curage axillaire, la technique du ganglion sentinelle étant moins pourvoyeuse de lymphœdème (environ 5 à 6 %) ;
- l'obésité (IMC [indice de masse corporelle] > 30 kg/m^2) ;
- la radiothérapie.

Les autres facteurs de risque sont :

- le nombre de ganglions envahis sur le curage axillaire ;
- une mastectomie ;
- une chimiothérapie adjuvante comprenant des taxanes ;
- l'œdème précoce postopératoire ;
- l'absence de reconstruction mammaire (immédiate ou différée, quelle que soit la technique).

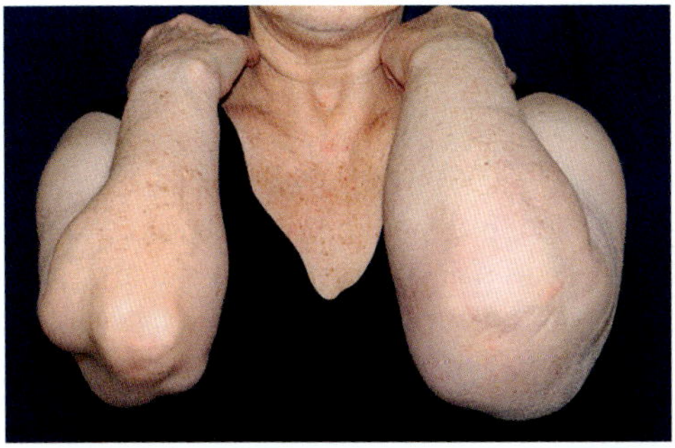

Figure 5.13. Lymphœdème du membre supérieur gauche après traitement d'un cancer du sein.

Source : Dr Stéphane Vignes, Unité de lymphologie, Centre de référence des lymphœdèmes primaires, membre de la filière FAVA-Multi et du réseau européen VASCERN. Hôpital Cognacq-Jay.

En postopératoire, la difficulté reste d'identifier les patients à risque de développer un lymphœdème afin de proposer des mesures de prévention adaptées.
Actuellement, seul le contrôle du poids est recommandé par l'Institut national du cancer (INCa) pour prévenir le lymphœdème. Il n'existe pas d'autres facteurs préventifs avérés [12].
Des mouvements doux du membre supérieur en postopératoire sont recommandés en l'absence de douleurs.
Des coussins de positionnement permettent de maintenir une amplitude articulaire passive et sans douleur de l'épaule. La prise en charge auprès d'un masseur kinésithérapeute formé permet le travail des cicatrices et d'éventuelles cordes axillaires, ainsi que la mobilisation de l'épaule.
Les activités de la vie quotidienne peuvent être poursuivies sans restriction.
En particulier, la reprise d'une activité physique régulière fait partie intégrante de la prise en charge. Elle n'est pas contre-indiquée en cas de lymphœdème préexistant. L'activité physique est même indiquée permettant une diminution du volume du lymphœdème en association à la physiothérapie décongestive, et une diminution de la symptomatologie associée au lymphœdème [13]. Lors des activités de loisirs, il est important de protéger les extrémités (gants de jardinage) et de désinfecter toute plaie.
Les prélèvements sanguins, les perfusions et la prise de pression artérielle ou les voyages en avion ne sont pas des facteurs de risque de survenue d'un lymphœdème et peuvent être réalisés sans restriction.
Les autres processus néoplasiques de la région thoracique ou axillaire peuvent aussi être responsables de lymphœdème ou en être les révélateurs : lymphome de Hodgkin ou lymphome non hodgkinien axillaire, mélanome ou sarcome du membre supérieur ou localisations métastatiques axillaires.
Une autre cause de lymphœdème secondaire du membre supérieur est le syndrome des grosses mains (*puffy hand syndrome*) secondaire à la toxicomanie intraveineuse [14].

Membre inférieur

Les lymphœdèmes secondaires des membres inférieurs sont le plus souvent dus aux traitements des cancers de la région pelvienne (col utérin, endomètre, ovaire, vulve, vessie, colon, prostate, testicule, pénis) ou du membre inférieur (mélanome, sarcome). Leurs traitements nécessitent une chirurgie d'exérèse avec curage ganglionnaire (lombo-aortique, pelvien ou inguinal), une radiothérapie ou une curiethérapie dans ces mêmes territoires, pouvant se compliquer de lymphœdème. L'atteinte peut être bilatérale cliniquement, plus ou moins symétrique. Le lymphœdème débute généralement en proximal en cuisse avec une extension descendante [2]. Une atteinte première du pied peut se rencontrer

avec extension ascendante. L'atteinte du pubis ou des organes génitaux externes est possible [15].
Le lymphœdème peut aussi être révélateur d'un processus néoplasique pelvien. Il apparaît dans ce cas volontiers sous une forme souvent douloureuse à la racine de la cuisse.
En dehors des processus néoplasiques et de leurs traitements, d'autres causes de lymphœdème des membres inférieurs sont identifiées (figure 5.1).
La filariose lymphatique est l'étiologie la plus fréquente de lymphœdème secondaire dans les pays d'endémie. Il s'agit d'une maladie tropicale infectieuse parasitaire due à la transmission de vers filaires à l'homme par des moustiques. Ces parasites ont un tropisme pour le système lymphatique entraînant l'obstruction des canaux.
Comme le syndrome des grosses mains, une toxicomanie par injection au niveau des membres inférieurs peut aussi être à l'origine d'un lymphœdème.

Maladie de Kaposi

La maladie de Kaposi est une cause rare de lymphœdème pouvant atteindre plusieurs segments corporels (membre supérieur, membre inférieur et/ou le visage). Il s'agit d'une maladie proliférative chronique rare liée à une infection par l'herpès virus humain 8 (HHV8). La maladie est caractérisée par le développement de tumeurs de cellules dérivées de l'endothélium lymphatique. Selon le terrain, sont distinguées :

- la forme classique survenant chez les patients originaires du bassin méditerranéen : maladie cutanée maligne, rare, atteignant surtout l'homme âgé ;
- la forme endémique se développant essentiellement chez des sujets jeunes originaires d'Afrique subsaharienne ;
- la forme post-transplantation liée à une immunodépression acquise iatrogène, décrite chez des patients greffés sous immunosuppresseurs ;
- la forme associée au VIH : le HHV8+ fait partie des affections opportunistes les plus fréquentes et la maladie de Kaposi représente le premier cancer en termes de prévalence chez ces patients.

Après infection par le virus HHV8, la sévérité de l'immunodépression est un facteur de risque important de développement et de progression de la maladie de Kaposi.
Avec le lymphœdème, les lésions cutanées sont les manifestations les plus fréquentes de la maladie de Kaposi sous la forme de lésions papulo-nodulaires, mais pouvant aussi prendre l'aspect de lésions hyperpigmentées ou ulcérées (figure 5.14). Ces lésions cutanées peuvent être multiples chez un même patient et atteindre toutes les parties du corps (membres supérieurs et inférieurs, tronc, région cervico-faciale ou palmoplantaire).

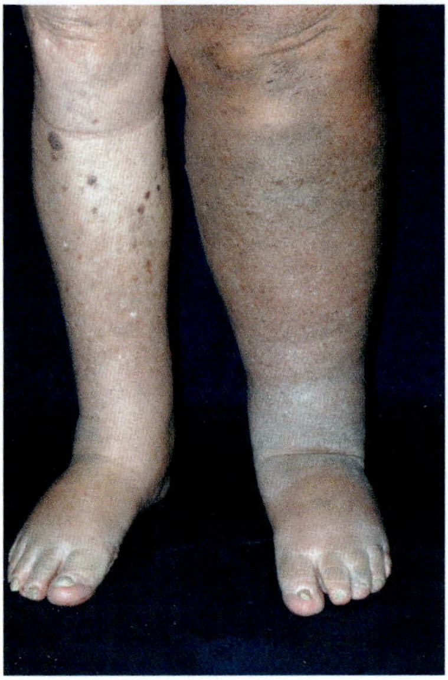

Figure 5.14. Lésions cutanées au cours de la maladie de Kaposi.
Source : Dr Stéphane Vignes, Unité de lymphologie, Centre de référence des lymphœdèmes primaires, membre de la filière FAVA-Multi et du réseau européen VASCERN. Hôpital Cognacq-Jay.

Un lymphœdème peut être révélateur de la maladie de Kaposi et précéder les lésions cutanées de plusieurs mois. Une atteinte des muqueuses est possible (buccale, oculaire, génitale).

Des localisations osseuses ou viscérales sont également décrites, en particulier ganglionnaires, intestinales, pulmonaires, hépatiques [16]. L'étendue et la gravité de l'atteinte, en particulier muqueuse ou viscérale, se rencontrent le plus souvent dans la forme endémique et la forme post-transplantation.

La biopsie cutanée des lésions permet le diagnostic histologique. L'infection par HHV8 est attestée par une PCR sur la biopsie cutanée ou dans le plasma. L'extension de la maladie est évaluée sur l'examen clinique et le bilan biologique standard habituellement complétés par un scanner du corps entier. L'endoscopie bronchique et/ou digestive est discutée en fonction de la symptomatologie des patients. La prise en charge thérapeutique est adaptée en fonction de la présence d'une maladie de Kaposi localisée et non évolutive, localement agressive ou disséminée [16].

Les traitements locaux discutés sont la radiothérapie, l'exérèse chirurgicale en présence d'une lésion cutanée bien délimitée et superficielle, le laser à dioxyde de carbone, la cryothérapie ou l'injection locale de chimiothérapie (vinblastine, vincristine).

Dans les formes étendues et évolutives, le traitement systémique a pour objectif le contrôle de la maladie et la diminution des symptômes permettant la préservation de la qualité de vie [16] :

- traitement de l'infection à VIH si associée ;
- en cas de forme post-transplantation, diminution des traitements immunosuppresseurs jusqu'à la dose minimale possible ou passage à un autre traitement immunosuppresseur ;
- dans les formes classiques ou endémiques, les chimiothérapies systémiques sont peu étudiées et doivent être discutées au cas par cas. Le suivi doit être adapté à la sévérité de l'atteinte et à l'apparition de nouvelle symptomatologie.

Complications

En raison de la diminution de l'immunité locale chez les patients ayant un lymphœdème, quelle que soit son origine, l'érysipèle et sa récidive sont les principales complications. Elles sont fréquentes et habituellement peu graves, mais peuvent majorer le volume du lymphœdème et altérer la qualité de vie des patients [1,2]. Le retentissement fonctionnel (douleurs ou limitation de l'amplitude des mouvements articulaires) et le retentissement psychologique (chronicité de la maladie, modification du schéma corporel) peuvent aussi altérer la qualité de vie des patients.

Cutanées

Au cours de l'évolution d'une insuffisance lymphatique, généralement insuffisamment traitée ou de volume important, des anomalies cutanées peuvent apparaître : vésicules lymphatiques responsables de lymphorrhée parfois abondante, papillomatose, ongles dystrophiques (figures 5.3 et 5.15).

Les lymphœdèmes ne se compliquent pas d'ulcère excepté en cas d'insuffisance veineuse et/ou de maladie artérielle associées. Un bilan hémodynamique avec mesure des pressions distales (cheville, gros orteil) associé à la réalisation d'un écho-Doppler artériel et veineux sont nécessaires pour préciser l'étiologie des ulcères (voir chapitre 8). Ceux-ci sont souvent d'origine polyfactorielle, en association à la pathologie lymphatique :

- maladie veineuse :
  - insuffisance veineuse superficielle chronique primitive, sévère et ancienne ou sur terrain d'obésité, s'associant à une insuffisance lymphatique fonctionnelle ; la présence d'un lymphœdème n'est pas une contre-indication au traitement des varices;
  - maladie veineuse thromboembolique avec syndrome post-thrombotique;
  - malformations veineuses combinées au lymphœdème primaire (lymphœdème syndromique) : syndrome lymphœdème-distichiasis, syndrome d'hypercroissance segmentaire (ou syndromes PROS [*PIK3CA-Related Overgrowth Spectrum*]) ;

Lymphangite (rare)

- Trajet sous-cutané inflammatoire, rouge, chaud et douloureux en regard des voies lymphatiques superficielles, s'accompagnant de fièvre et de frissons.
- Le plus souvent liée à une infection streptococcique.
- Traitement : antibiothérapie dont les modalités sont identiques à celles de l'érysipèle.

Érysipèle (dermohypodermite bactérienne non nécrosante)

- Complique environ 40 % des lymphœdèmes.
- Risque élevé de récidive.
- Début brutal des symptômes : fièvre, frissons.
- Signes locaux dans les heures suivantes avec placard inflammatoire rouge, chaud et douloureux s'étendant sur le membre atteint.

Fasciite nécrosante,
Urgence médico-chirurgicale

- Nécrose de l'aponévrose et atteinte musculaire réalisant une gangrène infectieuse.
- **Diagnostic suspecté localement** : œdème très douloureux induré et diffus s'étendant en dehors de la zone érythémateuse ; zones de souffrance cutanée prenant l'aspect d'ecchymose, purpura, phlyctènes ou nécroses ; crépitants sous-cutanés.

↑

Cutanées	Infectieuses	Tumorales

Cutanées ↓

Vésicules lymphatiques

- Le plus souvent au niveau des orteils ou des organes génitaux externes, mais également au niveau des cuisses, des creux poplités ou des chevilles.
- Lymphorrhée.
- Portes d'entrée infectieuses.

Papillomatose

- Remaniements hypertrophiques tissulaires localisés, le plus souvent au niveau des jambes, des pieds ou des orteils.
- Portes d'entrée infectieuses.

Ongles dystrophiques
Anomalies de la pousse de l'ongle

- Ongles verticalisés, tablette raccourcie, risque d'ongle incarné.

Intertrigo

- Macération en interdigital ou au niveau des plis, en particulier en cas de volumineux lymphœdème ou d'obésité.
- Portes d'entrée infectieuses.

Tumorales ↓

Transformation carcinologique d'une plaie chronique

- Biopsie à visée anatomopathologique en cas de retard de cicatrisation malgré des soins correctement suivis ou en cas d'aspect d'emblée suspect.

Tumeurs malignes cutanées primitives

Angiosarcome cutané, lymphome malin, mélanome, carcinome épidermoïde baso- ou spinocellulaire

- Complications rares mais graves, en lien probablement avec la stase lymphatique et l'immunodépression locale.
- **Angiosarcome cutané de Stewart-Treves (très rare).**
  - Urgence diagnostique et thérapeutique (potentiel très agressif engageant le pronostic fonctionnel local et général) ;
  - Présentation clinique variable, risque d'errance diagnostique : tache violacée ecchymotique au début, douleurs fréquemment associées → Biopsie cutanée.
  - Évolution marquée par l'apparition de multiples nodules ou ulcérations hémorragiques.

Figure 5.15. Complications du lymphœdème.

Source : Vignes S. Les lymphœdèmes : du diagnostic au traitement. Rev Med Interne. 2017;38(2):97-105. DOI : 10.1016/j.revmed.2016.07.005.

- maladie artérielle, athéromateuse ou post-radique. En cas d'indication à une revascularisation, les techniques endovasculaires seront préférentiellement discutées ;
- autres causes : post-traumatique, post-toxicomanie intraveineuse au membre supérieur ou inférieur, cause infectieuse.

Infectieuses

L'infection cutanée bactérienne aiguë et sa récidive sont les principales complications du lymphœdème.
Le lymphœdème est le principal facteur de risque d'érysipèle (ou dermohypodermite bactérienne non nécrosante) [17] :

- les bactéries les plus communément en cause sont surtout le streptocoque et parfois *Staphylococcus aureus* ;
- le traitement doit être débuté rapidement :
  - amoxicilline per os 50 mg/kg/jour en 3 prises avec un maximum de 6 g/j,
  - en cas d'allergie à la pénicilline : clindamycine 600 mg × 3/jour et jusqu'à 600 mg × 4 par jour si le poids est > 100 kg ; ou pristinamycine 1 g × 3 par jour, pendant 7 jours,
  - la disparition des signes généraux doit être obtenue à 48 heures ; dans le cas contraire, une évolution vers une fasciite nécrosante doit être suspectée,
  - la régression des signes cutanés (rougeur, augmentation de volume) est retardée (plusieurs semaines parfois) ;
- une hospitalisation est nécessaire en cas de signes de gravité généraux ou locaux (suspicion de fasciite nécrosante) ;
- les AINS et les corticoïdes sont contre-indiqués (risque de fasciite nécrosante) ;
- la vaccination antitétanique à jour doit être vérifiée.

La fasciite nécrosante est une urgence médico-chirurgicale. Le pronostic vital est engagé. Le diagnostic doit être suspecté devant un œdème très douloureux induré et diffus s'étendant en dehors de la zone érythémateuse, la présence de zones de souffrance cutanée prenant l'aspect d'ecchymose, purpura, phlyctènes ou nécroses et des crépitants sous-cutanés. Les signes systémiques de sepsis sévère ne sont pas toujours au premier plan. Le traitement repose sur le débridement chirurgical associé à une antibiothérapie à large spectre à adapter secondairement en fonction des prélèvements et hémocultures.

La répétition des érysipèles peut entraîner une augmentation du volume du lymphœdème.

Une antibiothérapie prophylactique est proposée en cas de survenue de plus de 2 épisodes d'érysipèle dans l'année. Elle est habituellement prolongée, de 18 à 24 mois. En première intention, une pénicilline per os est proposée (Oracilline®, 1 million d'unités × 2/j). Le traitement peut également être prescrit par voie intramusculaire profonde par Extencilline® (benzathine-benzylpénicilline G, forme à libération prolongée) 2,4 millions d'unités tous les 14 à 21 jours. En cas d'allergie à la pénicilline, l'azithromycine, 250 mg/jour, peut être prescrite. En cas de récidive sous antibiothérapie prophylactique, le traitement antibiotique à la phase aiguë doit être suivi et la prophylaxie sera reprise en relais.

Tumorales

Les tumeurs malignes cutanées primitives peuvent se développer sur un lymphœdème :

- angiosarcome cutané ;
- lymphome malin ;
- mélanome ;
- carcinome épidermoïde baso- ou spinocellulaire.

Il s'agit de complications rares mais graves, en lien probablement avec la stase lymphatique et l'immunodépression locale.

La tumeur la plus grave mais rare est l'angiosarcome de Stewart-Treves. L'angiosarcome a été décrit initialement au membre supérieur après traitement de cancer du sein (incidence estimée à 0,05 %), mais pouvant également survenir sur un lymphœdème primaire ou secondaire du membre inférieur. Le délai moyen d'apparition de l'angiosarcome après traitement du cancer du sein est variable (10 ans en moyenne) et peut survenir encore plus tardivement en cas de lymphœdème primaire. Il s'agit d'une urgence diagnostique et thérapeutique. La présentation clinique est variable avec un risque d'errance diagnostique. Le diagnostic est confirmé par l'histologie qui permet d'éliminer le diagnostic différentiel de métastase avec nodules de perméation cutanés. Le pronostic reste sombre malgré les différents traitements proposés (radiothérapie externe, polychimiothérapie systémique, amputation du membre).

Prise en charge thérapeutique

Chez les patients traités pour un cancer du sein, les techniques de microchirurgie à visée préventive de la survenue du lymphœdème (anastomoses lympho-veineuses) ou à visée thérapeutique après la survenue du lymphœdème (transferts ganglionnaires) ne sont pas recommandées par l'INCa. Seul le contrôle du poids est recommandé pour prévenir la survenue d'un lymphœdème. Il n'existe pas d'autres facteurs préventifs avérés.

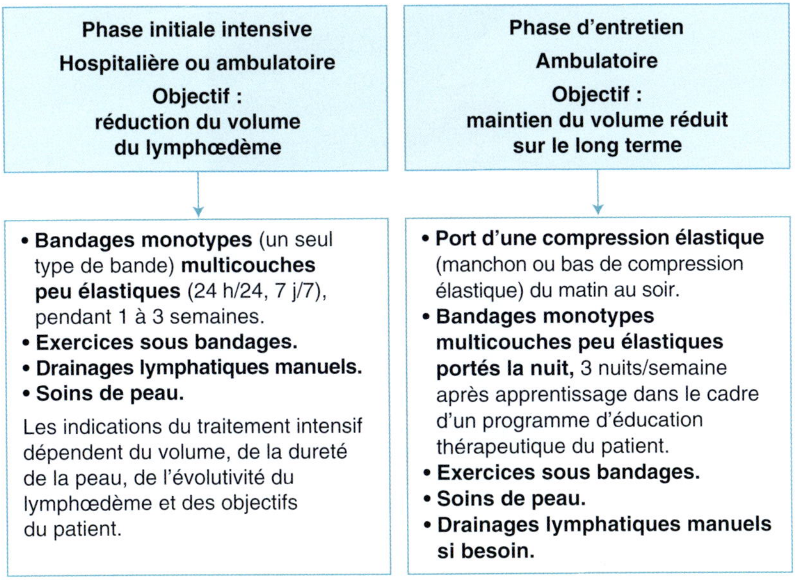

Figure 5.16. Physiothérapie décongestive complète.
Source : Vignes S. Les lymphœdèmes : du diagnostic au traitement. Rev Med Interne. 2017;38(2):97-105. DOI : 10.1016/j.revmed.2016.07.005.

Les drainages lymphatiques manuels ne sont pas recommandés en prévention du lymphœdème après traitement du cancer du sein.

En cas de survenue d'un lymphœdème, la prise en charge repose sur la physiothérapie décongestive intensive puis d'entretien avec apprentissage d'autobandages et compression élastique (figure 5.16) [18]. L'éducation thérapeutique est essentielle dans le cadre de cette pathologie chronique pour permettre au patient d'adapter le traitement décongestif en cas d'aggravation volumétrique et de prévenir les complications, en particulier infectieuses.

La poursuite des activités antérieures est recommandée sans restriction médicale. Tous les sports peuvent être pratiqués, de façon progressive en fréquence et en intensité, et doivent être encadrés par des professionnels. Après traitement d'un cancer du sein, l'activité physique entraîne une diminution des symptômes d'anxiété ou de dépression, de l'indice de masse corporelle, du risque de rechute et de la mortalité, ainsi qu' une amélioration de la qualité de vie.

Le contrôle du poids est essentiel. Une réduction du poids des patientes en surpoids est recommandée pour limiter la sévérité du lymphœdème, qu'il soit primaire ou secondaire.

L'avis d'un centre spécialisé dans la prise en charge du lymphœdème est recommandé, en particulier en cas de situation complexe (lymphœdème volumineux ou avec une mauvaise réponse au traitement), et permet au patient d'accéder à un programme d'éducation thérapeutique adapté.

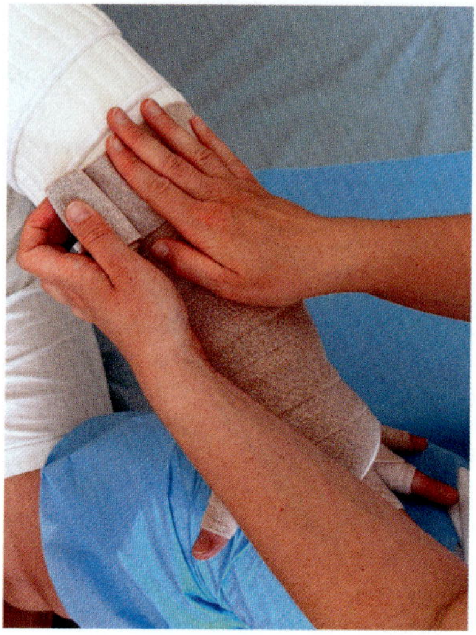

Figure 5.17. Bandages peu élastiques monotypes multicouches : application d'une bande Comprilan®, à allongement court sur un capitonnage de Juzo SoftCompress®.
Source : Dr Stéphane Vignes, Unité de lymphologie, Centre de référence des lymphœdèmes primaires, membre de la filière FAVA-Multi et du réseau européen VASCERN. Hôpital Cognacq-Jay.

Bandages peu élastiques monotypes multicouches

Les bandages peu élastiques sont destinés à réduire le volume du lymphœdème. Des bandes à allongement court (< 100 %) (Rosidal K®, Comprilan®, Biflexideal®) sont posées sans serrer, sur un capitonnage en coton (ouate Cellona®), mousse simple (mousse N/N®), Mobiderm®, Juzo SoftCompress® (figure 5.17). Le capitonnage permet, par expansion, de maintenir la pression exercée par la bande lorsque le volume du lymphœdème diminue. Les bandages sont portés 24 h/24 sur une durée de 1 à 3 semaines pendant la phase intensive initiale puis trois fois par semaine la nuit et en alternance la journée avec la compression élastique lors de la phase de maintien.

Ces bandages sont appelés multicouches monotypes, car il y a superposition de 2 à 5 épaisseurs du même type de bande peu élastique. Ces bandages exercent une pression au repos qui est faible, permettant une tolérance sur l'ensemble du nycthémère, à la différence des bandes élastiques qu'il faut retirer la nuit. Les exercices sous bandages font partie intégrante de la physiothérapie décongestive. La pression exercée par les bandages peu élastiques (donc peu extensibles) augmente en effet nettement lors de la contraction musculaire.

Compression élastique

Le traitement d'entretien repose sur le port quotidien, la journée, d'une compression élastique forte (classes 3 à 4) par orthèse définitive. Celle-ci doit être retirée la nuit.

Le port quotidien d'une compression élastique est indispensable pour maintenir le bénéfice de la phase intensive. Elle doit être renouvelée régulièrement, tous les 3 à 4 mois.
Les forces de pression sont définies, en France, en classes 1 (10-15 mmHg), 2 (15-20 mmHg), 3 (20-36 mmHg) et 4 (> 36 mmHg). Au membre supérieur, les compressions de classe 3 ou 4 peuvent être proposées (éventuellement une classe 2, si le lymphœdème est débutant ou de volume peu important).
L'orthèse de compression est réalisée sur mesure auprès d'un orthésiste avec maillage circulaire ou rectiligne en fonction du morphotype du lymphœdème.
Au membre supérieur, le manchon de compression peut être associé à une mitaine attenante ou séparée. La confection d'un gantelet sur mesure est possible lorsque l'œdème est très distal et touche les doigts.
Aux membres inférieurs, le bas-cuisse est à préférer au bas jarret, et à pied fermé plutôt que pied ouvert pour éviter l'aggravation du lymphœdème des orteils et l'apparition éventuelle de vésicules lymphatiques. Une superposition de deux bas sur le membre inférieur atteint est habituellement recommandée pour renforcer la force de compression (classes 3 + 3, 3 + 4, 4 + 4).
Des systèmes de compression adaptée sont réalisés en cas de lymphœdème de la paroi thoracique ou du sein, avec brassière adaptée ou gilet thoracique ajustable, grâce à un système de fixation par fermeture Velcro®. Il est nécessaire d'utiliser une interface sur la peau, avec notamment un capitonnage adapté.

Mesures associées

Les soins de la peau sont essentiels, par l'application régulière d'une crème émolliente afin de maintenir une bonne trophicité cutanée et de limiter la survenue de fissurations, portes d'entrée aux infections cutanées.
Les vésicules lymphatiques seront traitées par l'application de pansements super-absorbants et de bandages compressifs adaptés à la localisation, notamment des orteils. En cas d'inefficacité de la compression et des soins locaux, avec un écoulement lymphatique non tari, des traitements tels que la sclérothérapie ou l'électrocoagulation peuvent être discutés.
La dermite eczématiforme en cas d'insuffisance veineuse associée est traitée par dermocorticoïdes locaux en crème.
Les soins des ongles sont suivis auprès d'un pédicure podologue qui proposera également un chaussage adapté, avec semelles orthopédiques en cas de pied plat ou d'orteils en griffe. La survenue de mycose doit être prévenue en séchant les espaces interdigitaux et les éventuels plis cutanés pour prévenir la macération. En cas de survenue de mycose, le traitement par antifongiques locaux est prescrit pendant 15 à 21 jours.
Le drainage lymphatique manuel seul n'est pas recommandé, car il n'a pas d'impact sur le volume du lymphœdème. Il peut être proposé en phase intensive en association avec les bandages monotypes peu élastiques ; il est facultatif en phase d'entretien.

Réalisé auprès de kinésithérapeutes formés, il doit être manuel, de sens physiologique, de durée 30 minutes au moins, un à trois fois par semaine. Il permet de mobiliser le liquide lymphatique dans un but d'assouplissement de la peau. Le bénéfice à court terme correspond à une sensation d'allégement, avec un effet relaxant. Sur le long terme, l'effet paraît modeste sur le volume. En pratique, le drainage lymphatique manuel reste facultatif, mais utile dans les lymphœdèmes proximaux.

Plusieurs techniques chirurgicales ont été proposées dans la prise en charge du lymphœdème :

- chirurgie de résection ou de liposuccion ;
- chirurgie de reconstruction du système lymphatique par greffe de canaux lymphatiques, transferts ganglionnaires autologues ou anastomoses lympho-veineuses.

La chirurgie de résection d'excédent cutané peut être discutée à visée symptomatique afin d'améliorer la qualité de vie des patients. Elle est discutée après une physiothérapie décongestive intensive ayant conduit à une réduction volumétrique majeure. La chirurgie d'exérèse-plastie peut également être discutée en cas de lymphœdème des organes génitaux externes, en particulier en cas de vésicules lymphatiques ou de lésions papillomateuses associées. Cette chirurgie est un outil supplémentaire dans la stratégie thérapeutique et nécessite la poursuite de la physiothérapie décongestive habituelle. L'indication relève de l'avis d'un centre de référence ou de compétence.

En dehors de ces chirurgies, les techniques de microchirurgie « reconstructives » (greffe de canaux lymphatiques, anastomoses lympho-veineuses, transferts ganglionnaires autologues) à visée préventive ou à visée thérapeutique après la survenue du lymphœdème restent non consensuelles. La méthodologie des études s'y intéressant ne permet pas d'apprécier leur efficacité ni leur innocuité. Ces techniques restent du domaine de la recherche. La survenue d'effets secondaires potentiellement graves amène les centres experts à ne pas proposer ces chirurgies de reconstruction du système lymphatique [1].

! Points clés

- Le lymphœdème est une pathologie chronique dont le diagnostic et la prise en charge multidisciplinaire sont réalisés en lien avec un centre de référence ou de compétence.
- Un lymphœdème n'est pas douloureux.
- En présence d'un lymphœdème douloureux, il faut rechercher :
  - une infection ;
  - une thrombose veineuse profonde ;
  - un processus compressif ou une récidive du cancer, notamment au niveau du plexus brachial pour le cancer du sein (surtout s'il existe un déficit moteur et/ou sensitif d'évolution rapide).

- L'infection cutanée bactérienne aiguë (érysipèle) et sa récidive sont les principales complications du lymphœdème.
- Les tumeurs malignes cutanées primitives peuvent se rencontrer dans le cadre d'un lymphœdème, en particulier l'angiosarcome cutané (rare), urgence diagnostique et thérapeutique.

Références

[1] Protocole national de diagnostic et de soins. Lymphœdème primaire, coordonné par le Dr Stéphane Vignes, Centre national de référence des maladies vasculaires rares, février 2019. www.has-sante.fr/upload/docs/application/pdf/2019-02/pnds_lymphoedeme_primaire_final_has.pdf.

[2] Vignes S. Les lymphœdèmes : du diagnostic au traitement. Rev Med Interne 2017 ; 38(2) : 97–105.

[3] Vignes S, Coupé M, Baulieu F, et al. Les lymphœdèmes des membres : diagnostic, explorations, complications. J Mal Vasc 2009 ; 34 : 314–22.

[4] Baumgartner A, Hueppe M, Meier-Vollrath I, Schmeller W. Improvements in patients with lipedema 4, 8 and 12 years after liposuction. Phlebology 2021 ; 36(2) : 152–9.

[5] International society for the study of vascular anomalies. ISSVA Classification of Vascular Anomalies ©2018. International Society for the Study of Vascular Anomalies. Available at « issva.org/classification ». www.issva.org/UserFiles/file/ISSVA-Classification-2018.pdf.

[6] Gordon K, Varney R, Keeley V, et al. Update and audit of the St George's classification algorithm of primary lymphatic anomalies: a clinical and molecular approach to diagnosis. J Med Genet 2020 ; 57(10) : 653–9.

[7] Vignes S, Arrault M, Yannoutsos A, Blanchard M. Primary upper-limb lymphoedema. Br J Dermatol 2013 ; 168(2) : 272–6.

[8] Brouillard P, Witte MH, Erickson RP, et al. Primary lymphoedema. Nat Rev Dis Primers 2021 ; 7(1) : 77.

[9] Protocole national de diagnostic et de soins. Syndromes hypertrophiques liés au gène *PIK3CA* (PROS) sans atteinte cérébrale. Les syndromes CLOVES et de Klippel-Trenaunay. Coordonné par les Pr Laurence OLIVIER-FAIVRE, Pr Pierre VABRES, Pr Laurent GUIBAUD. Novembre 2020. https://has-sante.fr/plugins/ModuleXitiKLEE/types/FileDocument/doXiti.jsp?id=p_3226371.

[10] Vignes S, Baran R. Yellow nail syndrome: a review. Orphanet J Rare Dis 2017 ; 12(1) : 42.

[11] Protocole national de diagnostic et de soins. Lymphangiectasies intestinales primitives (maladie de Waldmann). Novembre 2022. www.has-sante.fr/upload/docs/application/pdf/2022-11/pdns_waldmann_vignes.pdf.

[12] Institut national du cancer (INCa), recommandations et référentiels. Traitements locorégionaux des cancers du sein infiltrants non métastatiques/synthèse, mise à jour octobre 2022. https://e-cancer.fr/Expertises-et-publications/Catalogue-des-publications/Traitements-locoregionaux-des-cancers-du-sein-infiltrants-non-metastatiques-Synthese.

[13] Marchica P, D'Arpa S, Magno S, et al. Integrated Treatment of Breast Cancer-related Lymphedema: A Descriptive Review of the State of the Art. Anticancer Res 2021 ; 41(7) : 3233–46.

[14] Chantalat L, Simon M, Fourgeaud C, Vignes S. Le syndrome des grosses mains : un diagnostic méconnu. Rev Med Interne 2020 ; 41(10) : 700–3.

[15] Vignes S. Genital Lymphedema after Cancer Treatment: A Narrative Review. Cancers (Basel). 2022 ; 14(23) : 5809.

[16] Lebbe C, Garbe C, Stratigos AJ, et al. Diagnosis and treatment of Kaposi's sarcoma: European consensus-based interdisciplinary guideline (EDF/EADO/EORTC). Eur J Cancer 2019 ; 114 : 117–27.

[17] Vignes S, Poizeau F, Dupuy A. Cellulitis risk factors for patients with primary or secondary lymphedema. J Vasc Surg Venous Lymphat Disord 2022 ; 10(1) : 179–85.e1.

[18] Haute Autorité de santé. La compression médicale dans le traitement du lymphœdème. Fiche BUTS. Décembre 2010. https://has-sante.fr/jcms/r_1437986/fr/la-compression-medicale-dans-le-traitement-du-lymphoedeme-fiche-buts.

CHAPITRE

6

Vascularites

Avec l'expertise de :

Eric Hachulla et Ulrique Michon-Pasturel

PLAN DU CHAPITRE

Médecine vasculaire appliquée

Les vascularites représentent un groupe hétérogène de maladies inflammatoires rares avec atteinte systémique. Une inflammation pariétale non spécifique entraîne la formation d'un anévrysme ou d'une occlusion vasculaire pouvant intéresser différents types de vaisseaux. Elles sont à distinguer des vascularites infectieuses, secondaires à l'invasion directe de la paroi des vaisseaux par des agents pathogènes.

L'étiologie des vascularites reste souvent inconnue. Elles peuvent être associées à une maladie auto-immune (telle qu'une connectivite ou un syndrome des antiphospholipides) ou encore à une étiologie spécifique probable : vascularite cryoglobulinémique secondaire à une infection par le VHC (virus de l'hépatite C), à un agent causal médicamenteux, aux cancers (en particulier bronchique, colique ou rénal) ou aux hémopathies (myélodysplasies, lymphomes).

Leur diagnostic est évoqué sur un faisceau d'arguments cliniques, biologiques, radiologiques et parfois histologiques pour certaines vascularites.

Classification des vascularites systémiques

Une première classification a été proposée en 1990 par l'American College of Rheumatology (ACR) fondée sur des critères cliniques, biologiques et histologiques. En 1994, la nomenclature de la conférence de consensus de Chapel Hill a proposé une classification tenant compte de la prédominance de l'atteinte en fonction du type et du calibre des vaisseaux. Ce système de nomenclature, révisé en 2012, permet de spécifier le nom de la vascularite dans le cadre d'un processus pathologique, mais ne correspond pas à des critères diagnostiques [1].

Dans ce système de nomenclature, le type de vaisseaux est défini en fonction du calibre : gros vaisseaux, vaisseaux de moyen ou de petit calibre (figure 6.1).

Les gros vaisseaux sont représentés par l'aorte et ses principales branches ainsi que les veines correspondantes. Les vaisseaux de moyen calibre sont les principales artères et veines viscérales et leurs branches initiales. Les petits vaisseaux sont les artères et veines intra-parenchymateuses, les artérioles, veinules et capillaires.

Les vascularites classées dans les différentes catégories peuvent aussi toucher des artères de tout calibre. C'est la prédominance de l'atteinte qui est utilisée pour distinguer les trois grandes catégories.

La maladie de Behçet et le syndrome de Cogan sont des vascularites pouvant toucher tous les vaisseaux sans atteinte prédominante.

Lorsqu'un cancer est découvert dans le bilan étiologique, le caractère paranéoplasique d'une vascularite ne peut pas toujours être affirmé, mais l'évolution parallèle des deux pathologies suggère un lien de causalité. La survenue de la vascularite peut parfois précéder la découverte du cancer de plusieurs mois. Le mécanisme de ces vascularites est inconnu. Plusieurs types de vascularite peuvent se rencontrer dans ce contexte, les plus fréquentes étant les vascularites des vaisseaux de petit calibre à expression cutanée (vascularite leucocytoclasique).

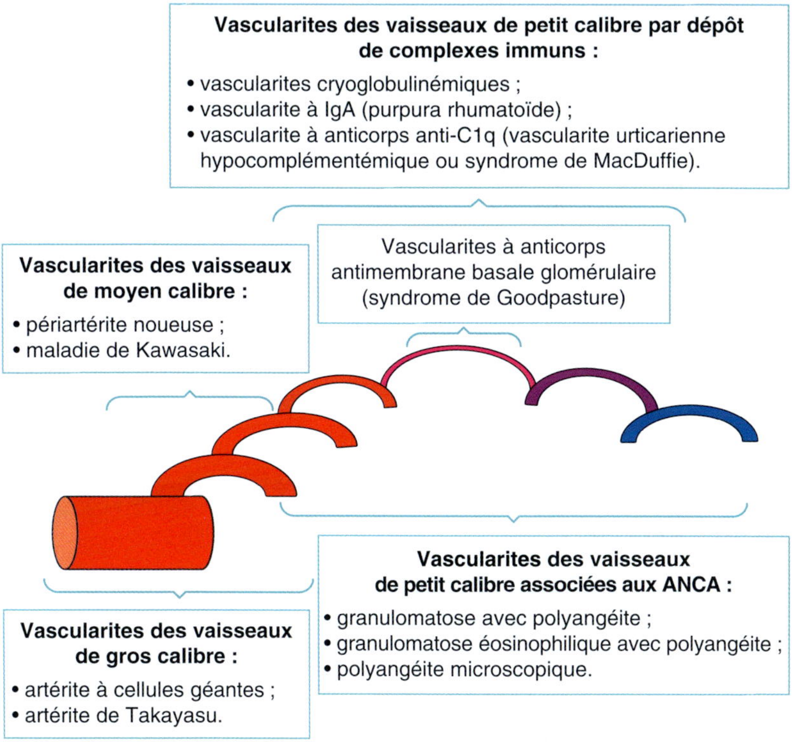

Figure 6.1. Classification des vascularites selon la nomenclature de la conférence de consensus de Chapel Hill.

ANCA : anticorps anti-cytoplasme des polynucléaires neutrophiles ; IgA : immunoglobuline A.

Source : Jennette JC, Falk RJ, Bacon PA, et al. 2012 revised International Chapel Hill Consensus Conference Nomenclature of Vasculitides. Arthritis Rheum. 2013;65:1-11. DOI : 10.1002/art.37715.

En médecine vasculaire, les principaux motifs de consultation devant faire évoquer un diagnostic de vascularite sont :

- des signes généraux non spécifiques (fièvre inexpliquée, altération de l'état général [AEG]) et/ou des symptômes ischémiques périphériques ;
- la découverte à l'imagerie d'une atteinte inflammatoire de la paroi artérielle (épaississement circonférentiel/sténose/anévrysme) isolée de découverte fortuite ou associée à des événements thrombotiques artériels ou veineux ;
- une atteinte cutanée dominant la clinique, dans le cadre d'une vascularite prédominant sur les artères de moyen/petit calibre ou à expression cutanée limitée : purpura infiltré, livedo, nodules sous-cutanés, lésions érythémateuses bulleuses, hémorragiques ou ulcérations nécrotiques.

Les principales vascularites systémiques seront présentées dans ce chapitre selon l'existence d'une atteinte des gros troncs artériels (artérite à cellules géantes et maladie de Takayasu) ou l'existence d'une atteinte cutanée dominant la clinique (vascularites nécrosantes et vascularites cryoglobuliméniques).

Les manifestations cutanées de l'artérite à cellules géantes ou de la maladie de Takayasu restent peu fréquentes et sont rarement signalées comme étant le signe de présentation de la maladie. Dans les vascularites touchant les vaisseaux de moyen et de petit calibre, l'atteinte cutanée peut dominer la clinique : mode de présentation initiale, développement au cours de la maladie ou marqueur d'une rechute [2].

La maladie de Behçet est une vascularite pouvant toucher les vaisseaux de tout calibre, artériels ou veineux, marquée par des événements thrombotiques et des anévrysmes artériels. L'atteinte cutanéomuqueuse est souvent au premier plan.

Vascularites systémiques avec atteinte des gros troncs artériels

Présentation clinique et critères de classification

Artérite à cellules géantes (maladie de Horton)

L'artérite à cellules géantes, ou maladie de Horton, est une maladie rare mais la plus fréquente des vascularites. Elle touche les sujets âgés de plus de 50 ans (incidence de 10 à 20/100 000 personnes par an dans cette population) et plus particulièrement les femmes. L'atteinte vasculaire inflammatoire est localisée préférentiellement aux branches des artères carotides externes, aux artères ophtalmiques et aux artères vertébrales. Elle donne classiquement une atteinte céphalique, des signes généraux ou rhumatologiques dans le cadre d'une pseudopolyarthrite rhizomélique et une atteinte des gros vaisseaux, en particulier de l'aorte thoracique [3].

La présentation clinique n'est pas toujours franche et rend parfois le diagnostic difficile.

Les complications ophtalmologiques ischémiques sont redoutées et imprévisibles, et peuvent entraîner une cécité définitive.

Le diagnostic d'artérite à cellules géantes repose sur la clinique associée le plus souvent à un syndrome inflammatoire biologique non spécifique, l'imagerie et la réponse au traitement corticoïde.

Il n'y a pas d'algorithme diagnostique universellement accepté.

Les critères de classification ACR/EULAR (American College of Rheumatology/European Alliance of Associations for Rheumatology [4]) ne doivent pas être utilisés comme critères diagnostiques. Leur intérêt est d'aider à différencier une artérite à cellules géantes d'une autre vascularite (figure 6.2) [3].

Critères appliqués seulement si :

- **un diagnostic de vascularite des vaisseaux de moyen ou gros calibre a été retenu ;**
- **les diagnostics différentiels des vascularites ont été éliminés ;**
- **l'âge au moment du diagnostic est ≥ 50 ans.**

Un score ≥ 6 permet de classer les patients comme atteints d'artérite à cellules géantes.

↓

- ***Critères cliniques :***
  - dérouillage matinal des épaules/du cou, ***2 points*** ;
  - amaurose, ***3 points*** ;
  - claudication de la mâchoire ou de la langue, ***2 points*** ;
  - céphalée temporale inhabituelle, ***2 points*** ;
  - hyperesthésie du cuir chevelu, ***2 points*** ;
  - palpation anormale de l'artère temporale, ***2 points***.
- ***Critères biologiques, d'imagerie et histologiques :***
  - VS ≥ 50 mm à la première heure et/ou CRP ≥ 10 mg/l, ***3 points*** ;
  - biopsie de l'artère temporale positive ou signe du halo de l'artère temporale à l'échographie, ***5 points*** ;
  - atteinte bilatérale de l'artère axillaire (sténose, occlusion ou anévrisme), ***2 points*** ;
  - hyperactivité de la paroi aortique au TEP-scanner, ***2 points***.

Figure 6.2. Critères de classification de l'artérite à cellules géantes ACR/EULAR 2022.

VS : vitesse de sédimentation.

Source : Ponte C, Grayson PC, Robson JC et al. 2022 American College of Rheumatology/EULAR classification criteria for giant cell arteritis. 2022;81:1647-1653. DOI : 10.1136/ard-2022-223480.

Au diagnostic, la grande majorité des patients présentent une symptomatologie clinique spécifique oculo-crânio-faciale :

- céphalées inhabituelles, hyperesthésie du cuir chevelu, claudication de la mâchoire, aspect saillant et induré des artères temporales ;
- accident ischémique transitoire ou constitué en particulier s'il survient dans le territoire vertébrobasilaire ;
- signes visuels : baisse de vision, diplopie transitoire, amaurose, découverte d'une neuropathie optique ischémique antérieure.

L'atteinte des artères de gros calibre peut se manifester sous la forme d'une aortite isolée.

Le diagnostic doit aussi être évoqué devant des manifestations non spécifiques telles qu'une pseudopolyarthrite rhizomélique, une AEG, une fièvre prolongée ou un syndrome inflammatoire biologique. Toute céphalée inhabituelle d'apparition récente chez un sujet de plus de 50 ans ou tout syndrome inflammatoire isolé persistant doivent faire évoquer le diagnostic d'artérite à cellules géantes.

Dès que le diagnostic est suspecté, les examens de confirmation diagnostique doivent être réalisés rapidement en raison du risque de survenue imprévisible de complications ischémiques ophtalmologiques irréversibles.
La confirmation diagnostique d'une artérite à cellules géantes est apportée par une biopsie d'artère temporale (BAT) ou par l'imagerie (d'accès plus rapide) de l'artère temporale ou de l'aorte.
La BAT est l'examen de référence, positive dans 60 à 80 % des cas, montrant :

- un infiltrat inflammatoire mononucléé de la média et/ou de l'intima ;
- la destruction de la limitante élastique interne ;
- la présence de cellules géantes (pathognomonique).

Une BAT négative n'écarte pas le diagnostic [3].
Dans un contexte clinique évocateur, la découverte d'une aorto-artérite à l'imagerie peut suffire pour conforter le diagnostic [5] :

- présence d'un halo hypoéchogène des artères temporales et/ou de l'aorte et de ses principales branches en écho-Doppler ;
- ou présence d'une atteinte inflammatoire péri-aortique sur la tomodensitométrie (TDM) (figure 6.3), l'imagerie par résonance magnétique (IRM) ou la tomographie par émission de positons au 18 F-fluorodeoxyglucose couplée au scanner (18 FDG-PET scanner). L'IRM de haute résolution 3 Tesla, lorsqu'elle est disponible, peut être une aide au diagnostic permettant un examen des artères temporales et des vaisseaux intracérébraux.

L'atteinte inflammatoire à l'imagerie se traduit par un épaississement circonférentiel régulier de la paroi artérielle (> 2-3 mm) avec prise de contraste ou hypermétabolisme (PET scanner) associé. Il peut s'y associer des lésions anévrysmales,

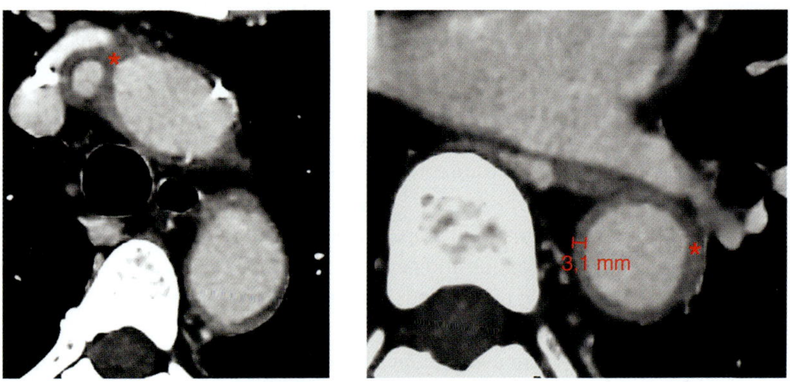

Figure 6.3. Artérite à cellules géantes : aspect d'aorto-artérite à l'angioscanner.
Coupes transversales. (A) Épaississement de la paroi des vaisseaux supra-aortiques (origine du tronc artériel brachiocéphalique*) et (B) de l'aorte thoracoabdominale (*).
Source : Service d'imagerie médicale, Groupe hospitalier Paris Saint-Joseph.

sténosantes ou occlusives. La place des différentes méthodes d'imagerie reste débattue pour le diagnostic de rechute ou de récidive après arrêt du traitement immunosuppresseur ou dans la surveillance d'une aortite.

L'imagerie s'associe à un faisceau d'arguments permettant d'évaluer l'activité de la maladie, mais ne suffit pas à elle seule pour modifier l'attitude thérapeutique.

La gravité de la maladie est avant tout conditionnée par l'atteinte ophtalmologique et les complications d'une aortite (dilatation, anévrysme ou dissection aortique, insuffisance aortique). En pratique, l'examen ophtalmologique doit être systématique au diagnostic. Les décès de cause cardiovasculaire (CV) apparaissent plus fréquents, que ce soit au diagnostic de la maladie ou après plusieurs années, par rapport à la population générale.

Maladie de Takayasu

L'artérite de Takayasu est une vascularite rare des gros troncs artériels localisée préférentiellement à l'aorte, ses branches cervicales, viscérales, les artères pulmonaires et les artères des membres supérieurs/inférieurs, mais peut également toucher les coronaires [6]. La maladie affecte le plus souvent des femmes jeunes avant l'âge de 50 ans, mais des formes tardives ou touchant les hommes sont décrites. De par la rareté de la maladie, la prévalence de l'artérite de Takayasu est difficile à évaluer. L'étiologie reste inconnue. La répartition géographique particulière (maladie principalement retrouvée au pourtour méditerranéen, en Asie du Sud-Est et au Moyen-Orient) suggère des facteurs environnementaux ou génétiques. Certaines pathologies inflammatoires peuvent être associées à l'artérite de Takayasu, en particulier les maladies inflammatoires du tube digestif (maladie de Crohn ou rectocolite hémorragique) et les spondylarthropathies.

Un stade précoce clinique (phase « systémique » ou « préocclusive ») peut être associé à :

- des symptômes généraux non spécifiques (fièvre, AEG) ;
- un syndrome inflammatoire biologique ;
- des arthralgies/myalgies ;
- des signes cutanés (érythème noueux, pyoderma gangrenosum) ;
- des douleurs sur les trajets artériels (notamment cervical avec carotidodynie) ;
- une atteinte ophtalmologique (épisclérite).

La phase systémique passe souvent inaperçue.

Le diagnostic est alors posé pendant la « phase vasculaire », conséquence des lésions artérielles (sténoses, occlusions, anévrysmes) siégeant sur l'aorte thoracique, abdominale et atteignant ses principales branches :

- claudication des membres ;
- symptômes cardiaques et cérébrovasculaires ;
- hypertension artérielle (HTA) rénovasculaire ;
- insuffisance aortique liée à une dilatation de l'anneau aortique et de l'aorte ascendante, facteur de mauvais pronostic.

Critères appliqués seulement si :

- **un diagnostic de vascularite des vaisseaux de moyen ou gros calibre a été retenu ;**
- **les diagnostics différentiels des vascularites ont été éliminés ;**
- **l'âge au moment du diagnostic est ≤ 60 ans.**

Un score ≥ 5 permet de classer les patients comme atteints d'artérite de Takayasu.

- **Critères cliniques :**
  - sexe féminin, ***1 point*** ;
  - douleur thoracique ischémique, ***2 points*** ;
  - claudication d'un membre, ***2 points*** ;
  - souffle artériel à l'auscultation, ***2 points*** ;
  - abolition ou réduction d'un pouls artériel (axillaire, brachial ou radial), ***2 points*** ;
  - abolition ou réduction d'un pouls carotidien ou carotidodynie, ***2 points*** ;
  - asymétrie tensionnelle systolique ≥ 20 mmHg aux membres supérieurs, ***1 point***.
- **Critères d'imagerie :**
  - un seul territoire artériel touché, ***1 point*** ;
  - deux territoires artériels touchés, ***2 points*** ;
  - trois, ou plus, territoires artériels touchés, ***3 points*** ;
  - atteinte symétrique de 2 artères (sténose, occlusion ou anévrisme), ***1 point*** ;
  - atteinte de l'aorte abdominale avec atteinte rénale ou mésentérique (sténose, occlusion ou anévrisme), ***3 points***.

Figure 6.4. Critères de classification de l'artérite de Takayasu ACR/EULAR 2022.
Source : Grayson PC, Ponte C, Suppiah R, et al. 2022 American College of Rheumatology/EULAR Classification Criteria for Takayasu Arteritis. Arthritis Rheumatol. 2022;74:1872-1880. DOI : 10.1002/art.42324.

Le diagnostic d'artérite de Takayasu est évoqué sur un faisceau d'éléments cliniques, associés parfois à un syndrome inflammatoire biologique non spécifique, et une atteinte radiologique caractéristique des artères de gros calibre en l'absence d'arguments pour une autre cause vasculaire [7]. Les paramètres inflammatoires ne figurent pas dans les critères de classification de l'artérite de Takayasu car l'élévation de la CRP est inconstante (figure 6.4).

Comme pour l'artérite à cellules géantes, il n'existe pas de marqueur biologique diagnostique spécifique de la maladie de Takayasu.

Pendant la phase active de la maladie, l'histologie mettrait en évidence une inflammation granulomateuse typique avec des cellules géantes (cellules T), de toutes les couches de la paroi vasculaire (panartérite) qui ne pourrait être distinguée de l'artérite à cellules géantes. Cependant, la biopsie d'une artère touchée pendant la phase active de la maladie ne doit pas être réalisée. En phase de rémission, une fibrose transmurale non spécifique est retrouvée.

L'imagerie met en évidence une atteinte de l'aorte et/ou de ses branches à type d'épaississement circonférentiel inflammatoire de la paroi artérielle, associée à des

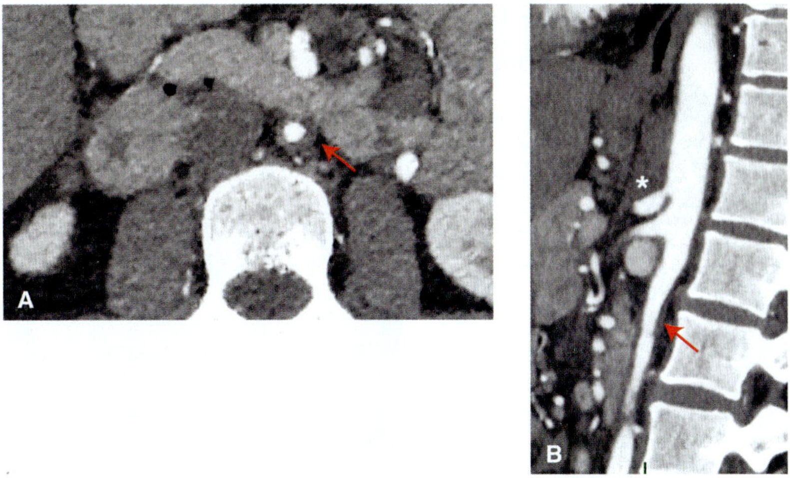

Figure 6.5. Maladie de Takayasu : aspect d'aorto-artérite à l'angioscanner.
Coupe transversale [A] et sagittale [B]. Réduction du diamètre de l'aorte sous-rénale avec épaississement circonférentiel pariétal (lumière résiduelle 4,5 mm). Sténose ostiale serrée du tronc cœliaque (*).
Sténoses du tronc cœliaque et de l'aorte sous-rénale palliées par les arcades pancréatico-duodénales et l'arcade de Riolan dilatées.
Source : Service d'imagerie médicale, Groupe hospitalier Paris Saint-Joseph.

lésions anévrysmales, sténosantes ou occlusives, souvent multifocales (figure 6.5). Comme pour l'artérite à cellules géantes, l'imagerie doit être associée à un faisceau d'arguments permettant d'évaluer l'activité de la maladie et d'adapter la prise en charge thérapeutique.

Le diagnostic différentiel avec l'artérite à cellules géantes peut être difficile. L'âge n'est pas un élément discriminant suffisant, les lésions artérielles pouvant être découvertes à un stade tardif. Les signes d'artérite céphalique (céphalées, anomalies du scalp, anomalies histologiques à la BAT) sont des éléments en faveur d'une artérite à cellules géantes.

Diagnostics différentiels

En présence d'une aortite, l'origine infectieuse doit toujours être évoquée. Les vascularites infectieuses sont secondaires à l'invasion directe de la paroi des vaisseaux par des agents pathogènes. L'atteinte de la paroi artérielle est à type d'anévrysmes sacciformes (figure 6.6) dont le caractère symptomatique domine souvent la clinique. Les atteintes aortique et fémorale représentent les deux localisations les plus fréquentes d'anévrysmes artériels infectieux. La symptomatologie est le plus souvent bruyante associant fièvre et syndrome inflammatoire biologique. Les prélèvements bactériologiques périphériques peuvent être négatifs. Il s'agit d'une urgence thérapeutique. La complication majeure est représentée par la rupture de la paroi

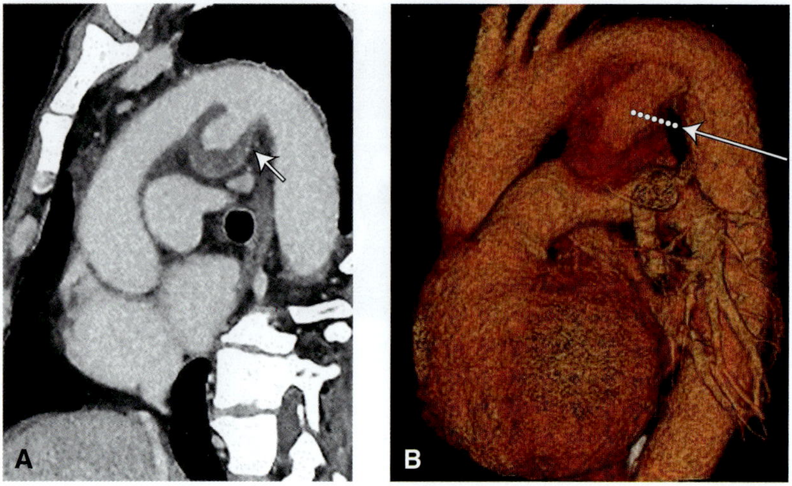

Figure 6.6. Anévrysme sacciforme infectieux de la crosse de l'aorte à l'angioscanner. Coupe sagittale [A] et reconstruction 3D [B].
Source : Dr Thomas Le Houérou, Centre de l'aorte, Service de chirurgie vasculaire, Hôpital Marie-Lannelongue.

artérielle. La stratégie thérapeutique en milieu hospitalier relève d'une antibiothérapie adaptée et de la discussion d'une prise en charge chirurgicale. Les germes les plus communément en cause dans les artérites infectieuses sont les staphylocoques, streptocoques, entérocoques et salmonelles. Les artérites syphilitique, tuberculeuse ou à Aspergillus doivent aussi être évoquées.

Dans les vascularites inflammatoires systémiques, la maladie de Behçet peut également toucher l'aorte thoracique ou abdominale, avec la formation d'anévrysmes sacciformes. Cependant, la présence d'une aphtose bipolaire, de signes cutanés ou ophtalmologiques ou les antécédents thrombotiques veineux orientent le diagnostic (voir « Maladie de Behçet », dans ce chapitre).

Lorsque l'inflammation est présente au-delà de la paroi de l'aorte, dans l'espace péri-aortique, avec ou sans atteinte de la paroi artérielle associée, on parle de « péri-aortite » (figure 6.7). Les principales étiologies sont représentées par les maladies inflammatoires (la fibrose rétropéritonéale primitive, les maladies associées aux IgG4 (immunoglobuline d'isotype G4), les lymphomes, l'amylose), certains médicaments (bêtabloquants, bromocriptine) ou les antécédents de radiothérapie. Les principales complications sont liées aux phénomènes compressifs en regard des voies urinaires.

Une maladie associée aux IgG4 doit être évoquée dans le cadre d'une péri-aortite, classiquement de localisation sous-rénale, mais pouvant aussi atteindre l'étage thoracique et les coronaires. Elle est caractérisée par une atteinte systémique tissulaire inflammatoire lymphoplasmocytaire polyclonale d'évolution fibrosante. Les patients peuvent présenter des douleurs abdominales, lombaires ou des symptômes cliniques

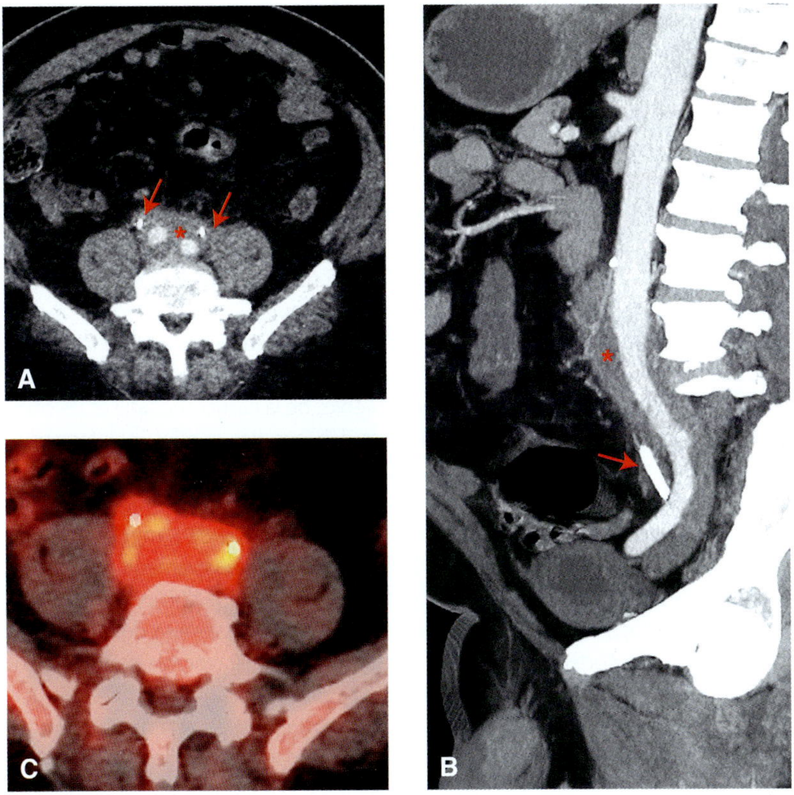

Figure 6.7. Péri-aortite dans le cadre d'une fibrose rétropéritonéale primitive.
(A) Angioscanner, coupe transversale ; (B) coupe sagittale : infiltration tissulaire rétropéritonéale englobant la portion terminale de l'aorte abdominale et les artères iliaques primitives (*) découverte dans un contexte d'insuffisance rénale aiguë et douleurs abdominales. Sondes JJ (>) bilatérales mises en place ; (C) PET scan au 18 FDG : infiltration lombo-aortique sous-rénale englobant les uretères se poursuivant en iliaque commun bilatéral (SUVmax 7,5).
Source : Service d'imagerie médicale, Groupe hospitalier Paris Saint-Joseph.

secondaires à la compression des structures adjacentes, en particulier les uretères. Il peut s'y associer une aortite. Le risque évolutif en cas d'aortite est représenté par la dissection aortique, la rupture d'anévrysme ou des lésions sténosantes. Une maladie associée aux IgG4 est particulièrement corticosensible [8].

Une cause très rare d'aortite est représentée par le syndrome de Cogan dont l'étiologie reste inconnue. L'aorte thoracique ascendante est touchée et peut se compliquer d'un anévrysme, d'une dissection ou d'une insuffisance aortique. Une atteinte d'autres gros vaisseaux (branches viscérales, artères des membres) ainsi qu'une vascularite des artères de moyen ou petit calibre ont été aussi rapportées.

L'association kératite interstitielle, syndrome vestibulaire et surdité d'installation rapide est pathognomonique de la maladie.

Prise en charge thérapeutique et suivi

Modalités thérapeutiques

Une thérapie par glucocorticoïdes doit être initiée immédiatement pour l'induction d'une rémission dans l'artérite à cellules géantes et la maladie de Takayasu. L'objectif est de contrôler la maladie afin d'obtenir la résolution des symptômes généraux et de prévenir les complications ischémiques.

Les modalités de traitement diffèrent en fonction de la sévérité de l'atteinte [9].

La dose initiale de prednisone est généralement maintenue per os pendant 2 à 4 semaines. Afin de prévenir les effets indésirables de la corticothérapie et les complications CV, la phase de décroissance est débutée dès que les manifestations cliniques et le taux plasmatique de CRP sont contrôlés : réduction progressive des doses de prednisone pour atteindre 15 à 20 mg à 3 mois, 7,5 à 10 mg à 6 mois, et 5 mg à 12 mois du début du traitement. À partir du seuil de 5 mg/jour de prednisone, la phase de sevrage consiste à réduire très progressivement, de manière prudente, la posologie de 1 mg par mois. L'arrêt définitif de la corticothérapie doit être systématiquement tenté après s'être assuré du rétablissement de la sécrétion surrénalienne de cortisol endogène. En cas d'évolution favorable, le traitement corticoïde peut être arrêté au terme de 18 à 24 mois.

La prévention des effets indésirables de la corticothérapie est en enjeu important de la prise en charge (figure 6.8). Une corticodépendance à une dose minimale de prednisone < 7,5 mg/jour est possible. Les effets indésirables potentiels liés aux glucocorticoïdes augmentent avec les doses quotidiennes de prednisone orale.

Les mesures de prévention de ces effets indésirables doivent être mises en place [3].

Un traitement adjuvant immunosuppresseur doit être discuté avec un médecin expert en cas de corticodépendance, de rechute, ou d'emblée dans les situations pour lesquelles l'épargne cortisonique est un enjeu majeur (diabète compliqué ou mal équilibré, trouble psychique, ostéoporose fracturaire, hypertension artérielle non contrôlée, insuffisance cardiaque congestive).

Spécificités thérapeutiques dans l'artérite à cellules géantes

Le traitement d'attaque conventionnel est la prednisone orale à la posologie de 0,7 mg/kg par jour dans les formes non compliquées.

En présence d'une atteinte ophtalmologique, aortique ou ischémique, des bolus intraveineux (IV) de méthylprednisolone de 500 ou 1 000 mg/jour sont prescrits pendant 3 jours consécutifs, avec un relais par prednisone orale à 1 mg/kg/jour [3]. La présence de signes visuels est une urgence thérapeutique absolue et la réalisation d'examens complémentaires ne doit pas retarder l'instauration d'une

Effets indésirables de la corticothérapie à dépister

- Hypertension artérielle secondaire à la rétention hydrosodée et prise de poids ;
- Diabète cortico-induit ;
- Hypokaliémie ;
- Ostéoporose ;
- Ostéonécrose aseptique ;
- Complications infectieuses (en particulier bronchopulmonaires) ;
- Cataracte, glaucome ;
- Troubles du sommeil ou de l'humeur, états psychotiques ;
- Hémorragies gastro-intestinales.

↓

Mesures de prévention

- **Adaptation du régime alimentaire et surveillance du poids** (risque de perte de poids ou de déshydratation en cas de régime trop strict).
- **Supplémentation potassique**.
- **Surveillance biologique (glycémie, kaliémie)**.
- **Prévention de l'ostéoporose cortico-induite :**
  - mesures générales : dose minimale efficace de corticothérapie, activité physique régulière (marche rapide 30-45 min/j et kinésithérapie de renforcement musculaire pour la prévention de la myopathie cortisonique), sevrage tabagique, pas de consommation excessive d'alcool ;
  - évaluation ostéodensitométrique ;
  - supplémentation en vitamine D (800 à 1 200 UI/j, objectif 25 OH vitamine D sérique > 30 ng/ml) ;
  - supplémentation en calcium seulement si apports alimentaires inférieurs à ceux recommandés (800 à 1 200 mg/j) ;
  - traitement par bisphosphonates (alendronate, risédronate par voie orale ou acide zolédronique en perfusion) en particulier dans l'artérite à cellules géantes (patients > 50 ans ou femmes ménopausées recevant une corticothérapie ≥ 7,5 mg/j de prednisone pour une durée > 3 mois).
- **Prévention du risque infectieux :**
  - vaccination antigrippale saisonnière (et vaccination contre la Covid-19, sans doute encore nécessaire), vaccination contre les infections à pneumocoque ;
  - contre-indication de l'administration de vaccins vivants atténués ;
  - traitement antiparasitaire éradicateur (prévention de l'anguillulose maligne) en cas de séjour dans une zone d'endémie ;
  - prophylaxie antituberculeuse en cas de situation à risque (contact récent, antécédent de tuberculose non traitée spontanément guérie, test Quantiféron® positif en l'absence de vaccination par le BCG).
- **Surveillance ophtalmologique.**
- **Avis psychiatrique en cas d'antécédents.**
- **Prévention cardiovasculaire** : statine et antiagrégant plaquettaire discutés pour chaque patient selon l'évaluation bénéfice/risque.
- **Prescription d'un inhibiteur de la pompe à protons à discuter en présence de facteurs de risque d'ulcère gastro-duodénal.**

Figure 6.8. Effets indésirables de la corticothérapie et mesures de prévention.
Source : Protocole national de diagnostic et de soins. Artérite à cellules géantes (Horton). Actualisé sous la coordination du Pr Alfred Mahr. 2017 (révision avril 2020).

corticothérapie. Les anomalies inflammatoires histologiques ou d'imagerie restent présentes pendant environ 2 semaines après le début de la corticothérapie.

La prescription d'un traitement adjuvant immunosuppresseur peut se discuter d'emblée dans les situations où l'épargne cortisonique constitue un enjeu majeur, l'objectif étant de réduire plus rapidement la corticothérapie. Au cours du suivi, un traitement adjuvant doit également être discuté en cas de rechutes multiples avec corticodépendance ≥ 7,5 mg/jour de prednisone et/ou une mauvaise tolérance de la corticothérapie [3]. Les données les plus robustes concernent le tocilizumab en sous-cutané (anticorps monoclonal dirigé contre le récepteur de l'IL-6) et, dans une moindre mesure, le méthotrexate [3]. En l'absence de rechute, l'arrêt du traitement adjuvant doit être envisagé à 12 mois pour le tocilizumab et entre 12 et 24 mois pour le méthotrexate. Un risque de rechute de la maladie est rapporté chez environ 40 % des patients.

Spécificités thérapeutiques dans la maladie de Takayasu

La corticothérapie orale est le traitement de première ligne d'une artérite de Takayasu, à la dose initiale de 0,5-1 mg/kg/jour de prednisone orale (posologie maximale de 70 mg/j) [6]. La posologie à 0,5 mg/kg/jour de prednisone est indiquée dans les formes peu sévères avec atteinte artérielle limitée et la posologie à 0,7-1 mg/kg/jour dans les formes plus sévères avec atteinte d'organe ou lésions artérielles multiples et/ou évolutives. Les bolus de corticoïdes (méthylprednisolone) ne sont pas indiqués en dehors de formes graves mettant en jeu le pronostic vital [6].

Les médicaments adjuvants immunosuppresseurs sont discutés en cas de corticodépendance ou de rechute lors de la décroissance de la corticothérapie ou d'emblée en association aux glucorticoïdes afin de minimiser la toxicité de ces derniers [6]. Les immunosuppresseurs pour lesquels il existe le plus de données sont le méthotrexate et l'azathioprine. Les biothérapies sont également discutées dans la maladie de Takayasu chez les patients réfractaires ou en rechute (les anti-TNF-α [infliximab, adalimumab, étanercept] et l'anti-IL-6 [tocilizumab]) [9].

Suivi du patient

L'efficacité clinique et biologique (baisse de la CRP et VS) du traitement et sa tolérance sont évaluées au cours du suivi.

La surveillance clinique et biologique régulière est nécessaire également pour diagnostiquer les rechutes et dépister les complications vasculaires tardives.

Les rechutes sont diagnostiquées sur la réapparition ou l'accentuation de signes cliniques avec ou sans réapparition du syndrome inflammatoire biologique.

Il n'existe pas de facteur prédictif connu de rechute de l'artérite à cellules géantes ou de la maladie de Takayasu qui pourrait permettre de proposer un traitement immunosuppresseur au long cours.

Chez les patients présentant une suspicion de poussée ou de rechute, l'imagerie peut aider à mieux évaluer l'activité de la maladie. La fréquence et le choix des modalités d'imagerie pour la surveillance à long terme des lésions vasculaires sont adaptés à chaque patient.
En cas de nécessité d'intervention vasculaire par voie chirurgicale ou endovasculaire, en l'absence de contexte d'urgence, le moment du geste devra être discuté de manière collégiale. Si une intervention vasculaire est réalisée en urgence en contexte de maladie active, une corticothérapie à forte dose péri-procédurale est recommandée [9]. En l'absence de maladie active, les lésions vasculaires peuvent progresser en lésions fibreuses ou athéromateuses. Une revascularisation n'est pas toujours nécessaire, une circulation collatérale se développant fréquemment avec le temps, en particulier dans la maladie de Takayasu.

Vascularites nécrosantes systémiques

Les vascularites nécrosantes systémiques comprennent un groupe hétérogène de maladies rares inflammatoires pouvant toucher à tout âge les hommes comme les femmes :

- la périartérite noueuse (PAN) ;
- les vascularites associées à des anticorps dirigés contre le cytoplasme des polynucléaires neutrophiles (ANCA [anticorps anti-cytoplasme des polynucléaires neutrophiles]) :
  - granulomatose avec polyangéite (GPA),
  - granulomatose éosinophilique avec polyangéite (GEPA),
  - polyangéite microscopique (PAM).

Ces maladies sont caractérisées par une inflammation des artères et/ou des veines et/ou des capillaires, entraînant une altération de la paroi vasculaire dans son ensemble avec nécrose fibrinoïde. La sténose ou l'occlusion de la lumière vasculaire par thrombose ou prolifération intimale est le résultat d'une atteinte endothéliale, à l'origine des manifestations cliniques [10]. L'hypothèse physiopathologique suggère le développement de lésions vasculaires induites par des complexes immuns.
Le diagnostic de certitude repose sur l'histologie, la biopsie d'un tissu atteint étant considérée comme le *gold standard*. Cependant, la biopsie doit être facilement réalisable et sans exposer le patient à un risque. Dans les autres situations, le diagnostic peut être retenu devant l'association de signes cliniques, d'arguments immunologiques et/ou la présence d'anomalies à l'imagerie :

- clinique : arthralgies, myalgies, fièvre, mononeuropathie multiple, purpura nécrotique, rhinite croûteuse (dans la GPA), nodules pulmonaires, asthme (dans la GEPA) ;
- biologie : syndrome inflammatoire biologique, hyperéosinophilie (dans la GEPA), insuffisance rénale avec hématurie microscopique, ANCA avec spécificité anti-protéinase 3 (dans la plupart des GPA) ou anti-myéloperoxydase (dans la PAM ou GEPA) ;

- microanévrysmes artériels rénaux, hépatiques ou digestifs au cours de la PAN.

Le diagnostic définitif est posé en collaboration avec un centre de référence ou un centre de compétence.

La gravité de la maladie est évaluée au cours du bilan initial. Les facteurs de mauvais pronostic pour la survie à 5 ans sont regroupés dans le « *Five-Factor Score*, FFS », établi en 1996 et révisé en 2009 (figure 6.9) [10]. Pour la PAN et la GEPA, c'est la version de 1996 du FFS qui doit être utilisée.

Périartérite noueuse et vascularites associées aux ANCA
Gravité de la maladie évaluée au cours du bilan initial :

- Score FFS : facteurs de mauvais pronostic pour la survie à 5 ans :
  – utilisation du FFS 1996 au cours de la PAN et de la GEPA ;
- atteintes sévères ayant un impact sur les modalités thérapeutiques (justifiant de la prescription d'un traitement immunosuppresseur) :
  – au cours de la GPA et la PAM, utilisation de la notion de « maladie sévère » et de « maladie non sévère » préférée au FFS pour adapter la stratégie thérapeutique.

Score FFS révisé en 2009

- **Âge > 65 ans ;**
- **Insuffisance rénale chronique** (créatinine sérique > 150 µmol/l) ;
- **Cardiomyopathie spécifique symptomatique ;**
- **Atteinte gastro-intestinale sévère** (perforation intestinale, hémorragie, pancréatite) ;
- **Absence de toute atteinte ORL** (uniquement pour la GPA et la GEPA) ;

Version FFS de 1996 préférée au cours de la PAN et de la GEPA

- **Protéinurie > 1 g/24 h ;**
- **Créatininémie > 140 µmol/l ;**
- **Cardiomyopathie spécifique ;**
- **Atteinte digestive grave ;**
- **Atteinte du système nerveux central.**

Le FFS est nul lorsque tous ces facteurs sont absents.

Le FFS est de 1 ou plus lorsqu'un seul ou plusieurs des critères pronostiques est/sont présent(s).

Sévérité de certaines atteintes systémiques non incluses dans le score FFS

- **Ischémie mésentérique ;**
- **Hémorragie intra-alvéolaire avec détresse respiratoire ;**
- **Insuffisance rénale rapidement progressive ;**
- **Accident vasculaire cérébral ;**
- **Atteinte des paires crâniennes ;**
- **Mononeuropathie multiple avec atteinte motrice sévère.**

Figure 6.9. Vascularites nécrosantes systémiques, évaluation de la gravité de la maladie.
Source : Protocole national de diagnostic et de soins. Vascularites nécrosantes systémiques (périartérite noueuse et vascularites associées aux ANCA), actualisé sous la coordination des Pr Benjamin Terrier et Pr Loïc Guillevin, Actualisation 2019.

Ce score permet l'adaptation de la prise en charge thérapeutique en fonction de la sévérité de la maladie. Les formes de bon (FFS = 0) ou de mauvais (FFS ≥ 1) pronostic sont ainsi distinguées avec pour critère la mortalité. Certaines atteintes systémiques sévères, impactant le pronostic fonctionnel, peuvent aussi justifier de la prescription d'un traitement immunosuppresseur (figure 6.9).

Les objectifs de la prise en charge sont :

- obtenir la rémission au cours d'un traitement d'induction de 3 à 6 mois ;
- prévenir le risque de rechutes (traitement d'entretien durant 12 à 36 mois habituellement) ;
- limiter les effets secondaires liés aux traitements.

La prise en charge des vascularites nécrosantes repose sur l'association de glucocorticoïdes et de traitements immunosuppresseurs adaptés en fonction de la vascularite concernée, de la sévérité de l'atteinte et des comorbidités associées.

On distingue le traitement de la PAN (liée ou non au virus de l'hépatite B [VHB]) et celui des vascularites associées aux ANCA. Cette prise en charge thérapeutique doit toujours être discutée avec les centres de référence et/ou de compétence.

Périartérite noueuse

L'association avec l'infection par le VHB est bien établie, mais devenue très rare aujourd'hui avec la généralisation de la vaccination. D'autres infections virales chroniques ont été également impliquées comme le VHC ou le VIH, ainsi que des hémopathies [10].

La maladie présente une atteinte systémique, mais épargne les poumons (figure 6.10) [10].

Le pronostic vital peut être engagé. La survenue d'une perforation intestinale ou la rupture d'un microanévrysme sur une artère viscérale nécessitent une intervention chirurgicale d'urgence.

Le diagnostic de la PAN est généralement basé sur l'histologie cutanée.

La biopsie rénale est contre-indiquée en raison d'une HTA souvent sévère et du risque hémorragique en rapport avec l'existence potentielle de microanévrysmes rénaux.

La prise en charge thérapeutique permet la rémission de la maladie chez la majorité des patients. La stratégie thérapeutique, en concertation avec un centre expert, dépend de la présence ou non d'une infection virale associée et de la présence de facteurs de mauvais pronostic selon le FFS (figure 6.11) [10].

- **Diagnostic de certitude histologique, basé sur l'histologie cutanée (biopsie rénale contre-indiquée en raison du risque hémorragique).**
- **Dans les autres situations, diagnostic retenu devant l'association de signes cliniques et/ou d'imagerie.**

↓

- **Atteinte systémique :**
  - **épargnant les poumons ;**
  - **cutanée** : livedo, purpura, nodules, papules, ulcérations, lésions nécrotiques, ischémie digitale ;
  - **atteinte neurologique centrale ou des nerfs périphériques** : accident vasculaire cérébral, multinévrites ;
  - **tractus gastro-intestinal** : ischémie mésentérique, hémorragie digestive, perforation intestinale, pancréatite ;
  - **reins** : atteinte vasculaire (et non glomérulonéphrite) ;
  - **cardiomyopathie spécifique** : insuffisance cardiaque congestive, infarctus du myocarde.
- **Imagerie** :
  - **microanévrismes artériels rénaux, hépatiques ou digestifs.** Risque de perforation intestinale ou de rupture de microanévrismes.

Figure 6.10. Stratégie diagnostique dans la périartérite noueuse.
Source : Protocole national de diagnostic et de soins. Vascularites nécrosantes systémiques (périartérite noueuse et vascularites associées aux ANCA), actualisé sous la coordination des Pr Benjamin Terrier et Pr Loïc Guillevin, Actualisation 2019.

Vascularites associées aux ANCA

Les vascularites associées aux ANCA sont des vascularites systémiques nécrosantes avec atteinte des vaisseaux de petit calibre et regroupent trois entités cliniques : la granulomatose avec polyangéite (GPA), la polyangéite microscopique (PAM) et la granulomatose éosinophilique avec polyangéite (GEPA).

La physiopathologie implique les lymphocytes B et T ainsi que les cellules de l'immunité innée (neutrophiles et monocytes/macrophages au cours de la GPA et la PAM, et éosinophiles dans la GEPA). Un facteur déclenchant environnemental ou infectieux est suspecté sur un terrain génétique prédisposé.

L'atteinte cutanée peut être le mode de présentation initiale, se développer au cours de la maladie ou marquer une rechute [2].

À l'histologie, il existe une nécrose de la paroi vasculaire et un infiltrat inflammatoire lymphocytaire périvasculaire avec présence de granulome extravasculaire sauf dans la PAM où il n'existe pas de granulome inflammatoire.

Sur le plan immunologique, des ANCA sont retrouvés avec deux principales spécificités :

- la protéinase 3 (anticorps anti-PR3) essentiellement pour la GPA ;
- la myéloperoxydase (anticorps anti-MPO) pour la PAM et également dans un tiers des cas pour la GEPA.

- **En concertation avec un centre expert.**
- **En fonction :**
  - **d'une infection virale associée ;**
  - **de facteurs de mauvais pronostic selon le FFS 1996.**

PAN associée au VHB

- **Traitement spécifique de l'infection virale :**
  - **antiviraux associés aux échanges plasmatiques.**
- **Traitement immunosuppresseur discuté qu'en situation d'échec thérapeutique.**

PAN non liée à une infection virale

- **Corticothérapie initiale :**
  - bolus IV de methylprednisolone pendant 1-3 j selon la gravite initiale de la maladie ;
  - puis, corticothérapie orale 1 mg/kg/j d'equivalent prednisone (maximum 60 mg/j) pendant 3 semaines ;
  - puis, schéma de décroissance :

points de repère : 20 mg/j à 3 mois, 10 mg/j à 6 mois et 5 mg/j à un an d'équivalent prednisone ;
  - traitement immunosuppresseur (azathioprine par voie orale ou méthotrexate par voie orale ou sous-cutanée) discuté en cas de :
    - non-rémission sous corticothérapie,
    - corticodépendance,
    - nécessité d'épargne cortisonique,
    - rechute de la vascularite.
- **En fonction de la présence d'au moins un facteur de mauvais pronostic selon le FFS 1996, traitement immunosuppresseur associé à la corticothérapie** :
  - cyclophosphamide IV en 1re intention ;
  - puis traitement d'entretien : azathioprine par voie orale ou méthotrexate par voie orale ou sous-cutanée, pour une durée de 12-18 mois.

Figure 6.11. Stratégie thérapeutique dans la périartérite noueuse.
Source : Protocole national de diagnostic et de soins. Vascularites nécrosantes systémiques (périartérite noueuse et vascularites associées aux ANCA), actualisé sous la coordination des Pr Benjamin Terrier et Pr Loïc Guillevin, Actualisation 2019.

La détection dans le sérum d'ANCA de spécificité anti-PR3 ou anti-MPO peut, en l'absence de confirmation histologique, être suffisante dans un contexte clinique évocateur pour retenir le diagnostic et débuter rapidement le traitement (figure 6.12) [10].

Certains diagnostics différentiels, pouvant parfois s'associer à la présence d'ANCA, doivent être recherchés lors de l'évaluation initiale et/ou si l'évolution sous traitement n'est pas rapidement favorable, en particulier [10] :

- l'endocardite infectieuse ;
- les vascularites toxiques (cocaïne) ou médicamenteuses (en particulier les antithyroïdiens) ;

- **Diagnostic de certitude histologique, basé sur l'histologie cutanée.**
- **Dans les autres situations, diagnostic retenu devant l'association de signes cliniques, d'arguments immunologiques et/ou d'imagerie.**

↓

- **Atteinte systémique :**
  - **cutanée :** livedo, purpura, papules ou nodules sous-cutanés sensibles, ulcérations douloureuses hémorragiques ou nécrotiques, ischémie digitale ;
  - **rénale :** glomérulonéphrite rapidement progressive nécrosante segmentaire et focale ;
  - **pulmonaire :** hémorragie alvéolaire, pneumopathie interstitielle fibrosante ;
  - **arthralgies ;**
  - **neuropathie périphérique ;**
  - **digestive.**
- **Particularités de l'atteinte systémique :**
  - **PAM** : pas d'atteinte spécifique permettant la distinction avec les autres vascularites à ANCA ;
  - **GPA** : atteinte préférentielle des voies aériennes supérieures (granulomes entraînant rhinite croûteuse, épistaxis, sténoses trachéobronchiques), ophtalmologique (masse orbitaire inflammatoire), pulmonaire ou rénale ;
  - **GEPA** : asthme tardif d'emblée sévère et hyperéosinophilie ;
  - atteinte rénale et pulmonaire plus fréquente dans la PAM et la GPA par rapport à la GEPA.
- **Bilan immunologique :**
  - **présence dans le sérum d'anticorps dirigés contre le cytoplasme des polynucléaires neutrophiles (ANCA) avec spécificité anti-protéinase 3 (dans la GPA), et anti-myéloperoxydase (dans la PAM ou la GEPA).**

Figure 6.12. Stratégie diagnostique dans les vascularites associées aux ANCA.
Source : Protocole national de diagnostic et de soins. Vascularites nécrosantes systémiques (périartérite noueuse et vascularites associées aux ANCA), actualisé sous la coordination des Pr Benjamin Terrier et Pr Loïc Guillevin, Actualisation 2019.

- les cancers et hémopathies malignes (en particulier les lymphomes et les syndromes myélodysplasiques) ;
- les vascularites compliquant une autre maladie auto-immune (en particulier les connectivites).

La prise en charge repose sur une combinaison de glucocorticoïdes associés à des immunosuppresseurs (méthotrexate, cyclophosphamide ou rituximab [anti-CD20]), en fonction de la sévérité de l'atteinte et du type de vascularite [10]. La GPA nécessitera toujours une combinaison de glucocorticoïdes avec un immunosuppresseur en raison du risque important de rechute.
La corticothérapie est prescrite à une forte dose initiale (1 mg/kg/j d'équivalent prednisone) pendant 3 semaines. L'objectif est de réduire puis d'arrêter les corticoïdes selon un schéma de décroissance, tout en maintenant la rémission. La durée totale de la corticothérapie est habituellement de 6 à 12 mois.

L'avacopan, antagoniste sélectif du récepteur 5a du complément humain (C5aR1), est une nouvelle option thérapeutique de première intention, en association au rituximab ou au cyclophosphamide, dans le traitement des patients adultes atteints de GPA ou de PAM sévère et active. Ce médicament est particulièrement indiqué dans un but d'épargne cortisonique chez les patients ayant une contre-indication formelle aux fortes doses de glucocorticoïdes.

Vascularites cryoglobulinémiques

Les cryoglobulinémies font partie des vascularites atteignant les vaisseaux de petit calibre principalement par des phénomènes thrombotiques et/ou inflammatoires à l'origine des manifestations cliniques de la maladie [11].

Une cryoglobulinémie est définie par la présence persistante dans le sérum d'une immunoglobuline particulière par sa propriété à précipiter in vitro au froid (T°< 37 °C) et à se resolubiliser lors du réchauffement. Cette définition permet de distinguer les cryoglobulinémies des autres cryoprotéines (cryofibrinogène, agglutinines froides).

Les principales étiologies sont représentées par les infections virales, une hémopathie lymphoïde (maligne le plus souvent, ou bénigne) ou une maladie auto-immune.

Le typage immunologique est important car il permet de guider le bilan étiologique :

- type I : immunoglobuline monoclonale portant l'activité cryoglobuline ;
- type II : immunoglobuline monoclonale associée à des immunoglobulines polyclonales ;
- type III : plusieurs immunoglobulines polyclonales.

Les manifestations cutanées déclenchées par le froid sont souvent au premier plan. L'histologie cutanée sur la biopsie de lésions aiguës retrouve une atteinte non spécifique de vascularite avec nécrose fibrinoïde de la paroi des petits vaisseaux, un infiltrat inflammatoire périvasculaire composé de cellules mononucléées à prédominance de polynucléaires neutrophiles. Des thrombi intravasculaires sont parfois retrouvés. L'immunofluorescence retrouve un dépôt d'immunoglobulines dont la composition est celle du cryoprécipité.

Diagnostic positif

Le diagnostic de vascularite cryoglobulinémique repose sur l'association de manifestations clinico-biologiques et la présence d'une cryoglobuline dans le sérum des patients.

Le diagnostic de certitude doit être posé en coopération avec un centre de référence ou un centre de compétence.

La maladie évolue par poussées accompagnées de signes généraux (AEG, fièvre), entrecoupées d'épisodes de rémission.

Les manifestations cliniques peuvent associer une atteinte cutanée, articulaire, neurologique périphérique et rénale en particulier (figure 6.13) [11].

Cryoglobuline et typage immunologique

- **Dans un laboratoire spécialisé :** prélèvement sanguin et transport effectués à 37° avec un thermos.
- **Cryoglobuline :**
  - immunoglobuline dans le sérum, précipitant in vitro au froid (T° < 37 °C) et se resolubilisant lors du réchauffement.
- **Typage immunologique (guide le bilan étiologique) :**
  - → **type I : immunoglobuline monoclonale :** toujours associée à une hémopathie lymphoïde B (le plus souvent maligne) ou non maligne (MGUS) ;
  - **type II : immunoglobuline monoclonale associée à des immunoglobulines polyclonales ;**
  - **type III : plusieurs immunoglobulines polyclonales.**

  → Cryoglobulinémies mixtes (type II ou III) : primitives ou associées aux maladies infectieuses chroniques (en particulier le VHC), aux maladies auto-immunes (en particulier le lupus systémique et le syndrome de Gougerot Sjögren), ou aux hémopathies lymphoïdes B (pour les cryoglobulines de type II).
- **Anomalies biologiques évocatrices :**
  - immunoglobuline monoclonale (pic monoclonal) ;
  - facteur rhumatoïde ;
  - fraction C4 basse du complément.

Diagnostic basé sur l'association de manifestations clinico-biologiques et présence d'une cryoglobuline dans le sérum.

Atteinte systémique

- **Cutanée (quasi constante), lésions déclenchées par le froid :**
  - purpura vasculaire ± ulcéro-nécrotique respectant les muqueuses, déclive aux membres inférieurs mais pouvant atteindre également l'abdomen et les membres supérieurs ;
  - livedo pathologique ;
  - acrosyndrome vasculaire déclenché par le froid : phénomène de Raynaud, lésions nécrotiques des oreilles, des doigts et des orteils.
- **Atteinte articulaire non déformante :**
  - polyarthralgies inflammatoires, bilatérales, symétriques, des grosses articulations (poignets et genoux principalement).
- **Atteinte neurologique périphérique :**
  - polyneuropathie sensitive ou sensitivomotrice axonale distale (préférentiellement les loges antéro-externes des jambes).
- **Atteinte rénale :**
  - insuffisance rénale, protéinurie, hématurie, hypertension artérielle sur glomérulonéphrite membrano-proliférative.
- **Manifestations rares :**
  - **vascularite mésentérique/hémorragie ou perforation digestive ;**
  - **vascularite pulmonaire/hémorragies intra-alvéolaires ;**
  atteinte coronaire ou microvasculaire cardiaque/insuffisance cardiaque sévère ;
  - **atteinte neurologique centrale/vascularite cérébrale/accident vasculaire ischémique.**

Figure 6.13. Stratégie diagnostique dans les vascularites cryoglobulinémiques.
MGUS : gammapathie monoclonale de signification indéterminée (*monoclonal gammopathy of undetermined significance*).
Source : Protocole national de diagnostic et de soins, Cryoglobulinémies, actualisation juin 2021, sous la coordination du Pr Patrice Cacoub.

La recherche de la cryoglobulinémie et son typage immunologique sont réalisés dans un laboratoire spécialisé (prélèvement et transport effectués à 37° avec un thermos ; centrifugation à 37° puis sérum placé à 4 °C pendant 8 jours pour dosage pondéral du cryoprécipité) [11].

Bilan étiologique et prise en charge thérapeutique

Le typage immunologique permet de guider l'enquête étiologique.

- Les cryoglobulinémies de type I sont toujours associées à une hémopathie lymphoïde B le plus souvent maligne (myélome, maladie de Waldenström, leucémie lymphoïde chronique, lymphome B non hodgkinien) ou non maligne s'intégrant alors dans le groupe des gammapathies monoclonales de signification indéterminée (MGUS des Anglo-Saxons).

Les cryoglobulinémies de type I mettent en jeu le pronostic vital en raison de la gravité de l'atteinte cutanée et viscérale et de la maladie hématologique sous-jacente.

- Les cryoglobulinémies mixtes (type II ou type III) sont associées à une maladie infectieuse chronique (en particulier le VHC), aux maladies auto-immunes (en particulier le lupus systémique ou le syndrome de Gougerot-Sjögren), ou aux hémopathies lymphoïdes B (pour les cryoglobulines de type II). Elles peuvent aussi être primitives.

Associée aux mesures de protection des extrémités vis-à-vis du froid, la prise en charge est pluridisciplinaire et en concertation avec un centre de référence ou de compétence [11] :

- cryoglobuline de type I : le traitement est celui de la maladie lymphoproliférative à cellules B avec une prise en charge en hémato-oncologie ; une association de corticothérapie, traitement immunosuppresseur ou échanges plasmatiques, est discutée ;
- cryoglobuline de type II ou III :
  - association au VHC : le traitement repose sur les antiviraux spécifiques afin d'obtenir une réponse virologique soutenue permettant la régression des manifestations systémiques ; une association de traitement immunosuppresseur ou d'échanges plasmatiques est discutée en fonction de la sévérité de l'atteinte,
  - pas d'association au VHC : le traitement de la vascularite cryoglobulinémique est celui de la pathologie associée (corticothérapie, échanges plasmatiques, rituximab, ou chimiothérapie si hémopathie maligne).

Maladie de Behçet

La maladie de Behçet est une vascularite systémique des vaisseaux de tous calibres avec atteinte de nombreux organes. La classique triade clinique associe aphtose buccale, aphtose génitale et uvéite [12].

L'étiopathogénie reste inexpliquée. Un facteur infectieux déclenchant est proposé sur terrain génétique prédisposé. La maladie atteint préférentiellement les sujets d'âge jeune, en général avant 50 ans et touche aussi bien les hommes que les femmes. Elle est le plus souvent retrouvée dans les pays du bassin méditerranéen, au Moyen-Orient et au Japon.

La maladie de Behçet évolue par poussées entrecoupées de périodes de rémission. Les objectifs du traitement sont de prévenir l'évolutivité et les récidives des atteintes inflammatoires. Du fait d'une hétérogénéité dans l'atteinte systémique et l'évolutivité des lésions, le traitement est individualisé et la prise en charge doit être pluridisciplinaire en concertation avec un centre expert [12].

L'atteinte de la peau, des muqueuses et des articulations ont un impact sur la qualité de vie. L'atteinte ophtalmologique avec le risque de cécité, les atteintes vasculaires, du système nerveux et du système gastro-intestinal font la gravité de la maladie et peuvent mettre en jeu le pronostic fonctionnel et vital. En particulier, les atteintes vasculaires artérielles représentent la principale cause de décès chez ces patients.

Présentation clinique et critères de classification

Le diagnostic de la maladie de Behçet est clinique et repose sur les critères de classification internationaux de la maladie de Behçet (figure 6.14) [12].

Cependant, ces critères de classification ne permettent pas d'affirmer ni d'exclure une maladie de Behçet avec certitude.

Les manifestations cutanéomuqueuses sont très fréquentes et récidivantes.

L'atteinte oculaire, en particulier du segment postérieur, expose au risque de cécité. L'atteinte vasculaire fait la gravité de la maladie, représentant la cause de décès chez 30 % des patients.

En l'absence des critères internationaux de classification, il faut évoquer la maladie de Behçet devant des manifestations cliniques ou d'imagerie évocatrices (cardiovasculaires, neurologiques, oculaires) afin d'éviter des retards de prise en charge [12].

Il n'existe pas de critère biologique diagnostique. L'examen ophtalmologique doit être systématique, ainsi que les explorations vasculaires (écho-Doppler en première intention, veineux et artériel de dépistage). Une IRM cérébrale sera également systématique devant l'apparition ou la modification des céphalées en particulier si persistantes ou associées à des symptômes neurologiques.

Diagnostic

- **Selon les critères de classification internationaux, la maladie de Behçet est retenue si ≥ 4 points.**
  - Aphtes buccaux, ***2 points.***
  - Aphtes génitaux, ***2 points.***
  - Atteinte oculaire, ***2 points.***
  - Atteinte cutanée, ***1 point.***
  - Atteinte vasculaire, ***1 point.***
  - Atteinte neurologique, ***1 point.***
  - Test de pathergie positif, ***1 point.***
- **En l'absence des points requis parmi les critères internationaux de classification, la maladie de Behçet est évoquée devant des manifestations cliniques ou d'imagerie évocatrices.**

↓

Principales manifestations systémiques

- **Cutanéo-muqueuses, très fréquentes :**
  - aphtose buccale récidivante (majorité des patients) associée dans plus de la moitié des cas à une aphtose génitale (aphtose dite bipolaire) ;
  - pseudo-folliculite (lésions papulo-pustuleuses non centrées sur un poil), érythème noueux (nodule douloureux de la face antérieure des jambes), lésions acnéiformes, hyperréactivité cutanée (phénomène de pathergie, fragilité de la peau à la moindre piqûre entraînant l'apparition de vésicules/pustules).
- **Articulaires :** arthralgies, arthrites inflammatoires, non destructrices, récidivantes et asymétriques touchant les articulations porteuses (genoux, chevilles), plus rarement le rachis.
- **Oculaires :** vascularite rétinienne, uvéite pouvant toucher tous les segments de l'œil, atteinte postérieure quasi constante et exposant au risque de cécité.
- **Vasculaires :** atteinte artérielle faisant la gravité de la maladie (cause de décès chez 30 % des patients) :
  - thrombose veineuse profonde, en particulier proximale ou de site atypique (cérébral ou des veines sus-hépatiques [syndrome de Budd-Chiari]) ;
  - maladie artérielle avec thromboses, anévrysmes souvent multiples et d'aspect sacciforme (« aphtes artériels ») pouvant toucher toutes les artères en particulier l'aorte, les artères pulmonaires, les artères périphériques et exposant au risque d'ischémie, d'hémoptysie ou de rupture anévrysmale.
- **Neurologiques centrales :** atteinte parenchymateuse (céphalées fréquentes, syndrome cérébelleux, encéphalite…) et extraparenchymateuse (vasculaire veineuse ou artérielle).
- **Digestives :** tableau clinique similaire à la maladie de Crohn et à la rectocolite hémorragique.
- **Cardiaques :** péricardite, myocardite avec troubles du rythme, endocardite, valvulopathie aortique ou mitrale, thrombus intracavitaire, coronaropathie (anévrysmes et thromboses compliqués d'infarctus myocardique ou d'hémopéricarde).
- **Pulmonaires parenchymateuses (rares) :** post infarctus pulmonaire, hémorragie intra-alvéolaire.
- **Rénales (exceptionnelles),** dans un contexte de maladie non contrôlée sur plusieurs années d'évolution.

Figure 6.14. Critères de classification de la maladie de Behçet.

Source : Protocole national de diagnostic et de soins, Maladie de Behçet, sous la coordination des Pr Isabelle Kone-Paut et Pr David Saadoun, Décembre 2019.

Prise en charge thérapeutique et suivi

La prise en charge et le suivi des patients dépendent des manifestations cliniques. La prise en charge doit être réalisée en collaboration avec un centre expert [12].

L'épargne cortisonique est un objectif essentiel, compte tenu de la fréquence des rechutes.

Le traitement de fond des atteintes cutanéomuqueuses et articulaires repose en première intention sur la colchicine. Des précautions concernant les interactions médicamenteuses sont à connaître, encadrant la prescription de cette molécule. En particulier, les associations avec la pristinamycine ou les macrolides sont contre-indiquées. Il est nécessaire de diminuer la posologie de colchicine en cas d'insuffisance rénale (clearance < 60 ml/mn, contre-indication si < 30 ml/mn) ou hépatique.

Les atteintes plus sévères, mettant en jeu le pronostic fonctionnel ou vital, relèvent d'une association d'une corticothérapie systémique avec un traitement immunosuppresseur (figures 6.15 et 6.16). L'aprémilast (inhibiteur de la phosphodiestérase 4) est indiqué dans le traitement des ulcères buccaux sévères réfractaires lorsque la colchicine est contre-indiquée, inefficace ou mal tolérée.

Une diminution (ou un arrêt) du traitement immunosuppresseur n'est habituellement discutée qu'après au moins 2 ans de rémission dans le cadre d'une maladie de Behçet sévère et après avis d'expert [12].

Atteinte cutanéomuqueuse et articulaire

Atteinte cutanéomuqueuse

- Colchicine en 1re intention 1-2 mg/j (en l'absence de contre-indication) en prévention des récidives de lésions cutanéomuqueuses.
- Dermocorticoïdes de classe I ou II proposés en cas d'aphtose buccale et génitale.
- Xylocaïne en gel en cas d'ulcères génitaux douloureux.
- Corticothérapie orale de courte durée parfois nécessaire.
- Aprémilast (inhibiteur de la phosphodiestérase 4) dans le traitement des atteintes muqueuses sévères réfractaires.

Atteinte articulaire

- Colchicine en 1re intention 1-2 mg/j (en l'absence de contre-indication).
- Infiltrations de corticoïdes en cas d'atteinte invalidante des grosses articulations.
- Corticothérapie orale de courte durée parfois nécessaire en traitement d'une poussée articulaire.
- Traitement immuno-suppresseur de fond discuté dans les formes réfractaires avec une atteinte sévère ou récidivante (anti-TNF-α, azathioprine ou méthotrexate).

Atteinte oculaire

- **Pronostic fonctionnel mis en jeu.**
- **Récidives fréquentes.**
- **Uvéite postérieure :**
  - corticothérapie 0,5-1 mg/kg/j d'équivalent prednisone per os, à posologie dégressive, pouvant être précédée de bolus IV de méthylprednisolone sur 3 jours ;
  - traitement immuno-suppresseur associé : azathioprine en cas d'atteinte non sévère ; anticorps anti-TNF-α (infliximab IV ou adalimumab en sous-cutané) en cas de sévérité de l'atteinte oculaire (baisse de l'acuité visuelle, œdème maculaire).
- **Uvéite antérieure :**
  - corticothérapie locale en collyre, associée à des collyres mydriatiques et cycloplégiques ;
  - traitement immuno-suppresseur par azathioprine discuté sur un terrain à risque (jeune âge, début précoce de la maladie, sexe masculin, atteinte récidivante).

Atteinte digestive

- Corticothérapie (0,5 mg/kg/j en traitement d'attaque) associée à l'azathioprine.
- Formes sévères et/ou réfractaires : traitement par anti-TNF-α.

Figure 6.15. Stratégie thérapeutique dans la maladie de Behçet avec atteinte cutanéomuqueuse, articulaire, oculaire ou digestive.

Source : Protocole national de diagnostic et de soins, Maladie de Behçet, sous la coordination des Pr Isabelle Kone-Paut et Pr David Saadoun, Décembre 2019.

Atteinte neurologique parenchymateuse

- **Pronostic vital mis en jeu.**
- **Récidives fréquentes.**
- Corticothérapie en bolus IV de méthylprednisolone à 500 mg/j sur 3 jours.
- Puis, corticothérapie per os à 1 mg/kg/j d'équivalent prednisone durant 3 semaines avec une décroissance progressive.
- Traitement immuno-suppresseur associé à la corticothérapie dans les formes sévères : cyclophosphamide IV ou anticorps anti-TNF-α avec relais par azathioprine orale.
- En cas d'atteinte neurologique moins sévère : azathioprine orale en association à la corticothérapie.

Atteinte vasculaire

Artérielle

- **Principale cause de décès.**
- Corticothérapie per os 1 mg/kg/j ± précédée de bolus IV (méthyl-prednisolone 500 mg/j sur 3 jours).
- Traitement immuno-suppresseur associé : cyclophosphamide IV ou anti-TNF-α, puis relais par azathioprine per os, pour maintien de la maladie en rémission.
- Si nécessité de procédure chirurgicale ou en radiologie interventionnelle : traitement immunosuppresseur péri-opératoire afin de diminuer le risque de complications post-opératoires.
- En l'absence d'urgence de prise en charge endovasculaire ou chirurgicale : geste à programmer en l'absence de phase inflammatoire.
- Complications sur site opératoire et récidives recherchées au cours du suivi.

Maladie thromboembolique veineuse (périphérique ou de site atypique)

- **Anticoagulation efficace**, durée discutée en fonction notamment du risque hémorragique (présence d'atteinte anévrysmale artérielle).
- **Corticothérapie ± traitement immuno-suppresseur selon la sévérité de l'atteinte :**

1. Veine cave, syndrome de Budd-Chiari :
- corticothérapie générale 1 mg/kg/j per os d'équivalent prednisone durant 3 semaines avec une décroissance progressive ± précédée de bolus (500 mg/j sur 3 jours) ;
- traitement immuno-suppresseur associé, (cyclophosphamide IV ou anti-TNF-α) ;

2. En cas de thrombophlébite cérébrale :
- corticothérapie générale 1 mg/kg/j per os d'équivalent prednisone durant 3 semaines avec une décroissance progressive ± précédée de bolus (500 mg/j sur 3 jours) ;
- ± traitement immuno-suppresseur à discuter en cas de rechute sous corticothérapie (azathioprine).

3. Dans les formes non sévères périphériques des membres :
- corticothérapie per os 0,5 mg/kg/j, en décroissance.

Figure 6.16. Stratégie thérapeutique dans la maladie de Behçet avec atteinte vasculaire ou neurologique parenchymateuse.

Source : Protocole national de diagnostic et de soins, Maladie de Behçet, sous la coordination des Pr Isabelle Kone-Paut et Pr David Saadoun, Décembre 2019.

Points clés

- La prise en charge des vascularites doit être pluridisciplinaire et en concertation avec un centre de référence ou de compétence.
- Dans l'artérite à cellules géantes, la présence de signes visuels signe une urgence thérapeutique absolue et la réalisation d'examens complémentaires ne doit pas retarder l'instauration d'une corticothérapie.
- Dans la maladie de Takayasu, d'autres pathologies inflammatoires peuvent être associées, en particulier la maladie de Crohn, la rectocolite hémorragique, ou les spondylarthropathies.
- Dans les vascularites nécrosantes systémiques, le « *Five-Factor Score*, FFS » regroupe les facteurs de mauvais pronostic pour la survie à 5 ans et guide la prise en charge thérapeutique.
- Les cryoglobulinémies de type I sont toujours associées à une hémopathie lymphoïde B le plus souvent maligne.
- Dans la maladie de Behçet, les atteintes vasculaires artérielles représentent la principale cause de décès.

Références

[1] Jennette JC, Falk RJ, Bacon PA, et al. 2012 revised International Chapel Hill Consensus Conference Nomenclature of Vasculitides. Arthritis Rheum. 2013 ; 65(1) : 1–11.

[2] Elbendary A, Abdel-Halim MRE, Ragab G. Updates in cutaneous manifestations of systemic vasculitis. Curr Opin Rheumatol. 2022 ; 34(1) : 25–32.

[3] Protocole national de diagnostic et de soins. Artérite à Cellules Géantes (Horton). Actualisé sous la coordination du Pr Alfred MAHR. 2017 [révision avril 2020].

[4] Ponte C, Grayson PC, Robson JC, et al. 2022 American College of Rheumatology/EULAR classification criteria for giant cell arteritis. Ann Rheum Dis. 2022 ; 81(12) : 1647–53.

[5] Dejaco C, Ramiro S, Duftner C, et al. EULAR recommendations for the use of imaging in large vessel vasculitis in clinical practice. Ann Rheum Dis. 2018 ; 77(5) : 636–43.

[6] Protocole national de diagnostic et de soins. Artérite de Takayasu, sous la coordination des Pr David SAADOUN et Dr Tristan MIRAULT, octobre 2019.

[7] Grayson PC, Ponte C, Suppiah R, et al. 2022 American College of Rheumatology/EULAR Classification Criteria for Takayasu Arteritis. Arthritis Rheumatol. 2022 ; 74(12) : 1872–80.

[8] Lanzillotta M, Mancuso G, Della-Torre E. Advances in the diagnosis and management of IgG4 related disease. BMJ. 2020 ; 369 : m1067.

[9] Maz M, Chung SA, Abril A, et al. 2021 American college Rheumatology/vasculitis foundation guideline for the management of giant cell arteritis and Takayasu Arteritis. Arthritis Care Res (Hoboken). 2021 ; 73(8) : 1071–87.

[10] Protocole national de diagnostic et de soins. Vascularites nécrosantes systémiques (périartérite noueuse et vascularites associées aux ANCA), actualisé sous la coordination des Pr Benjamin TERRIER et Pr Loïc GUILLEVIN, actualisation 2019.

[11] Protocole national de diagnostic et de soins. Cryoglobulinémies, actualisation juin 2021, sous la coordination du Pr Patrice CACOUB.

[12] Protocole national de diagnostic et de soins. Maladie de BEHÇET, sous la coordination des Pr Isabelle KONÉ-PAUT et Pr David SAADOUN, décembre 2019.

CHAPITRE

7

Tumeurs et malformations vasculaires

Avec l'expertise de :
Annouk Anne Bisdorff-Bresson

PLAN DU CHAPITRE

- Classification ISSVA
- Tumeurs vasculaires
  - Hémangiome infantile
  - Tumeurs vasculaires rares
- Malformations vasculaires
  - Malformations vasculaires à flux lent
  - Malformations artério-veineuses superficielles (extra-cérébrales)
  - Syndromes complexes

Médecine vasculaire appliquée

Les anomalies vasculaires (anciennement appelées « angiomes ») regroupent plusieurs entités classiquement distinguées en deux grandes catégories : les tumeurs et les malformations vasculaires. Les anomalies vasculaires peuvent être rencontrées à tout âge, avec des caractéristiques cliniques, hémodynamiques, histologiques et des altérations génétiques causales partiellement élucidées. Ces lésions présentent un large spectre en termes de pronostic, certaines étant relativement communes et bénignes (hémangiome infantile), alors que d'autres sont beaucoup plus rares et pouvant, pour certaines, mettre en jeu le pronostic fonctionnel ou vital.
La prise en charge doit être multidisciplinaire en milieu spécialisé, associant médecin vasculaire, dermatologue, pédiatre, oncologue, anatomopathologiste, radiologue, chirurgien et kinésithérapeute en particulier, ayant une expertise pour la prise en charge des anomalies vasculaires. La complexité de cette prise en charge a été facilitée par l'adoption d'une nomenclature de référence proposée par la Société internationale pour l'étude des anomalies vasculaires (ISSVA [*International Society for the Study of Vascular Anomalies*]) [1,2].

L'histoire de la maladie associée à la clinique et à l'écho-Doppler, examen de première intention, orientent le bilan paraclinique.
La démarche clinique est guidée par :

- l'âge d'apparition de la lésion ;
- l'aspect de la lésion : couleur, chaleur, caractère dépressible, élastique, douloureux, existence d'un thrill à la palpation ;
- son évolution et la présence d'anomalies biologiques telles qu'une coagulation intravasculaire localisée (CIVL) ou disséminée (CIVD), de complications hémodynamiques ou hémorragiques, d'une compression neurologique ou d'une infiltration des structures avoisinantes ;
- l'existence d'un syndrome malformatif.

Réalisé par un opérateur entraîné, l'écho-Doppler distingue les tumeurs vasculaires en différenciant une composante tissulaire d'une malformation vasculaire, et permet l'étude du flux et de l'index de résistance intra-lésionnel. Cet examen permet également d'assurer le suivi et de dépister d'éventuelles complications telles qu'une thrombose intra-lésionnelle par exemple [3].
Les imageries en coupes telles que l'IRM (imagerie par résonance magnétique) et/ou le scanner sont indispensables afin de déterminer la localisation exacte des lésions ainsi que leurs rapports avec les structures avoisinantes (en particulier un envahissement de certaines structures musculaires, osseuses ou nerveuses). Les séquences en IRM indispensables sont T1, T2 avec et sans suppression de graisse et parfois T1 avec injection de gadolinium. Les séquences IRM de flux (TRICKS, TWIST) ne sont pas toujours nécessaires notamment si l'écho-Doppler et l'examen clinique ont pu différencier un flux lent d'un flux rapide. Le scanner sans injection est utile pour mettre en évidence des phlébolithes dans les malformations veineuses. Avec

injection, le scanner permet la réalisation de reconstructions dans les malformations à flux rapide des membres, précisant le drainage veineux, souvent osseux et responsable de lyse osseuse.
La phlébographie n'a plus lieu d'être pour le diagnostic, mais uniquement dans le temps thérapeutique. L'artériographie n'est indiquée que si un éventuel traitement d'une malformation artério-veineuse (MAV) est prévu, mais pas à titre diagnostique sauf exception.
Là encore, la cartographie Doppler est indispensable et permet d'éviter des examens plus invasifs.

La prise en charge est guidée par la symptomatologie clinique et le souhait du patient. Elle doit être discutée avec le patient en lui expliquant le bénéfice et les risques des différentes attitudes thérapeutiques après une concertation multidisciplinaire. En fonction de l'âge du patient, de la localisation et du type de lésion, la stratégie thérapeutique peut se décliner en :

- mesures physiques indispensables telles que la compression élastique ou la physiothérapie ;
- traitements médicamenteux tels que la corticothérapie ou les thérapies immunosuppressives par exemple ;
- sclérothérapie ;
- radiologie interventionnelle ou chirurgie ;
- abstention thérapeutique avec surveillance régulière.

Le traitement radical est envisagé en cas de risque de complication, si celui-ci est possible et ne risque pas d'aggraver la lésion vasculaire.

Les avancées en génétique et en protéomique dans les tumeurs et malformations vasculaires ont permis de mettre en évidence des mutations héréditaires et somatiques sporadiques de gènes impliqués dans les voies de signalisation cellulaire. Ces anomalies de signalisation cellulaire sont impliquées également dans la prolifération, l'apoptose, la différenciation cellulaire et la néoangiogenèse dans les cancers. L'évaluation de traitements ciblés des tumeurs et malformations vasculaires par des inhibiteurs spécifiques des voies de signalisation impliquées sont actuellement en cours, avec l'utilisation de molécules anticancéreuses déjà connues [4]. Cette approche génétique est en train de révolutionner la prise en charge thérapeutique de ces lésions.
Les principales voies de signalisation impliquées sont :

- PI3K/AKT/mTOR (*Mammalian Target of Rapamycin*) : différentes kinases activées en cascade, cibles du sirolimus (rapamycine) ;
- RAS/RAF/MEK/ERK, mettant en jeu des récepteurs membranaires à activité tyrosine kinase ciblés par des molécules anti-MEK comme le trametinib ;
- HGF (facteur de croissance des hépatocytes)/c-Met (récepteur du HGF) ;
- VEGFA (facteur de croissance vasculaire endothéliale)/VEGFR2 (récepteur du *VEGF*), voie ciblée par l'anticorps monoclonal anti-VEGF (bévacizumab).

En particulier, mTOR (*Mammalian Target of Rapamycin*) est un contrôleur central de la croissance cellulaire. Le sirolimus (rapamycine), en inhibant mTOR, interfère avec la voie de signalisation PI3K-AKT-mTOR. Ainsi, la croissance de nombreux types cellulaires est inhibée, expliquant les différentes voies de développement en clinique : prévention du rejet aigu d'allogreffe, effet antitumoral en oncologie ainsi que dans les tumeurs et malformations vasculaires. Cette molécule est utilisée depuis 2011 dans les malformations lymphatiques kystiques (MLK) compliquées. Les données de la littérature paraissent cependant limitées pour conclure à une efficacité du sirolimus dans les autres anomalies vasculaires. La principale problématique de ce traitement, qui est donné à un âge jeune et parfois pendant plusieurs mois ou années, est le risque d'effets secondaires en particulier l'immunodépression induite, le risque de leucopénie et d'infections pulmonaires graves, et les perturbations métaboliques (glucido-lipidiques).

Classification ISSVA

Comme initialement proposée en 1982, l'ISSVA a adopté en 1996 une classification des anomalies vasculaires. Celle-ci est basée sur la distinction entre les tumeurs vasculaires, en rapport avec une prolifération cellulaire, et les malformations vasculaires, secondaires à une anomalie congénitale de la morphogenèse vasculaire. Cette classification a été révisée en 2014 puis en 2018, intégrant les données récentes sur les altérations génétiques et les anomalies moléculaires causales de ces lésions. Cette classification est applicable à tous les tissus et organes [1,5]. Les anomalies vasculaires les plus fréquentes ou les plus importantes du fait de leurs implications thérapeutiques sont listées dans les figures 7.1 et 7.2.

Les tumeurs vasculaires représentent une prolifération de cellules endothéliales et ont la capacité de régresser au fil du temps. Elles peuvent être présentes dès la naissance et parfois apparaître plus tardivement.

Les malformations vasculaires sont des anomalies de structure des vaisseaux, acquises au cours de l'embryogenèse. Elles sont présentes dès la naissance, parfois asymptomatiques, et ne vont jamais régresser. Elles évoluent tout au long de la vie, le plus souvent proportionnellement avec la croissance, et peuvent envahir les structures adjacentes. Sur le plan clinique, les lésions extra-tronculaires sont des masses de vaisseaux anormaux de petite ou moyenne taille infiltrant divers tissus. Les malformations tronculaires touchent des vaisseaux entièrement formés.

Tumeurs vasculaires

- **Présentes à la naissance ou d'apparition plus tardive.**
- **Prolifération de cellules endothéliales.**
- **Capacité à régresser au fil du temps (hémangiome infantile, hémangiome congénital de type RICH).**
- (*) **Pouvant être associées au phénomène de Kasabach-Merritt :** urgence vitale, révélée par une thrombopénie profonde secondaire à une coagulation intravasculaire localisée au sein de la tumeur puis disséminée avec risque de complications hémorragiques.

Tumeurs bénignes

- **Hémangiome infantile.**
  - Forme superficielle (tubéreuse), sous-cutanée ou mixte.
- **Hémangiomes congénitaux**
  - Rapidement involutif (RICH).
  - Non involutif (NICH).
  - Partiellement involutif (PICH).
- **Angiome en touffes*.**

Tumeur localement agressive

- **Hémangioendothéliome kaposiforme*.**

Tumeurs malignes

- **Hémangioendothéliome épithélioïde.**
- **Angiosarcome.**
- **Autres.**

Figure 7.1. Principales tumeurs vasculaires.
NICH : *Non Involuting Congenital Hemangioma* ; PICH : *Partially Involuting Congenital Hemangioma* ; RICH : *Rapidly Involuting Congenital Hemangioma.*
Source : International Society for the Study of Vascular Anomalies. ISSVA Classification of Vascular Anomalies © 2018 International Society for the Study of Vascular Anomalies. www.issva.org/UserFiles/file/ISSVA-Classification-2018.pdf.

Tumeurs vasculaires

Hémangiome infantile

L'hémangiome infantile représente la tumeur bénigne la plus fréquente, rencontrée chez le petit enfant (10 % des enfants en sont porteurs avec une prédominance féminine).
Le diagnostic est clinique. Sa présentation et son évolution en 3 phases (phase de croissance, de stabilisation puis lente involution) sont caractéristiques [6].

Diagnostic

L'hémangiome infantile est visible le jour de la naissance ou dans les 15 jours après, sous la forme d'une discrète macule érythémateuse. Puis, cette lésion progresse rapidement pendant quelques semaines ou mois (phase de progression ± 9 mois)

Malformations vasculaires

- **Anomalies de structure des vaisseaux, acquises au cours de l'embryogenèse.**
- **Présentes dès la naissance.**
- **Évolution tout au long de la vie, proportionnellement à la croissance de l'enfant.**
- **Risque d'envahissement des structures adjacentes.**
- **Risque de coagulopathie de consommation dans les malformations veineuses.**
- **Risque hémorragique dans les malformations artério-veineuses.**

Malformations vasculaires simples ou combinées

- **Simples :**
  - Capillaire (C) ;
  - Lymphatique (L) ;
  - Veineuse (V) ;
  - Artério-veineuse (AV)* ;
  - Fistule artério-veineuse (FAV)*.
- **Combinées :**
  - CV, CL, LV, CLV, CAV*, CLAV*

* Anomalies vasculaires à flux rapide.

Atteinte tronculaire veineuse, lymphatique ou artérielle

- Anomalies anatomiques de longueur, de diamètre, de trajet ou de connexion de gros vaisseaux :
  - hypoplasie, aplasie, hyperplasie ;
  - obstruction : sténose, coarctation, membrane, éperon ;
  - dilatation localisée (anévrisme) ;
  - dilatation diffuse (ectasie) ;
  - anomalies de régression de vaisseaux embryonnaires.

Syndromes complexes

- **Syndromes hypertrophiques PROS.**
  - **Klippel-Trenaunay (MCVL) :** malformations C + V ± L d'un membre avec hypertrophie.
  - **CLOVES :** hypertrophie segmentaire, anomalies squelettiques, lipomatose segmentaire, malformations vasculaires.
- **Parkes Weber (MC-MAV) :** malformation C + MAV d'un membre avec hypertrophie.
- **Servelle-Martorell (MV) :** malformation V d'un membre avec hypertrophie.
- **Sturge-Weber Krabbe :** malformation C faciale + angiomatose leptoméningée + calcifications des plexus choroïdes ± atteinte ophtalmique ± hypertrophie osseuse.
- **Maffucci :** malformation V + hémangiome à cellules fusiformes + enchondromes (tumeurs cartilagineuses bénignes à potentiel évolutif).
- **Protée (rare)** malformations C, V et/ou L avec hypertrophie tissulaire asymétrique, tumeurs sous-cutanées et osseuses.

Figure 7.2. Malformations vasculaires et principaux syndromes complexes.
CAV : capillaire et artério-veineuse ; CL : capillaire et lymphatique ; CLAV : capillaire, lymphatique et artério-veineuse ; CLOVES : *Congenital Lipomatous Overgrowth, Vascular malformations, Epidermal nevi, and Skeletal anomalies* ; CLV : capillaire, lymphatique et veineuse ; CV : capillaire et veineuse ; LV : lymphatique et veineuse ; PROS : *PIK3CA-Related Overgrowth Spectrum*.
Source : International Society for the Study of Vascular Anomalies. ISSVA Classification of Vascular Anomalies © 2018 International Society for the Study of Vascular Anomalies. www.issva.org/UserFiles/file/ISSVA-Classification-2018.pdf.

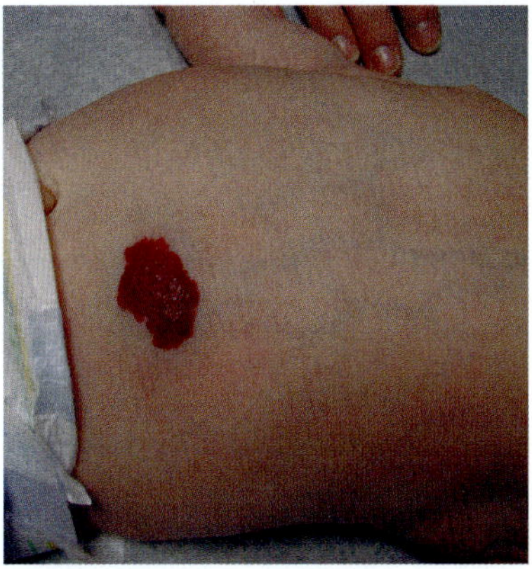

Figure 7.3. Hémangiome infantile superficiel (forme tubéreuse).
Source : Nelson Pediatric Symptom-Based Diagnosis: Common Diseases and their Mimics, 978-0-323-76174-1, Brett J. Bordini, Heather Toth, Donald Basel, Robert M. Kliegman. Elsevier Inc, 2023.

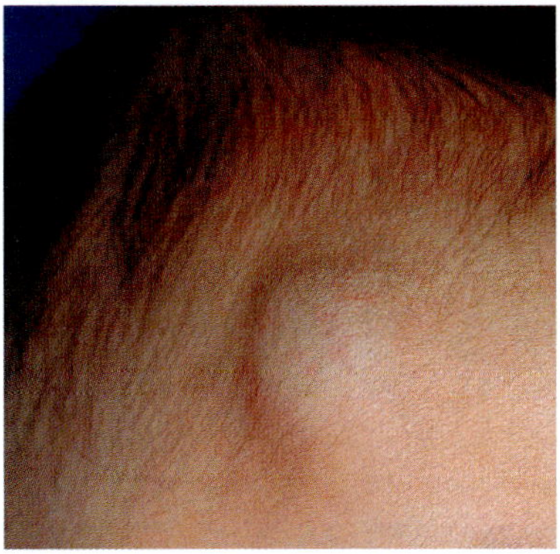

Figure 7.4. Hémangiome infantile, forme sous-cutanée dense et chaude de consistance élastique (discrètes télangiectasies visibles).
Source : Hurwitz Clinical Pediatric Dermatology: A Textbook of Skin Disorders of Childhood and Adolescence, 978-0-323-54988-2, Anthony J. Mancini, Amy S. Paller. Elsevier Inc. 2022.

avant de se stabiliser puis de diminuer de taille spontanément jusqu'à l'âge de 6-8 ans (involution plus ou moins complète vers 8 ans).

À l'examen clinique, la tuméfaction est non pulsatile, sans thrill, et peut se présenter sous trois formes (figures 7.3, 7.4 et 7.5) :

- forme tubéreuse, rouge mamelonnée (aspect framboisé) en cas d'hémangiome superficiel ;
- sous-cutanée dense et chaude de consistance élastique ;
- sous-cutanée avec une atteinte cutanée à son sommet en cas d'hémangiome mixte.

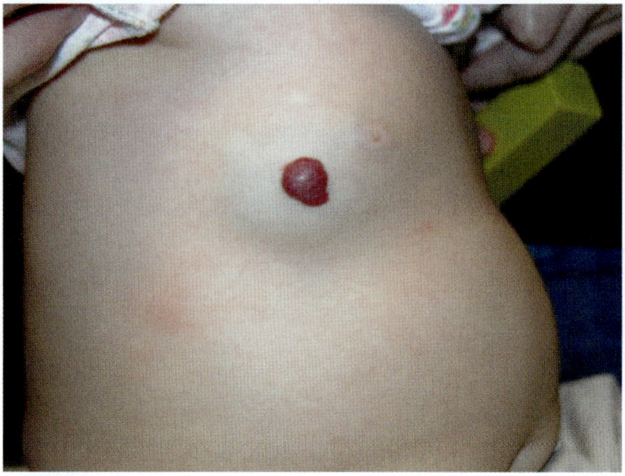

Figure 7.5. Hémangiome infantile, forme mixte sous-cutanée avec une atteinte cutanée à son sommet.
Source : Nelson Pediatric Symptom-Based Diagnosis: Common Diseases and their Mimics, 978-0-323-76174-1, Brett J. Bordini, Heather Toth, Donald Basel, Robert M. Kliegman. Elsevier Inc. 2023.

Les principaux diagnostics différentiels sont une malformation artério-veineuse débutante (exceptionnelle chez le bébé), une malformation capillaire (restant plane, sans phase de prolifération) ou une tumeur maligne en particulier dans les formes sous-cutanées.
L'écho-Doppler (figure 7.6) et les examens complémentaires (IRM, ou parfois biopsie) permettent de préciser le diagnostic en cas d'aspect ou d'évolution atypique et de rechercher l'existence d'anomalies associées en cas d'hémangiome facial ou lombosacré segmentaire.
Les formes sous-cutanées peuvent poser le problème du diagnostic différentiel avec celui d'une tumeur maligne. La biopsie en milieu chirurgical permet de redresser le diagnostic. L'immunomarquage spécifique par le Glut-1 (transporteur du glucose) est positif et permet également le diagnostic différentiel avec les hémangiomes congénitaux ou les malformations capillaires (seul l'hémangiome infantile est Glut-1 positif).

Complications

La gravité est fonction de la taille, de la présence d'une ulcération, de la localisation (périoculaire, auriculaire, mamelonnaire, lèvre ou cavité buccale, hépatique, région sous-glottique) et de son extension pouvant mettre en jeu le pronostic fonctionnel ou vital [7].
La complication la plus fréquente des formes superficielles ou mixtes est l'ulcération, pouvant être très douloureuse, survenant le plus souvent au niveau de la

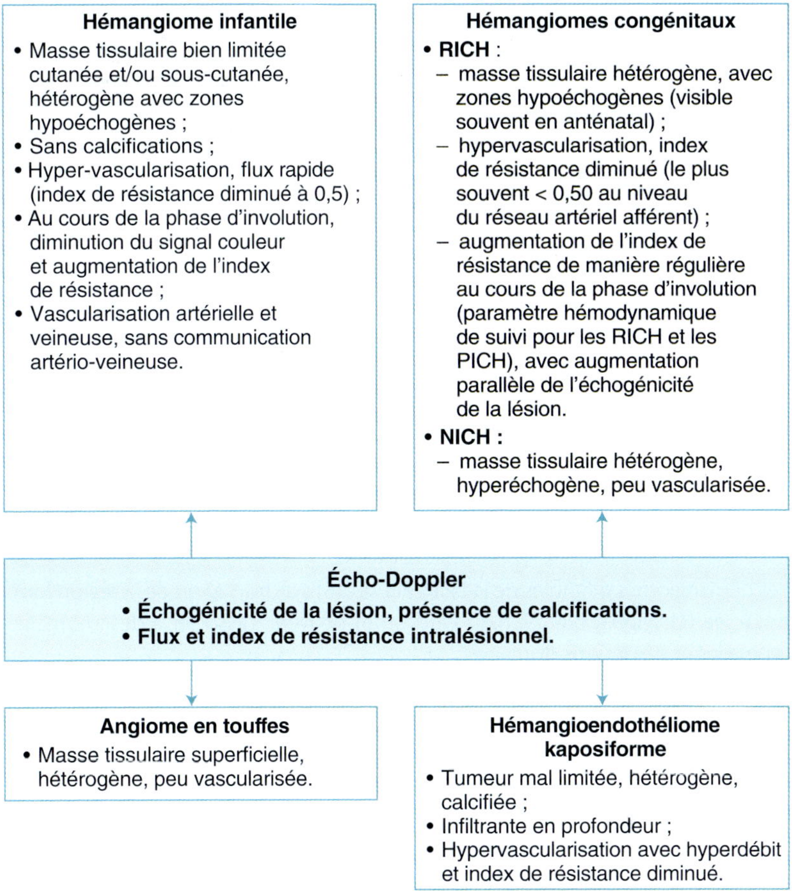

Figure 7.6. Exploration écho-Doppler des tumeurs vasculaires.
NICH : *Non Involuting Congenital Hemangioma* ; PICH : *Partially Involuting Congenital Hemangioma* ; RICH : *Rapidly Involuting Congenital Hemangioma.*
Source : Laroche JP, Blaise S, Becker F, et al. [Quality standards for ultrasonographic assessment of peripheral vascular malformations and vascular tumors. Report of the french society for vascular medicine. 2018 Update]. J Med Vasc. 2018;43:36-51. DOI : 10.1016/j.jdmv.2017.11.004.

face, du cou, des aisselles (figure 7.7) et de la région périnéale. Il peut y avoir des saignements, des infections et des cicatrices résiduelles sur le visage (télangiectasies, persistance d'un reliquat fibro-adipeux, déformation des reliefs anatomiques du visage).

Les autres complications sont liées à la localisation de l'hémangiome par rapport aux organes de voisinage : orbito/palpébrale (risque d'amblyopie, astigmatisme ou compression du globe oculaire) (figure 7.8), labiale (difficulté de succion et alimentation), conduit auditif externe (obstruction et surinfection, risque de surdité), face et cou (atteinte cérébrale, risque d'obstruction des voies aériennes supérieures), ano-génitale (risque d'ulcération).
Certains hémangiomes peuvent mettre en jeu le pronostic vital :

- les hémangiomes très volumineux peuvent être associés à un risque de défaillance cardiaque à haut débit ;
- une atteinte étendue viscérale (en particulier hémangiome hépatique, cérébral ou pulmonaire, associé à une insuffisance cardiaque et une hypothyroïdie) doit être suspectée en cas d'hémangiomes cutanés multiples (≥ 5) de petite taille (hémangiomatose miliaire) ;
- en cas d'hémangiome « en barbe » (bas du visage, lèvre inférieure et cou), un examen ORL est indispensable. Une localisation laryngée doit être recherchée en urgence par fibroscopie car il existe un risque d'obstruction des voies aériennes (stridor, détresse respiratoire) (figure 7.9).

Les hémangiomes infantiles de la face (PHACE[S] syndrome) ou de la région lombosacrée (LUMBAR ou SACRAL syndrome) peuvent s'associer à des anomalies artérielles et des lésions d'organes :

- PHACE(S) syndrome :
  - P : anomalie de la fosse postérieure,
  - H : hémangiome facial segmentaire,
  - A : anomalies artérielles encéphaliques,
  - C : coarctation de l'aorte et anomalies cardiaques congénitales,
  - E (*eyes*) : anomalies oculaires,
  - S : anomalies sternales ;
- LUMBAR syndrome :
  - L : hémangiome lombosacré,
  - U : ulcérations uro-génitales,
  - M : myélopathie,
  - B (*bones*) : déformations osseuses,
  - A : malformations anorectales et anomalies artérielles,
  - R : anomalies rénales ;
- les hémangiomes segmentaires de la ligne médiane du bas du dos peuvent être associés à des anomalies congénitales rénales, sacrées, de la colonne vertébrale (dysraphisme) ou génito-urinaires, et doivent être évalués radiologiquement.

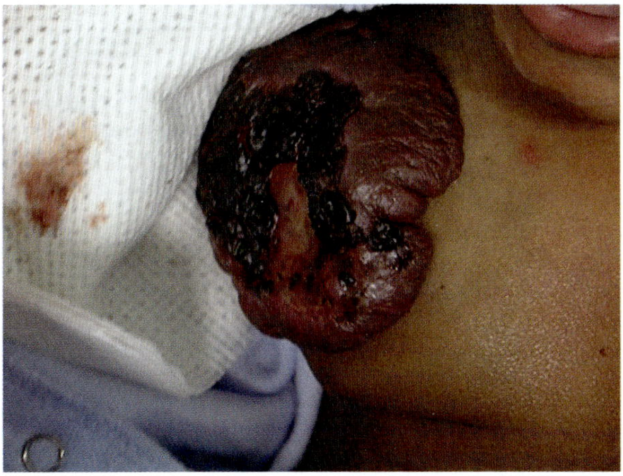

Figure 7.7. Hémangiome infantile mixte en regard de l'aisselle compliqué d'ulcération.
Source : Encyclopedia of Child and Adolescent Health, 978-0-12-818872-9, Dean S. Morrell, Franklin R. Blum, Elizabeth L. Nieman, Diana B. McShane.

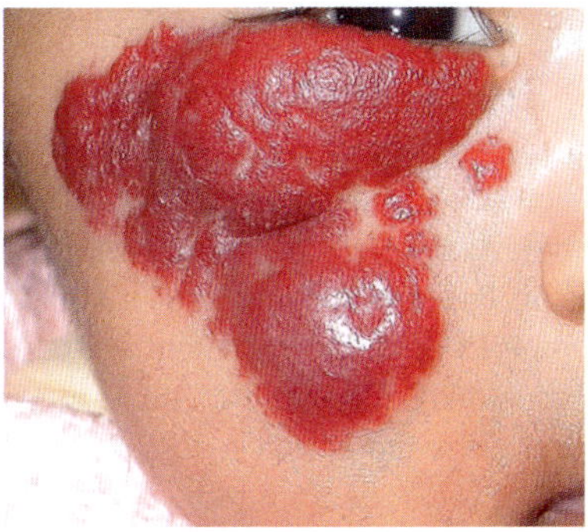

Figure 7.8. Hémangiome infantile de localisation à risque péri-oculaire.
Source : Encyclopedia of Child and Adolescent Health, 978-0-12-818872-9, Dean S. Morrell, Franklin R. Blum, Elizabeth L. Nieman, Diana B. McShane.

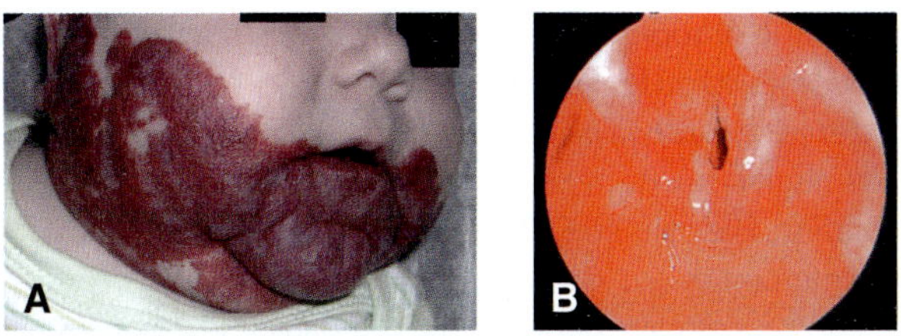

Figure 7.9. Hémangiome infantile « en barbe » (A) avec localisation laryngée (vue laryngoscopique) (B).
Source : ENT Secrets, 978-0-323-73357-1, Melissa A. Scholes, Vijay R. Ramakrishnan.

Prise en charge thérapeutique

L'abstention thérapeutique est la règle pour les hémangiomes non compliqués, de petite taille et à topographie non à risque. Une surveillance clinique simple est mise en place car la plupart des hémangiomes involuent jusqu'à leur disparition entre 8 et 10 ans. Il est important de rassurer et d'expliquer aux parents l'évolution spontanément favorable en précisant la chronologie triphasique. Il faut informer sur le risque de complications en cas d'hémangiome à risque ou d'éventuelle cicatrice permanente [7].

La prise en charge est orientée par la présence d'une lésion avec :

- atteinte mettant en jeu le pronostic vital ;
- atteinte mettant en jeu le pronostic fonctionnel ;
- ulcération ;
- cicatrice permanente selon la localisation anatomique ;
- anomalies sous-jacentes associées.

Le propranolol par voie orale est recommandé en première intention pour les hémangiomes infantiles nécessitant un traitement systémique : hémangiomes volumineux et ceux localisés dans des zones à risque (paupière, lèvre, régions auriculaire et périnéale) [7].

La dose recommandée est entre 2 et 3 mg/kg/jour, à initier progressivement et à adapter à des posologies plus petites en cas de comorbidités ou d'effets indésirables (tels que les troubles du sommeil). Les contre-indications sont les troubles de la conduction, l'asthme, la bradycardie, l'hypotension, l'hypoglycémie. Ce traitement doit être initié en milieu hospitalier, sous surveillance de la glycémie et d'un électrocardiogramme. La durée de traitement est de 6 à 12 mois.

En cas de contre-indication ou de réponse inadéquate au propranolol oral, la prednisone par voie orale peut être prescrite, à la dose de 2 à 3 mg/kg/jour, avec une décroissance sur une durée totale de 3 à 6 mois. L'effet thérapeutique est moins rapide qu'avec le traitement bêtabloquant.

L'injection intra-lésionnelle de triamcinolone et/ou de bêtaméthasone pour traiter les hémangiomes volumineux pendant la phase de prolifération ou dans certaines localisations anatomiques critiques (comme la lèvre, par exemple) est discutée.

Le maléate de timolol topique (gel) peut être utilisé comme thérapie pour les petits hémangiomes et/ou les hémangiomes superficiels.

La chirurgie d'exérèse garde sa place comme chirurgie réparatrice lorsqu'il persiste des excédents disgracieux de peau ou des cicatrices inesthétiques après plusieurs années d'évolution. Elle peut être plus précoce notamment en cas de localisation péri-orificielle mettant en jeu le pronostic fonctionnel.

Le laser vasculaire à colorant pulsé est discuté dans les hémangiomes infantiles périnéaux pour favoriser la cicatrisation et à visée antalgique. Il est également discuté à visée esthétique pour le traitement des séquelles cutanées, mais n'a aucune indication dans les autres tumeurs vasculaires.

Tumeurs vasculaires rares

Hémangiomes congénitaux

Les hémangiomes congénitaux sont des tumeurs bénignes qui diffèrent des hémangiomes infantiles par leur présentation clinique, leur évolution et, en immunohistochimie, ils n'expriment pas Glut-1 (figure 7.10).

Ce sont des tumeurs vasculaires cutanées rares, se présentant sous une forme arrondie, de couleur érythémato-violacée, recouvertes de télangiectasies, présentes et entièrement développées à la naissance.

Hémangiomes infantiles

- **Tumeur bénigne la plus fréquente (10 % des enfants).**
- **Diagnostic clinique :**
  - **présentation :**
    - macule érythémateuse présente dès la naissance ou apparaissant dans les 1ers jours de vie ;
    - forme superficielle, sous-cutanée ou mixte ;
  - **évolution caractéristique en 3 phases :**
    - progression : croissance rapide (semaines-mois) ;
    - stabilisation ;
    - involution lente jusqu'à disparition plus ou moins complète (vers l'âge de 8 ans).
- **Problème du diagnostic différentiel en cas de forme sous-cutanée avec celui d'une autre tumeur** :
  - biopsie en milieu chirurgical et immunomarquage spécifique par Glut-1 **(seul l'hémangiome infantile est Glut-1 positif)**.

Hémangiomes congénitaux

- **Clinique :**
  - tumeur vasculaire se développant in utero ;
  - masse arrondie, de couleur érythémato-violacée, recouverte de télangiectasies ;
  - présente et entièrement développée à la naissance.
- **RICH :**
  - augmentation de volume au dernier trimestre de grossesse ;
  - volumineuse masse saillante, chaude ;
  - involution en 4 à 18 mois, laissant une cicatrice lipo-atrophique.
- **NICH**
  - masse moins volumineuse sous forme d'une macule ou plaque infiltrée, halo pâle périphérique, lésion parfois bleutée, centre parfois atrophique ;
  - absence d'involution ;
  - croissance proportionnelle à la croissance de l'enfant.
- **PICH :**
  - involution débutant comme celle d'un RICH, mais restant incomplète avec une lésion cutanée résiduelle.

Figure 7.10. Spécificités cliniques des hémangiomes infantiles et des hémangiomes congénitaux.

NICH : *Non Involuting Congenital Hemangioma* ; PICH : *Partially Involuting Congenital Hemangioma* ; RICH : *Rapidly Involuting Congenital Hemangioma.*

Source : Wassef M, Borsik M, Cerceau P, et al. [Classification of vascular tumours and vascular malformations. Contribution of the ISSVA 2014/2018 classification]. Ann Pathol. 2021; 41:58-70. DOI : 10.1016/j.annpat.2020.11.004.

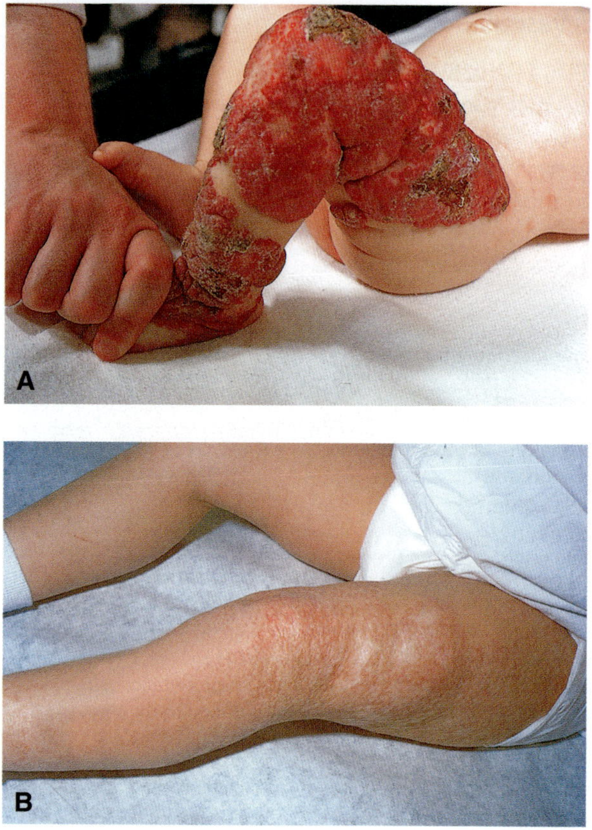

Figure 7.11. Hémangiome congénital du membre inférieur, de type RICH (A) à la naissance ; (B) ayant régressé spontanément à l'âge de 2 ans.
Source : Robbins & Kumar Basic Pathology, 978-81-312-6792-9, Abul K. Abbas, Jon C. Aster, Vinay Kumar, et al.

Ces tumeurs siègent préférentiellement sur les membres, à proximité des articulations, ou en région cervicale. Les hémangiomes congénitaux peuvent être rapidement involutifs (RICH [*Rapidly Involuting Congenital Hemangioma*]) (figure 7.11), non involutifs (NICH [*Non Involuting Congenital Hemangioma*]) (figure 7.12) ou partiellement involutifs (PICH [*Partially Involuting Congenital Hemangioma*]) lors de la croissance de l'enfant.
Le diagnostic est clinique en raison de sa localisation isolée cutanée superficielle et de son évolution stéréotypée. Il faudra par ailleurs toujours évoquer une tumeur maligne et au moindre doute diagnostic, réaliser une biopsie cutanée et un bilan d'imagerie.

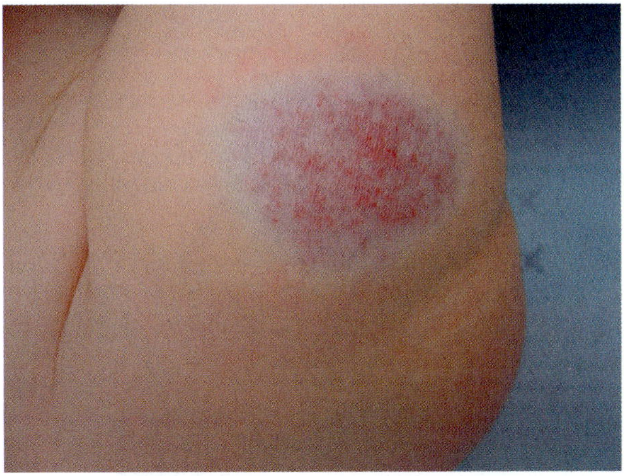

Figure 7.12. Hémangiome congénital de type NICH du membre inférieur.
Source : Pédiatrie pour le praticien, 978-2-294-76068-6, Gérard Chéron, Brigitte Chabrol, Emmanuel Grimprel, et al.

Les principales complications sont l'ulcération, essentiellement en cas de RICH, spontanée ou post-traumatique, pouvant être associée à des hémorragies à haut débit ou à une surinfection. Une thrombopénie le plus souvent modérée ou une coagulopathie de consommation peuvent compliquer les RICH de manière transitoire. Un volumineux hémangiome peut également avoir un retentissement hémodynamique et se compliquer d'insuffisance cardiaque à haut débit, in utero ou dans les premiers jours de vie [8].

L'abstention thérapeutique est privilégiée, la plupart des hémangiomes congénitaux sont non compliqués : les RICH régressent rapidement avant de disparaître au cours de la 1re année ; les NICH sont fréquemment moins volumineux et les PICH laissent une lésion résiduelle ressemblant à un NICH.

Une prise en charge chirurgicale avec exérèse d'emblée ou après embolisation artérielle de la tumeur est discutée en cas d'hémangiome compliqué.

Une exérèse chirurgicale est également discutée en présence d'un NICH ou d'un PICH si la lésion est à risque de préjudice fonctionnel.

Angiome en touffes et hémangioendothéliome kaposiforme

L'angiome en touffes, classé comme tumeur bénigne par l'ISSVA, et l'hémangioendothéliome kaposiforme, classée comme tumeur localement agressive, sont considérées comme des tumeurs vasculaires rares. Elles sont principalement rencontrées chez le nourrisson ou le petit enfant, mais peuvent également se manifester chez l'adulte.

Ces deux tumeurs vasculaires partagent un spectre lésionnel commun [1,9] : prolifération de cellules endothéliales avec angiogenèse et lymphangiogenèse, marquage Glut-1 négatif.

L'angiome en touffes se présente comme une plaque érythémato-violacée infiltrée composée de petites touffes de capillaires dermo-hypodermiques de distribution caractéristique en amas séparés (figure 7.13). Cette lésion régresse parfois spontanément.

L'hémangioendothéliome kaposiforme correspond à une prolifération cellulaire endothéliale ressemblant histologiquement à l'angiome en touffes, mais localement agressive, infiltrant les tissus profonds (figure 7.14). Cliniquement, il peut se

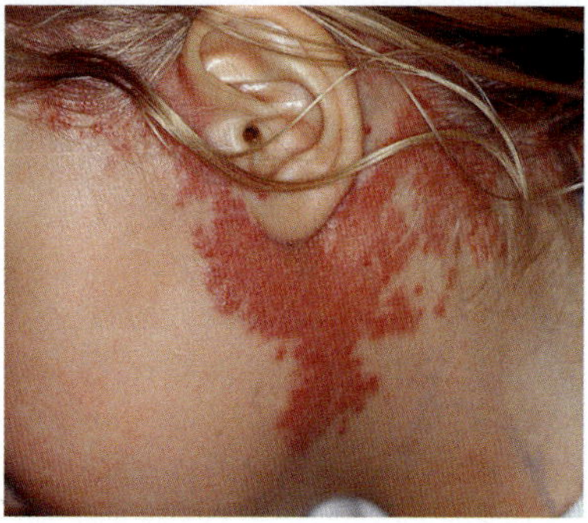

Figure 7.13. Angiome en touffes, plaque érythémato-violacée infiltrée.
Source : Color Textbook of Pediatric Dermatology, 978-0-323-04909-2, Alfred T. Lane, William L. Weston, Joseph G. Morelli.

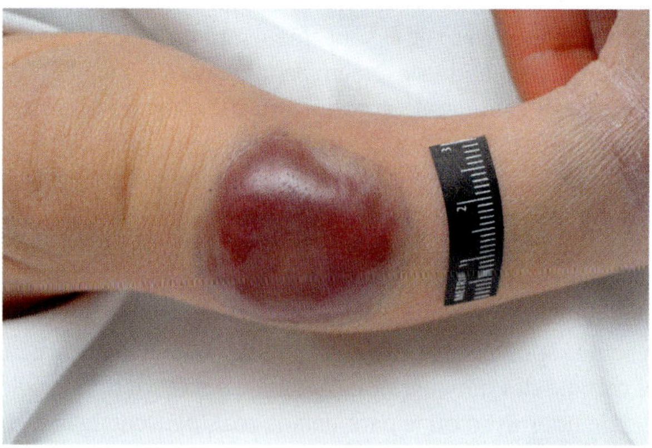

Figure 7.14. Hémangioendothéliome kaposiforme du membre inférieur chez un nourrisson.
Source : Rutherford's Vascular Surgery and Endovascular Therapy, 978-0-323-77557-1, Anton N. Sidawy, Bruce A. Perler.

présenter comme l'angiome en touffes par une plaque cutanée érythémato-violacée infiltrée, ou par une masse pouvant parfois être palpable (forme viscérale, rétropéritonéale, cervicale ou médiastinale). C'est une tumeur localement agressive, mais sans métastases associées. La morbidité est élevée du fait de son caractère localement infiltrant et du risque de compression tumorale. Lorsque le volume tumoral devient important avec phénomènes inflammatoires et douloureux associés à un purpura thrombopénique, la survenue d'un syndrome de Kasabach-Merritt doit être suspectée.

Le syndrome de Kasabach-Merritt représente une urgence vitale. Il est associé à une thrombopénie profonde (parfois < 20 000 plaquettes/mm^3) secondaire à une coagulation intravasculaire localisée au sein de la tumeur puis disséminée avec risque de complications hémorragiques. Une thrombopénie avec coagulopathie de consommation (baisse du fibrinogène et augmentation des D-dimères) peut rarement se rencontrer dans l'angiome en touffes également. La prise en charge thérapeutique repose sur avis d'experts et sur l'expérience clinique au sein de centres spécialisés [9]. En présence d'un phénomène de Kasabach-Merritt, la prise en charge repose sur un traitement immunosuppresseur. L'exérèse chirurgicale, lorsqu'elle est possible, est précédée d'une transfusion plaquettaire. En présence de phénomènes hémorragiques, un traitement par transfusion plaquettaire et plasma frais congelé est mis en place.

Angiosarcome cutané

L'angiosarcome est une tumeur vasculaire rare, maligne, acquise, très agressive, avec une atteinte préférentielle au niveau cutané et des tissus mous superficiels [10]. Il s'agit d'une urgence diagnostique et thérapeutique.

Le pronostic est sombre. Le risque de récidive locale et le potentiel métastatique sont élevés malgré un traitement locorégional optimal (chirurgie d'exérèse et radiothérapie post-opératoire à large champ). Les taux de survie à 5 ans sont rapportés entre 10 et 30 %.

La tumeur peut être étendue au moment de la prise en charge du fait d'une errance diagnostique et non complètement résécable. En effet, la présentation clinique initiale peut être trompeuse, prenant la forme d'une ecchymose ou d'un hématome. Elle peut également prendre l'apparence d'un eczéma, d'une plaque ou d'une papule érythémato-violacée, de nodules cutanés, l'aspect de carcinome épidermoïde, basocellulaire ou de mélanome. La présentation histologique peut être variable, avec une prolifération de cellules endothéliales aux caractéristiques cytologiques malignes, associée à des structures vasculaires dilatées.

Le syndrome de Kasabach-Merritt peut rarement survenir.

Des facteurs prédisposants peuvent être retrouvés, comme l'exposition solaire chronique, un terrain immunodéprimé (infection par le VIH, patients transplantés, traitement immunosuppresseur), un lymphœdème, un antécédent de radiothérapie.

Chez les personnes âgées, la tumeur est localisée préférentiellement au niveau cervical (cuir chevelu ou visage, conséquences de l'exposition solaire). La tumeur peut se développer sur un site de radiothérapie en particulier la paroi thoracique ou le sein (incidence estimée à 0,05 % en cas d'antécédent de cancer du sein) pouvant survenir en moyenne 5 ans après la radiothérapie, et jusqu'à 30 ans après. L'angiosarcome peut aussi survenir sur un membre atteint de lymphœdème chronique primaire ou secondaire (syndrome de Stewart-Treves).

Il n'existe pas de marqueurs immunohistochimiques permettant de différencier de manière spécifique l'angiosarcome cutané des tumeurs vasculaires bénignes comme les hémangiomes ou l'angiome en touffes, ou des autres tumeurs malignes ou frontières comme le sarcome de Kaposi ou l'hémangioendothéliome. Le diagnostic doit être évoqué sur la présentation clinique, les antécédents et l'analyse anatomopathologique.

Malformations vasculaires

Les malformations vasculaires superficielles (extra-cérébrales) sont des anomalies congénitales des vaisseaux, le plus souvent sporadiques. Elles se manifestent par des lésions artérielles, capillaires, veineuses et/ou lymphatiques.

Les malformations vasculaires sont classées en fonction de la vitesse du flux dans la lésion : flux lent (malformation capillaire, veineuse, lymphatique, ou combinées capillaro-veino-lymphatique) (figure 7.15) ou flux rapide (malformation artério-veineuse, fistule artério-veineuse [FAV]) (figure 7.16).

Les malformations artério-veineuses sont constituées de shunts artério-veineux, et présentent un risque de complications pouvant engager le pronostic vital.

La prise en charge des malformations vasculaires est toujours complexe et nécessite une concertation multidisciplinaire.

Malformations capillaires

- **Présentation clinique :**
  - angiome plan ou « tache de vin » : lésion cutanée rosée-rouge, plane sans augmentation de la chaleur cutanée, parfois hypertrophique ;
  - absence de battement/thrill ;
  - préjudice essentiellement esthétique.
- **Écho-Doppler non contributif : sauf pour éliminer une MAV sous-jacente.**
- **En fonction de sa localisation, dépistage d'anomalies associées :**
  - angiome plan unilatéral du visage, atteinte ophtalmologique (glaucome) et cérébrale (angiomatose leptoméningée) : **syndrome de Sturge-Weber Krabbe ;**
  - angiome plan de la ligne médiane dorso-lombaire et atteinte médullaire : **syndrome de Cobb.**
- **Syndromes complexes :**
  - **syndrome de Klippel-Trenaunay (MCVL) ;**
  - **syndrome de Parkes-Weber (MC-MAV).**

Malformations veineuses (les plus fréquentes)

- **Présentation clinique :**
  - réseau superficiel de veines tortueuses et dilatées ;
  - masse ou lésion bleutée sous-cutanée ou cutanéomuqueuse non pulsatile, dépressible et froide, augmentant de volume en position déclive ou à l'effort de Valsalva et diminuant par la surélévation du membre.
- **Écho-Doppler :**
  - poches veineuses dépressibles en l'absence de complications thrombotiques ;
  - flux veineux spontanés, vitesses lentes non modulées ;
  - lacs veineux liquidiens, anomalie veineuse tronculaire parfois associée ;
  - recherche de calcifications (phlébolithes) ou de thrombose récente.
- **Risque :**
  - **thrombotique ;**
  - **coagulopathie de consommation (CIVL) :** À rechercher systématiquement en particulier dans les lésions volumineuses ou multifocales, infiltrantes en profondeur, avec phlébolithes ou douloureuses : **NFS plaquettes, TP-TCA, D-dimères et fibrinogène.**

Malformations lymphatiques extra-tronculaires kystiques

- **Macrokystique (la plus fréquente) :**
  - tuméfaction sous-cutanée ou profonde, élastique, volume indépendant de l'effort ou de la position, mobile sous une couleur de peau normale ; associée parfois à des vésicules superficielles ;
  - poussée inflammatoire souvent secondaire à une infection locorégionale ;
  - risque modéré de compression sur les structures de voisinage ;
  - parfois régression spontanée chez les enfants en bas âge.
- **Microkystique** :
  - lymphangiectasies ou plaque infiltrante cutanée surmontée de vésicules translucides ou noirâtres hémorragiques ;
  - risque de lymphorrhée et de saignements répétés, retentissement fonctionnel dépendant de la topographie.
- **Forme mixte : constituée de petits et gros kystes.**
- **Écho-Doppler :**
  - lésion avasculaire, poche liquidienne cloisonnée (forme macrokystique) non compressible avec des septa ;
  - infiltration tissulaire échogène, sans hypervascularisation avec kystes millimétriques (forme microkystique).

Figure 7.15. Malformations vasculaires « à flux lent », caractéristiques cliniques et échographiques.

CIVL : coagulation intravasculaire localisée ; MAV : malformation artério-veineuse ; MC-MAV: malformation capillaire-malformation artério-veineuse ; MCVL : malformation capillaro-veino-lymphatique.

Sources : Wassef M, Borsik M, Cerceau P, et al. [Classification of vascular tumours and vascular malformations. Contribution of the ISSVA 2014/2018 classification]. Ann Pathol. 2021; 41:58-70. DOI : 10.1016/j.annpat.2020.11.004 ; Laroche JP, Blaise S, Becker F, et al. [Quality standards for ultrasonographic assessment of peripheral vascular malformations and vascular tumors. Report of the french society for vascular medicine. 2018 Update]. J Med Vasc. 2018;43:36-51. DOI : 10.1016/j.jdmv.2017.11.004.

Malformations artério-veineuses

- Multiples communications artério-veineuses directes, formant un nidus, sans capillaires intermédiaires ni lésion tissulaire associée.
- Se distinguent des fistules artério-veineuses, définies par une seule communication, anormale et unique entre une artère et une veine, sans nidus.

↓

- **Clinique** :
  - localisation cutanée, sous-cutanée, ou de localisation profonde ;
  - rarement visibles à la naissance, révélées durant l'enfance ou à l'âge adulte, de manière progressive ou aiguë (événement déclencheur traumatisme, contexte hormonal) ;
  - aspect clinique dépend du stade évolutif de Schobinger :
    - stade 1 (quiescent) : tache rose, chaude (« faux angiome plan ») ;
    - stade 2 (expansion) : lésion pulsatile, présence de thrill. Réseau veineux dilaté périlésionnel ;
    - stade 3 (destruction) : stade 2 + apparition d'ulcérations ou nécroses cutanées, de saignements, de douleur ou de surinfection ;
    - stade 4 (décompensation) : stade 3 + insuffisance cardiaque.
- **Écho-Doppler** :
  - lésion non tissulaire, hypervascularisée à flux rapide avec shunt artério-veineux, vitesses systolo-diastoliques très élevées, index de résistance bas < 0,5 ;
  - diminution de l'index de résistance au cours du suivi : témoin d'une évolutivité de la lésion ;
  - principaux diagnostics différentiels :
    - → **le caractère tissulaire d'une lésion hypervascularisée doit toujours faire suspecter une tumeur et remettre en cause le diagnostic de MAV ;**
    - hémangiome infantile chez le nourrisson : vascularisation artérielle et veineuse, mais sans communication artério-veineuse, lésion bien délimitée cutanée/sous-cutanée et évolution stéréotypée ;
    - tumeur maligne : sarcome des tissus mous, à toujours évoquer devant une lésion tissulaire hypervascularisée de croissance rapide.

Figure 7.16. Malformations vasculaires à flux rapide, artério-veineuses, caractéristiques cliniques et échographiques.

Sources : Wassef M, Borsik M, Cerceau P, et al. [Classification of vascular tumours and vascular malformations. Contribution of the ISSVA 2014/2018 classification]. Ann Pathol. 2021; 41:58-70. DOI : 10.1016/j.jdmv.2017.11.004 ; Laroche JP, Blaise S, Becker F, et al. [Quality standards for ultrasonographic assessment of peripheral vascular malformations and vascular tumors. Report of the french society for vascular medicine. 2018 Update]. J Med Vasc. 2018;43:36-51. DOI : 10.1016/j.jdmv.2017.11.004.

Malformations vasculaires à flux lent

Malformations capillaires

Les malformations capillaires peuvent être isolées ou associées à d'autres lésions, et intéressent les capillaires de la peau et des muqueuses. L'angiome plan ou « tache de vin » est la forme la plus fréquente (figure 7.17). La lésion cutanée est rouge, froide et non battante. Elle va pâlir progressivement sans régresser. Le préjudice est essentiellement esthétique.

En fonction de sa localisation, des anomalies associées doivent être dépistées :

- au niveau du visage, un angiome plan unilatéral peut s'associer à d'autres atteintes (ophtalmologique et cérébrale) en fonction de sa localisation sur les territoires V1 (localisation médio-frontale, paupière supérieure) et V2 du nerf trijumeau (figure 7.18). Une IRM cérébrale est indiquée afin de dépister une atteinte leptoméningée, une hémiatrophie cérébrale homonyme et la présence de calcifications du cortex et des plexus choroïdes (risque de crise d'épilepsie, d'accident vasculaire cérébral et d'atrophie hémisphérique progressive). Un examen ophtalmologique doit être réalisé afin de dépister une atteinte oculaire (glaucome). L'association de ces deux atteintes (cérébrale et ophtalmologique) définit le syndrome de Sturge-Weber Krabbe (syndrome neurocutané congénital non héréditaire [11]) ;
- au niveau dorso-lombaire, un angiome plan sur la ligne médiane doit faire rechercher une atteinte médullaire (angiomatose cutanéo-méningée congénitale non héréditaire). Cette association définit le syndrome de Cobb [12] : des lésions vasculaires cutanées métamériques sont associées à des malformations artério-veineuses de la moelle épinière dans le même métamère que la lésion cutanée et pouvant se compliquer d'hémorragie.

Un angiome plan peut également s'intégrer dans un syndrome polymalformatif identifiable à l'examen clinique (voir « Syndromes complexes », dans le même chapitre) :

- syndrome de Klippel-Trenaunay (MCVL) ;
- syndrome Cloves ;
- syndrome de Parkes-Weber (MC-MAV).

Dans sa forme la plus typique, la malformation capillaire est de diagnostic clinique et la réalisation d'un écho-Doppler n'est pas contributive. En cas de présentation atypique (lésion étendue, chaleur locale, présence d'un thrill, syndrome malformatif), l'écho-Doppler peut révéler une malformation artério-veineuse sous-jacente.

Le préjudice est essentiellement esthétique et l'abstention thérapeutique est possible si la gêne n'est pas importante.

Le traitement par laser vasculaire à colorant pulsé peut être proposé en cas d'angiome plan étendu ou inesthétique afin d'obtenir le blanchiment de la lésion. Ce traitement est contre-indiqué en cas de malformation artério-veineuse sous-jacente.

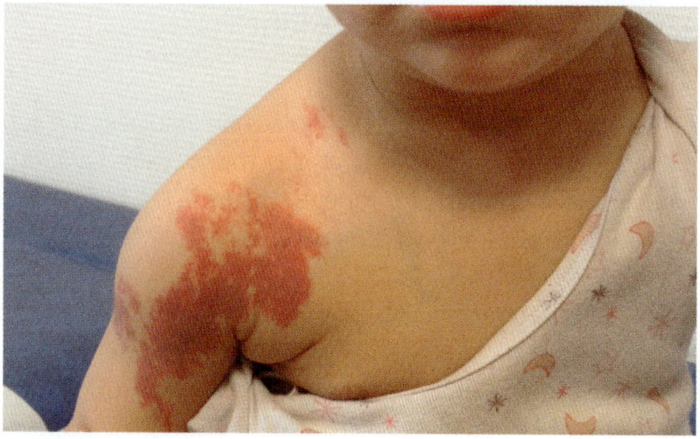

Figure 7.17. Malformation capillaire de type angiome plan ou « tache de vin ».
Source : Traité d'imagerie vasculaire, 978-2-294-71485-6, Francis Joffre.

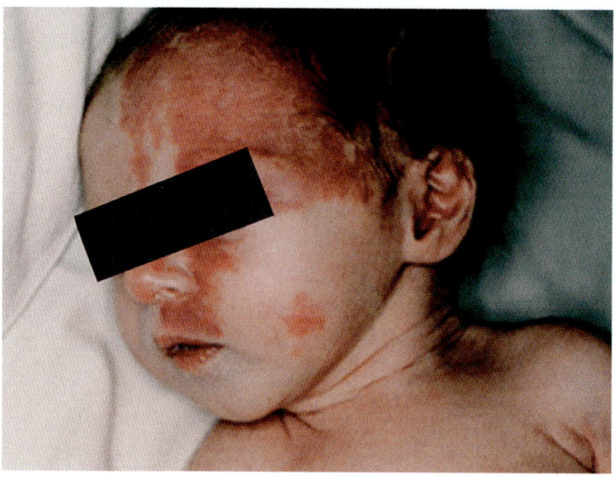

Figure 7.18. Malformation capillaire au niveau du visage, dans le cadre d'un syndrome de Sturge-Weber Krabbe.
Angiome plan avec atteinte du territoire V1 du trijumeau et angiomatose de la leptoméninge ipsilatérale.
Source : G. M. Brevière, C. Degrugillier-Chopinet, A. Bisdorff-Bresson. Anomalies vasculaires superficielles. EMCCE ISSN 1166-4568.

Malformations veineuses

Il s'agit des malformations vasculaires congénitales les plus fréquentes [13].

La classification ISSVA distingue les malformations extra-tronculaires des malformations tronculaires (figure 7.2). Les malformations extra-tronculaires peuvent se présenter cliniquement sous la forme d'un réseau superficiel de veines tortueuses et dilatées ou d'une masse bleutée sous-cutanée non pulsatile (figures 7.15 et 7.19).

Dans la majorité des malformations veineuses, des mutations somatiques « gain de fonction » peuvent être détectées dans le gène *TEK*, codant pour le récepteur endothélial tyrosine kinase TIE2 (impliqué dans la voie de signalisation PI3K/AKT/mTOR).

On distingue les malformations veineuses communes des malformations glomuveineuses héréditaires (mutation du gène de la glomuline de transmission autosomique dominante) :

- les malformations veineuses communes se présentent préférentiellement dans la zone cervico-faciale et des extrémités. Elles évoluent progressivement en augmentant de taille proportionnellement à la croissance de l'enfant. L'infiltration en profondeur est possible (muscles, articulation, os). Il existe une forme particulière de malformation veineuse multifocale, le *blue rubber bleb naevus syndrome* (ou syndrome de Bean) caractérisé par de multiples malformations veineuses cutanées et de la muqueuse intestinale se compliquant de saignement aigu ou chronique (figure 7.20) ;
- les malformations glomuveineuses ont un caractère familial avec une pénétrance et une expressivité variables. Les lésions cutanées sont habituellement multifocales, nodulaires, hyperkératosiques et souvent douloureuses à la palpation, avec vidange incomplète à la compression (figure 7.21). L'atteinte reste cutanée et sous-cutanée. Elles sont rarement présentes au niveau des muqueuses.

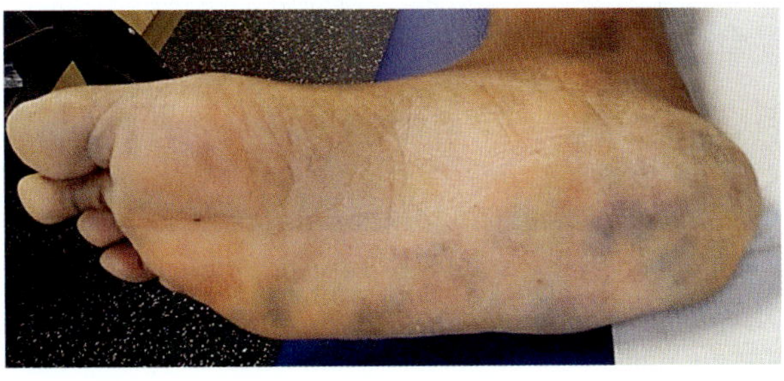

Figure 7.19. Malformation veineuse extra-tronculaire, masse bleutée sous-cutanée non pulsatile, située au niveau de la plante du pied.
Source : Service de médecine vasculaire, Groupe hospitalier Paris Saint-Joseph.

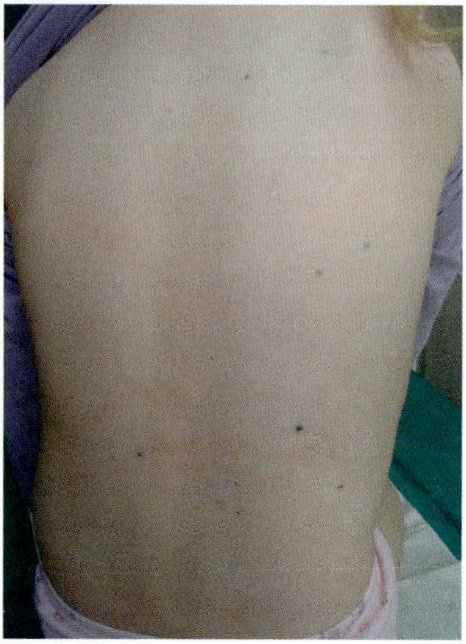

Figure 7.20. Malformation veineuse multifocale dans le cadre du *blue rubber bleb naevus* syndrome (ou syndrome de Bean).
Source : O. Bocarra. Anomalies vasculaires révélant une génodermatose. Ann Dermatol Venereol. 2022;2(8):655-8. DOI : 10.1016/j.fander.2022.04.005.

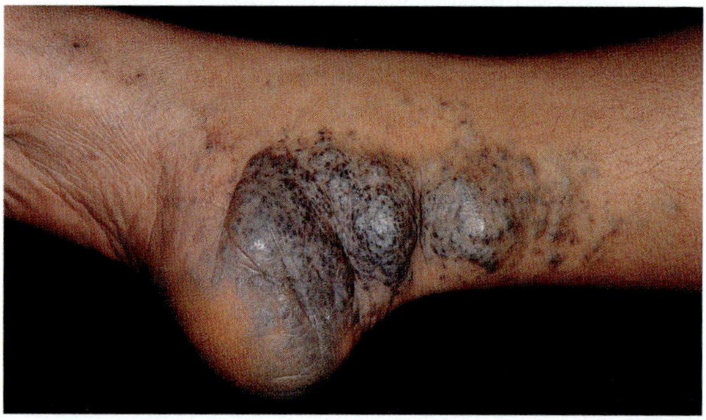

Figure 7.21. Malformation glomuveineuse du membre inférieur.
Source : Dermatologie : l'essentiel, 978-2-294-75019-9, Jean L. Bolognia, Julie V. Schaffer, Karynne O. Duncan, Christine J. Ko.

L'écho-Doppler décrit des poches veineuses plus ou moins dépressibles associées à un flux veineux et éventuellement des thromboses intra-lésionnelles ou phlébolithes.

L'examen des réseaux veineux superficiel et profond du membre atteint permet de préciser s'il existe une anomalie tronculaire, une variante anatomique, des

séquelles thrombotiques, et de tester la continence valvulaire. En cas de lacs veineux, il faut identifier la ou les veines de drainage.
L'IRM permet de préciser l'extension en profondeur et l'atteinte éventuelle des structures anatomiques adjacentes.
Des événements hémorragiques peuvent survenir en fonction de la localisation de la lésion (hémoptysies, épistaxis, hémarthroses). Les malformations veineuses peuvent également se compliquer d'épisodes de thromboses, douloureux, avec signes inflammatoires locaux et formation de séquelles (phlébolithes).
Une coagulopathie doit être systématiquement recherchée en particulier dans les lésions extra-tronculaires volumineuses ou multifocales, infiltrantes en profondeur, avec phlébolithes ou douloureuses.
Dans le bilan diagnostic initial et au cours du suivi, ainsi qu'avant tout geste chirurgical ou de sclérothérapie, il est recommandé de réaliser une numération formule sanguine, TP-TCA, dosage des D-dimères et du fibrinogène [13]. Une coagulation intravasculaire localisée (CIVL) correspond à une anomalie de l'hémostase au sein de la lésion, associant une augmentation des D-dimères et parfois une thrombopénie modérée (100–150 × 10^3/ml). Une CIVL peut être chronique, le plus souvent dans les formes étendues, avec un risque d'évolution en CIVD. La CIVD associe une thrombopénie profonde et une baisse des facteurs de coagulation et du fibrinogène, à l'origine d'événements thrombotiques et/ou hémorragiques sévères [14]. Le passage en CIVD peut survenir en cas de geste invasif (sclérothérapie de la lésion, chirurgie même si le geste n'a pas de rapport avec la malformation veineuse), de grossesse ou de sepsis.
Un traitement anticoagulant par héparine de bas poids moléculaire (HBPM) à dose préventive est indiqué en péri-opératoire, en cas de CIVL ou dans les malformations douloureuses [14]. En dehors du contexte péri-opératoire et en alternative aux HBPM, de faibles doses de dabigatran, inhibiteur direct sélectif de la thrombine, présentent le meilleur rapport bénéfice antithrombotique/risque hémorragique [14]. Le rivaroxaban, inhibiteur direct sélectif du facteur Xa, est également admis comme alternative aux HBPM, mais avec une augmentation du risque hémorragique. L'aspirine n'est pas efficace dans les CIVL, ne prévenant pas les complications thrombotiques et augmentant le risque hémorragique [14]. Le traitement par antivitamine K ne prévient pas non plus la formation de thrombus intra-malformatif.
Un traitement en milieu spécialisé est discuté en cas de malformations veineuses symptomatiques ou de localisation à risque :

- douloureuses ;
- compliquées de CIVL/CIVD ;
- hémorragiques ;
- avec atteinte osseuse ou compression neurologique ;
- localisation à risque : péri-orificielle, neuro-oculaire, orbitaire, péri-articulaire.

La stratégie thérapeutique sera discutée en concertation pluridisciplinaire dans un centre de référence ou de compétence :

- la compression élastique est un volet important de la prise en charge. Elle permet de diminuer la distension veineuse et la douleur, et diminue également le risque de thrombose au sein de la malformation ;
- l'abstention thérapeutique est privilégiée pour les malformations veineuses de petite taille, de topographie non à risque et s'il n'y a pas de gêne fonctionnelle ni de demande esthétique du patient. Une surveillance clinique biannuelle reste indispensable ;
- les traitements curatifs discutés sont :
  - l'exérèse chirurgicale, mais à risque d'exacerber une CIVL et parfois d'aboutir à une CIVD,
  - les traitements endoveineux : sclérothérapie échoguidée ou laser endoveineux ;
- le sirolimus (rapamycine) peut être discuté en traitement adjuvant de procédures interventionnelles, en prévention du risque thrombotique et hémorragique [14].

Malformations lymphatiques

Les malformations lymphatiques (anciennement appelées « lymphangiomes ») sont des anomalies congénitales bénignes rares des canaux lymphatiques. Ces lésions peuvent s'associer à des formes syndromiques comme dans le syndrome de Klippel-Trenaunay (voir « Syndromes hypertrophiques PROS, exemple du syndrome de Klippel-Trenaunay », dans le même chapitre).

Il existe 2 groupes d'étiologies, de présentations et de prises en charge distinctes :

- malformation lymphatique tronculaire : lymphœdème primaire caractérisé par une augmentation de volume de membre, avec accentuation des plis et fibrose cutanée, secondaire à une hypoplasie ou un hypofonctionnement primaire des vaisseaux lymphatiques du membre atteint (voir chapitre 5) ;
- malformations lymphatiques extra-tronculaires kystiques (MLK), macrokystiques, microkystiques ou mixtes [15]. Les MLK sont superficielles le plus souvent, avec atteinte des tissus mous (peau, muqueuses, tissus sous-cutanés), mais peuvent être aussi de localisation profonde viscérale (splénique, thoracique, hépatique).

Cliniquement, trois formes de MLK sont distinguées en fonction de la composante kystique :

- forme macrokystique : la plus fréquente, tuméfaction molle élastique, dont le volume est indépendant de l'effort ou de la position, mobile sous une couleur de peau normale, constituée de kystes lymphatiques malformatifs (cavité > 2 cm^3, diamètre > 1 cm). Elle peut être sous-cutanée ou profonde, localisée le plus souvent au niveau cervico-facial ou de l'aisselle (figure 7.22) ;

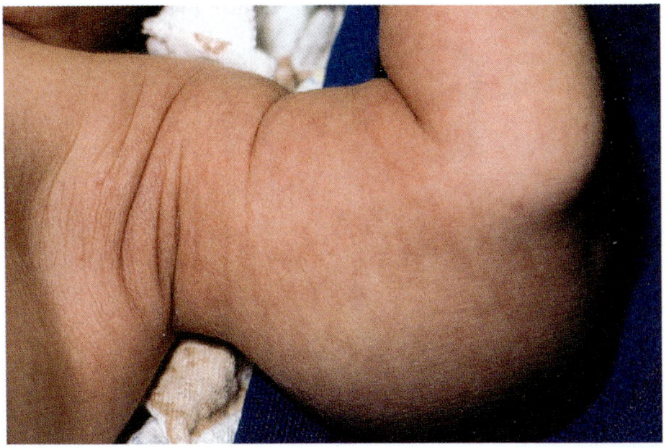

Figure 7.22. Malformation lymphatique extra-tronculaire macrokystique du membre supérieur chez un nourrisson.
Source : Hurwitz Clinical Pediatric Dermatology: A Textbook of Skin Disorders of Childhood and Adolescence, 978-0-323-54988-2, Anthony J. Mancini, Amy S. Paller.

- forme microkystique : lymphangiectasies ou plaque infiltrante cutanée surmontée de vésicules translucides ou noirâtres hémorragiques millimétriques, le plus souvent au niveau de la face ou de la partie proximale des membres.
- forme mixte : MLK constituée de petits et gros kystes.

Les MLK se révèlent le plus souvent dans la petite enfance. Les formes microkystiques peuvent apparaître à l'âge adulte. L'évolution est variable et imprévisible, et diffère entre les composantes macrokystiques et microkystiques.

Les malformations macrokystiques augmentent de volume avec la croissance de l'enfant, puis se stabilisent. Elles peuvent se compliquer de phénomènes compressifs sur les structures de voisinage, de poussées inflammatoires secondaires à un événement infectieux ou traumatique locorégional. Elles peuvent parfois régresser voire disparaître spontanément.

Les formes microkystiques tendent à progresser avec le temps et peuvent se compliquer de lymphorrhée et de microsaignements répétés. Le retentissement fonctionnel est dépendant de la topographie lésionnelle (complications ophtalmologiques, buccales avec macroglossie [figure 7.23], détresse respiratoire, dysphagie). Les formes microkystiques peuvent aussi évoluer en plaques cutanées kératosiques avec un préjudice esthétique (figure 7.24).

Le diagnostic de MLK est clinico-radiologique (échographie, IRM). La biopsie peut être utile pour écarter un diagnostic différentiel en cas de doute, en particulier pour les formes macrokystiques (hémangiomes infantiles sous-cutanés, tumeurs malignes), et/ou pour rechercher une mutation somatique (souvent du gène *PIK3CA*).

En échographie, la MLK est avasculaire. Dans la forme macrokystique, elle se présente sous la forme d'une volumineuse poche liquidienne d'aspect anéchogène,

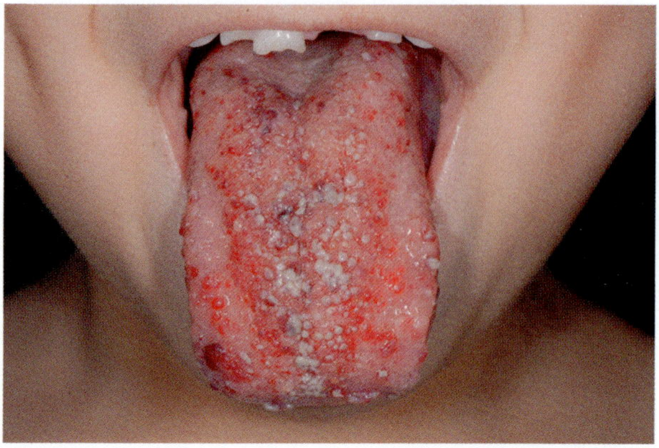

Figure 7.23. Malformation lymphatique microkystique de la langue chez un enfant.
Source : Hurwitz Clinical Pediatric Dermatology: A Textbook of Skin Disorders of Childhood and Adolescence, 978-0-323-54988-2, Anthony J. Mancini, Amy S. Paller.

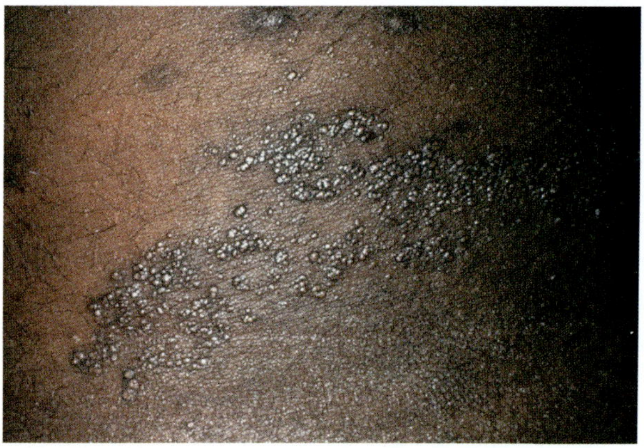

Figure 7.24. Malformation lymphatique microkystique cutanée.
Source : Andrews' Diseases of the Skin Clinical Atlas, 978-0-323-79013-0, Robert G. Micheletti, Dirk M. Elston, William D. James, Patrick J. McMahon.

cloisonnée avec de fins septa, et parfois un niveau liquide-liquide (en cas de saignement intrakystique). Une MLK microkystique est caractérisée par une infiltration tissulaire échogène, sans hypervascularisation, avec parfois quelques kystes millimétriques, orientant vers le diagnostic.

L'IRM permet de préciser l'extension en profondeur des lésions. En cas de malformation lymphatique péri-orbitaire, une IRM cérébrale est recommandée pour dépister des anomalies veineuses cérébrales associées.

La stratégie thérapeutique est discutée en concertation pluridisciplinaire en différenciant la forme macrokystique de la forme microkystique, et en prenant en compte l'âge du patient, l'extension de la MLK et sa localisation. En l'absence de gêne fonctionnelle, l'abstention thérapeutique est proposée avec suivi régulier. La physiothérapie associant compression adaptée et ajustée à la croissance de l'enfant est proposée en fonction de la localisation.

En cas de nécessité de traitement de fond, l'objectif est de prévenir l'aggravation de la MLK pour limiter son impact fonctionnel, mais aussi esthétique.

Les différentes modalités thérapeutiques peuvent être combinées entre elles, répétées au cours du suivi avec des périodes d'abstention thérapeutique [15] :

- la sclérothérapie sous contrôle scopique représente le traitement de première intention de la plupart des MLK, plus efficace dans les formes macrokystiques que dans les MLK microkystiques. Elle est réalisée à distance des épisodes infectieux ;
- les traitements physiques (électrocoagulation, laser à colorant pulsé, radiofréquence) sont utiles pour détruire en superficie les lésions microkystiques et tarir les saignements. Ils sont utilisés dans les MLK avec lymphangiectasies cutanées ou des muqueuses ;
- la prise en charge chirurgicale est discutée en deuxième intention. À l'exception des petites malformations lymphatiques bien circonscrites, la résection ne peut être que partielle dans la plupart des MLK en raison de l'infiltration en profondeur. Il s'agit d'une chirurgie de réduction dans les lésions déformantes avec gêne fonctionnelle, ou dans les formes tissulaires à localisation à risque (ophtalmique) ;
- les médicaments immunosuppresseurs, inhibiteurs de mTOR, interfèrent avec la voie de signalisation PI3K-AKT-mTOR et agissent en inhibant la lymphangiogenèse. Ils sont prescrits dans les MLK compliquées. Il s'agit d'un traitement suspensif, efficace sur les symptômes douloureux, le tarissement de la lymphorrhée et des microhémorragies. Le sirolimus (rapamycine), d'administration orale, est le plus ancien et le plus utilisé en traitement de fond pour les MLK. Une surveillance clinique et biologique régulière tous les 2-3 mois est requise devant le risque infectieux, le risque de cytopénies, la surveillance de la concentration résiduelle du médicament et le risque d'interactions médicamenteuses avec les inhibiteurs ou les inducteurs du cytochrome CYP3A4.

Malformations artério-veineuses superficielles (extra-cérébrales)

Les malformations artério-veineuses (MAV) sont des malformations vasculaires à flux rapide, congénitales, rares, et pouvant être agressives [16]. Elles sont définies par de multiples communications artério-veineuses directes, formant un nidus, sans capillaires intermédiaires ni lésion tissulaire associée. Elles se distinguent des

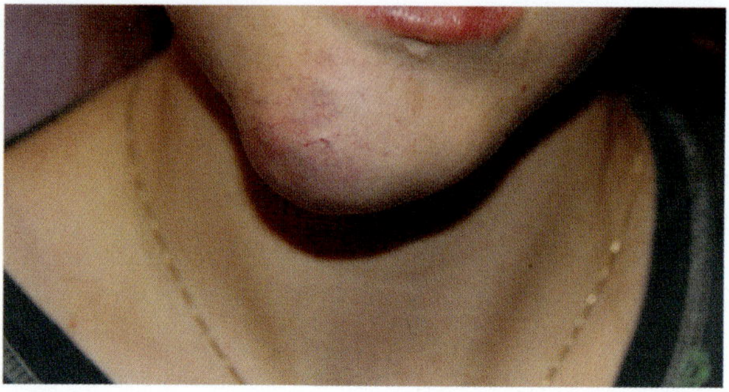

Figure 7.25. Malformation artério-veineuse du menton.
Source : Zitelli and Davis'Atlas of Pediatric Physical Diagnosis, 978-0-323-77788-9, Jessica Garrison, Basil J. Zitelli, Andrew J. Nowalk, Sara C. McIntire.

fistules artério-veineuses (FAV) qui sont définies par une seule communication, anormale et unique, entre une artère et une veine sans nidus.

Les MAV sont rarement visibles à la naissance. Elles se révèlent durant l'enfance ou à l'âge adulte, de manière progressive ou aiguë après événement déclencheur (traumatisme, contexte hormonal au cours de la puberté, d'une contraception ou de la grossesse).

Elles peuvent être cutanées (figure 7.25), sous-cutanées, ou parfois de localisation profonde musculaire ou osseuse (ou rarement intéressant les organes intra-abdominaux).

Les MAV peuvent être isolées, secondaires à des mutations somatiques sporadiques de gènes impliqués dans les voies de signalisation cellulaire (gènes *KRAS*, *NRAS*, *BRAF* et *MAP2K1*).

Il existe des formes syndromiques familiales, de transmission autosomique dominante (mutations germinales des gènes *RASA1* et *EPHB4*) : les syndromes « malformation capillaire-malformation artério-veineuse ». La présence de petites malformations capillaires arrondies, non systématisées, doit faire rechercher la présence d'une MAV ou d'une fistule artério-veineuse d'un membre (syndrome de Parkes-Weber), ou d'une MAV du système nerveux central.

Le diagnostic de MAV est basé sur les données cliniques et échographiques (figure 7.16).

Au niveau du membre affecté, les MAV peuvent entraîner une hypertrophie osseuse et des tissus mous sous-cutanés et musculaires.

Les complications peuvent survenir sous la forme d'une extension avec hémodétournement et retentissement hémodynamique d'aval. Des nécroses ou ulcérations peuvent survenir ainsi que des hémorragies graves en rapport avec l'hyperdébit. Il existe un risque de retentissement cardiaque.

Le premier examen complémentaire est l'échographie couplée au Doppler par un opérateur expérimenté qui confirme le diagnostic de MAV : lésion non tissulaire, hypervascularisée à flux rapide avec communications artério-veineuses, vitesses systolo-diastoliques très élevées, index de résistance bas < 0,5. La diminution de l'index de résistance au cours du suivi témoigne d'une évolutivité de la lésion.

Les principaux diagnostics différentiels à évoquer sont l'hémangiome infantile chez le nourrisson ou une tumeur maligne.

Tout patient ayant une MAV doit être adressé à une équipe pluridisciplinaire spécialisée. D'autres explorations, en particulier une angio-IRM (à privilégier par rapport à la tomodensitométrie du fait de son caractère non irradiant), préciseront l'extension locorégionale ainsi que les vaisseaux nourriciers. La biopsie est habituellement contre-indiquée devant le risque hémorragique et de poussée évolutive.

Tout traitement inadapté (laser colorant pulsé, chirurgie partielle) ou contraception orale inadaptée peut stimuler la MAV et la rendre plus agressive.

Le traitement peut être [16] :

- conservateur, en l'absence de gêne fonctionnelle ou de complication, avec une surveillance régulière et des mesures préventives évitant les facteurs d'aggravation (traumatismes, traitement hormonal). La compression sur mesure fait partie intégrante de la prise en charge, quand la localisation le permet, permettant une réduction du débit et également la protection de la MAV contre les traumatismes ;
- médicamenteux, traitement à visée anti-angiogénique, reposant sur l'expérience d'équipes spécialisées ;
- invasif par chirurgie ou radiologie interventionnelle en cas de gêne fonctionnelle ou de complication (ulcérations, saignements). L'embolisation sélective par voie endovasculaire associée à une chirurgie d'exérèse peut être discutée. L'exérèse du nidus doit être complète devant le risque de néoangiogenèse.

Syndromes complexes

Malformations vasculaires syndromiques

Les malformations vasculaires peuvent être associées à des lésions non vasculaires des tissus mous, des lésions osseuses ou d'organes, avec une hétérogénéité de présentations cliniques. Ces maladies rares sont secondaires à des mutations génétiques, soit germinales (dans les rares cas des malformations vasculaires familiales), soit somatiques postzygotiques le plus souvent en mosaïque, et ne présentant donc pas de transmission héréditaire.

La confirmation diagnostique et un plan de suivi spécialisé doivent être réalisés dans un centre de référence ou de compétence.

Des mutations génétiques causales ont été identifiées dans certaines malformations vasculaires syndromiques :

- les syndromes hypertrophiques PROS (*PIK3CA-Related Overgrowth Spectrum*) secondaires à une mutation du gène *PIK3CA* dont font partie les syndromes de Klippel-Trenaunay (figure 7.26), CLOVES et MCAP (*Megalencephaly-Capillary malformation-Polymicrogyria*) ;
- le syndrome de Parkes-Weber, principal diagnostic différentiel du syndrome de Klippel-Trenaunay, secondaire à une mutation des gènes *RASA1* et de *EPHB4*, caractérisé par des anomalies vasculaires à haut débit (figure 7.27) ;
- le syndrome de Sturge-Weber Krabbe (figure 7.18), secondaire à une mutation du gène *GNAQ* (*Guanine Nucleotide-Binding Protein G(Q) Subunit Alpha*) : malformation capillaire faciale de type angiome plan unilatéral dans la distribution du nerf trijumeau, associée à une angiomatose leptoméningée et une atteinte ophtalmique (glaucome).

Syndromes hypertrophiques PROS, exemple du syndrome de Klippel-Trenaunay

Les syndromes hypertrophiques sont liés à une mutation somatique postzygotique en mosaïque du gène *PIK3CA* avec activation de la voie phosphatidylinositol/AKT/mTOR [17]. Des médicaments inhibiteurs de la voie PI3K-mTOR sont actuellement évalués dans le cadre d'essais thérapeutiques dans ces indications.

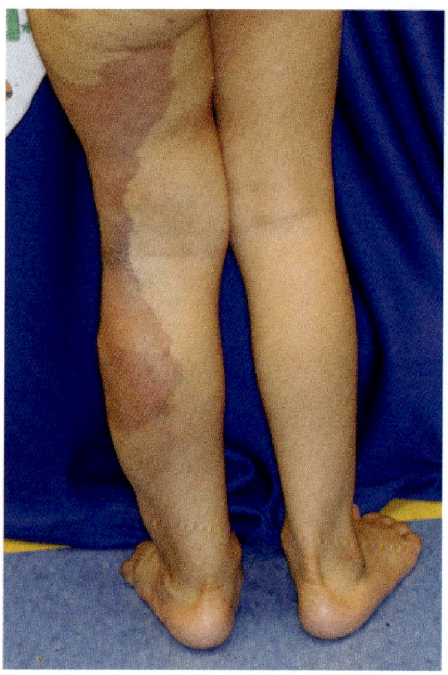

Figure 7.26. Syndrome de Klippel-Trenaunay chez un enfant.
Source : Hurwitz Clinical Pediatric Dermatology: A Textbook of Skin Disorders of Childhood and Adolescence, 978-0-323-54988-2, Anthony J. Mancini, Amy S. Paller.

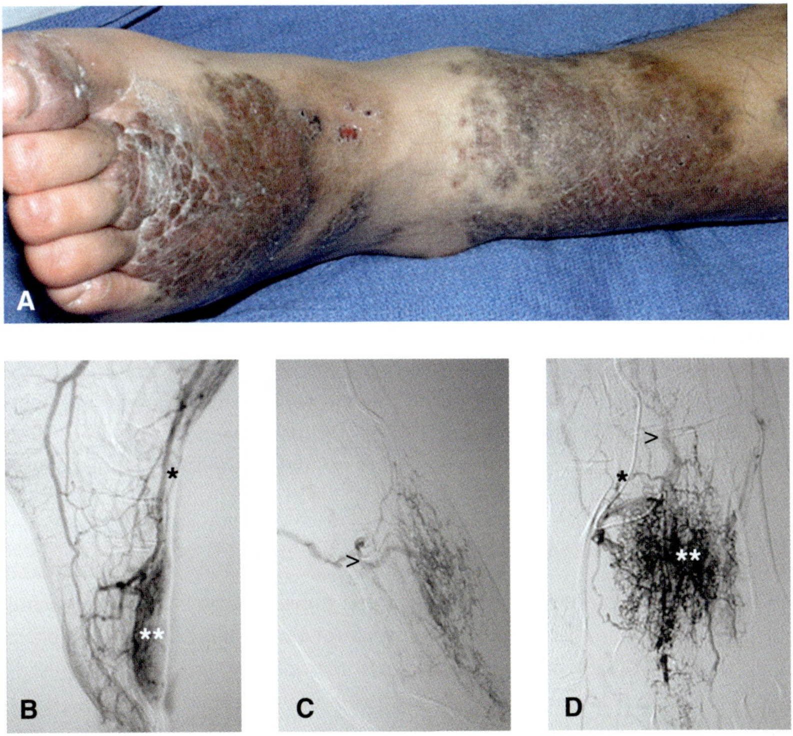

Figure 7.27. Malformation artério-veineuse du dos du pied (nidus sous-cutané) chez un patient avec syndrome de Parkes-Weber.
Artériographie : artère pédieuse nourricière* [cathétérisée sur la vue D] ; nidus** ; veine de drainage >.
Source : Image-Guided Interventions, 978-1-4557-0596-2, Kenneth R. Thomson, Matthew A. Mauro, Anthony C. Venbrux, et al.

Ces syndromes sont regroupés sous le terme PROS et présentent une hétérogénéité de présentations cliniques en fonction du type d'atteinte prédominante :

- les malformations vasculaires sont au premier plan, le plus souvent au niveau d'un membre inférieur : il s'agit du syndrome de Klippel-Trenaunay, associant une malformation capillaire-lymphatique-veineuse avec hypertrophie du membre atteint (figure 7.26) ;
- l'hypertrophie segmentaire domine le tableau clinique : il s'agit du syndrome CLOVES, hypertrophie segmentaire, associée à des anomalies squelettiques, en particulier rachidiennes, une lipomatose segmentaire, des malformations vasculaires, et des nævi épidermiques ;
- en cas d'atteinte neurologique avec hypertrophie cérébrale : il s'agit du syndrome MCAP, mégalencéphalie, malformations capillaires, polymicrogyrie. Ce syndrome est particulier par son atteinte neurologique dominante, nécessitant une prise en charge spécifique [18].

Le syndrome de Klippel-Trenaunay est défini par des malformations capillaro-veineuses et lymphatiques congénitales, pouvant se manifester avant la naissance. Il existe une atteinte du système veineux profond (agénésie, hypoplasie, dilatation). Des anomalies du système lymphatique y sont associées. Il n'y a pas de transmission héréditaire de ce syndrome, la mutation causale étant somatique sporadique. Dans certains cas cependant, la mutation impliquant le gène *PIK3CA* n'est pas retrouvée. Le diagnostic repose sur la triade clinique :

- angiome plan (une ou des malformations capillaires) ;
- malformations veineuses (en particulier de la veine poplitée) ou veino-lymphatiques tronculaires le plus souvent d'un membre supérieur ou inférieur homolatéral ;
- hypertrophie des tissus mous ou du tissu osseux du membre atteint.

Les complications vasculaires pouvant survenir sont des épisodes thromboemboliques (thrombose veineuse superficielle, thrombose veineuse profonde), des ulcères de jambe sur hyperpression veineuse, des complications infectieuses (érysipèles, coagulopathie [CIVL chronique]).

! Points clés

- L'hémangiome infantile représente la tumeur bénigne la plus fréquente, rencontrée chez le petit enfant ; son évolution clinique en 3 phases (phase de croissance, de stabilisation puis lente involution) est caractéristique.
- Le bilan diagnostique et la discussion pré-thérapeutique d'une malformation vasculaire doivent être réalisés dans un centre de référence ou de compétence.
- En présence d'une malformation veineuse, une évaluation du risque hémorragique et thrombotique est nécessaire avant toute procédure chirurgicale.

Le risque hémorragique est lié à la coagulopathie, et non seulement à la malformation elle-même.

Le bilan de coagulation comprend hémogramme, TP, TCA, fibrinogène et D-dimères. Une prévention péri-opératoire par HBPM est prescrite en cas de CIVL ou dans les malformations douloureuses.

- Avec les avancées en génétique et la découverte des principales voies de signalisation impliquées dans les anomalies vasculaires, la possibilité de proposer des thérapies médicamenteuses ciblées pourrait éviter des traitements invasifs, notamment chirurgicaux.
- Le caractère tissulaire d'une lésion hypervascularisée doit toujours faire suspecter une tumeur maligne. Le sarcome des tissus mous (rhabdomyosarcome, angiosarcome…), tumeur vascularisée maligne, doit toujours être évoqué devant une tumeur de croissance rapide et hypervascularisée.

Références

[1] International society for the study of vascular anomalies. ISSVA Classification of Vascular Anomalies ©2018 International Society for the Study of Vascular Anomalies Available at « issva.org/classification ». www.issva.org/UserFiles/file/ISSVA-Classification-2018.pdf.

[2] Wassef M, Borsik M, Cerceau P, et al. [Classification of vascular tumours and vascular malformations. Contribution of the ISSVA 2014/2018 classification]. Ann Pathol. 2021 ; 41(1) : 58-70.

[3] Laroche JP, Blaise S, Becker F, Laaeng Massoni C. [Quality standards for ultrasonographic assessment of peripheral vascular malformations and vascular tumors. Report of the french society for vascular medicine. 2018 Update]. J Med Vasc. 2018 ; 43(1) : 36-51.

[4] Queisser A, Seront E, Boon LM, Vikkula M. Genetic Basis and Therapies for Vascular Anomalies. Circ Res. 2021 ; 129(1) : 155-73.

[5] Wassef M, Blei F, Adams D, et al. Vascular anomalies classification: recommendations from the international society for the study of vascular anomalies. Pediatrics. 2015 ; 136(1) : e203-e14.

[6] Philandrianos C, Degardin N, Casanova D, et al. [Diagnosis and management of vascular anomalies]. Ann Chir Plast Esthet. 2011 ; 56(3) : 241-53.

[7] Krowchuk DP, Frieden IJ, Mancini AJ, et al. subcommittee on the management of infantile hemangiomas. Clinical Practice Guideline for the Management of Infantile Hemangiomas. Pediatrics. 2019 ; 143(1) : e20183475.

[8] Weitz NA, Lauren CT, Starc TJ, et al. Congenital cutaneous hemangioma causing cardiac failure : a case report and review of the literature. Pediatr Dermatol. 2013 ; 30(6) : e180-90.

[9] Ji Y, Chen S, Yang K, et al. Kaposiform hemangioendothelioma: current knowledge and future perspectives. Orphanet J Rare Dis. 2020 ; 15(1) : 39.

[10] Ishida Y, Otsuka A, Kabashima K. Cutaneous angiosarcoma : update on biology and latest treatment. Curr Opin Oncol. 2018 ; 30(2) : 107-12.

[11] Luat AF, Juhász C, Loeb JA, et al. Neurological Complications of Sturge-Weber Syndrome : Current Status and Unmet Needs. Pediatr Neurol. 2019 ; 98 : 31-8.

[12] Clark MT, Brooks EL, Chong W, et al. Cobb syndrome: a case report and systematic review of the literature. Pediatr Neurol. 2008 ; 39(6) : 423-5.

[13] Lee BB, Baumgartner I, Berlien P, et al. Diagnosis and Treatment of Venous Malformations. Consensus Document of the International Union of Phlebology (IUP) : updated 2013. Int Angiol. 2015 ; 34(2) : 97-149.

[14] Han YY, Sun LM, Yuan SM. Localized intravascular coagulation in venous malformations : A system review. Phlebology. 2021 ; 36(1) : 38-42.

[15] Leboulanger N, Bisdorff A, Boccara O, et al. French national diagnosis and care protocol (PNDS, protocole national de diagnostic et de soins) : cystic lymphatic malformations. Orphanet J Rare Dis. 2023 ; 18(1) : 10.

[16] Protocole national de diagnostic et de soins. Les malformations artério-veineuses superficielles, coordonné par le Dr Annouk Bisdorff Bresson. Centre constitutif des malformations artério-veineuses superficielles de l'enfant et de l'adulte — Centre de référence maladies vasculaires rares/novembre 2021. www.has-sante.fr/upload/docs/application/pdf/2021-11/pnds_mav_superficielle_-_nov2021.pdf.

[17] Protocole national de diagnostic et de soins. Syndromes hypertrophiques liés au gène *PIK3CA* (PROS) sans atteinte cérébrale. Les syndromes CLOVES et de Klippel-Trenaunay. Coordonnateurs : Pr Laurence Olivier-Faivre, Pr Pierre Vabres, Pr Laurent Guibaud. Novembre 2020.

[18] Protocole national de diagnostic et de soins. Syndrome MCAP (Megalencephaly-Capillary malformation-Polymicrogyria), Coordonnateurs : Pr Laurence OLIVIER-FAIVRE, Pr Christel THAUVIN, Pr Laurent GUIBAUD, Pr Nadia BAHI-BUISSON. Septembre 2021.

CHAPITRE

8

Plaies et cicatrisation

Avec l'expertise de :
Parinaz Ghaffari et Isabelle Lazareth

PLAN DU CHAPITRE

L'ulcère de jambe est une affection relativement fréquente parmi la population âgée, avec une prévalence estimée à 2 % chez les personnes de plus de 80 ans.
Les ulcères de jambe sont responsables d'une morbidité liée au risque infectieux, à l'altération de la qualité de vie et aux douleurs chroniques associées.
Leur prise en charge est guidée par le bilan étiologique et la recherche de facteurs aggravants, généraux et locaux, responsables de non-cicatrisation. Le soulagement de la douleur fait partie intégrante de cette prise en charge. Le statut vaccinal antitétanique à jour doit être vérifié.
La majorité des ulcères de jambe sont d'étiologie vasculaire, principalement veineuse ou à prédominance veineuse dans environ 80 % des cas. Des arguments pour une cause microcirculatoire isolée (sans atteinte macrovasculaire des artères ou des veines) ou une cause non vasculaire (inflammatoire, infectieuse ou néoplasique) doivent être recherchés à l'examen clinique [1].
Le pied diabétique représente la cause la plus fréquente de plaie chronique du pied et constitue une urgence de prise en charge. Trois composantes doivent être recherchées : ischémique, neuropathique et/ou infectieuse.
L'évaluation clinique et hémodynamique complétée par les données de l'écho-Doppler et la recherche de carences nutritionnelles précisent le potentiel de cicatrisation et les modalités de traitement.
Indépendamment de la localisation, une plaie chronique sur point d'appui, ou escarre, peut survenir chez une personne à mobilité réduite. Celle-ci se manifeste principalement en regard des zones de pression prolongée et le plus souvent dans un contexte de maladie artérielle et de dénutrition associée.

Bilan initial d'une plaie chronique du membre inférieur

Un ulcère de jambe est défini par une plaie ne cicatrisant pas depuis plus de 4 semaines malgré des soins correctement réalisés. En cas de récidive sur peau cicatricielle, le diagnostic est porté sans délai. Les ulcères de jambe sont majoritairement de cause vasculaire, veineuse, artérielle, mixte artério-veineuse ou microcirculatoire isolée. Les objectifs du bilan initial d'une plaie chronique de membre inférieur sont détaillés dans la figure 8.1.
En cas de plaie du pied ou des orteils, deux causes doivent être recherchées en priorité :

- un mal perforant sur terrain de neuropathie diabétique, se développant en regard des points d'appui. Une artériopathie et une composante infectieuse peuvent y être associées ;
- l'ischémie critique, définie sur le plan clinique par des douleurs de décubitus et/ou des ulcérations ou gangrène au niveau du pied, évoluant depuis au moins 2 semaines, et confirmée par des mesures hémodynamiques attestant de la sévérité de la maladie artérielle : index de pression systolique (IPS) à la cheville ≤ 0,4, pression absolue d'orteil ≤ 30 mmHg, pression transcutanée en oxygène ($TcPO_2$)

Déterminer la cause

- **Mode de survenue** :
  – post-traumatique ;
  – post-infectieux ;
  – lésion de grattage ;
  – point d'appui inadapté.
- **Antécédents** :
  – cardiovasculaires, en particulier diabète, artériopathie ;
  – veineux thromboemboliques ;
  – maladies inflammatoires ;
  – hémopathies, thrombophilies.
- **Clinique :**
  – arguments en faveur d'une cause vasculaire : artérielle et/ou veineuse, microcirculatoire ;
  – atteinte cutanée directe.
- **Évaluation hémodynamique :**
  – pressions distales ;
  – écho-Doppler artériel/veineux.
- **Biopsie de l'ulcère en cas de signes atypiques**.

Évaluer l'état local

- **Ulcère** :
  – fond : bourgeonnant, fibrineux, nécrotique, atone ;
  – importance de l'exsudat ;
  – bords : rosés, livédoïdes, inflammatoires, nécrotiques, creusants.
- **Peau péri-ulcéreuse** :
  – dermite caustique ;
  – ulcérations satellites ;
  – purpura, lésions nécrotiques, lésions livédoïdes.
- **Exposition tendineuse ou ostéo-articulaire.**
- **Calcinose sous-cutanée.**
- **Arguments pour une surinfection :** douleur, érythème, majoration de l'exsudat, tissu de granulation de mauvaise qualité, érosions périulcéreuses, augmentation brutale de la taille de l'ulcère, bords inflammatoires, arrêt du processus de cicatrisation.

Identifier les facteurs de non-cicatrisation

- **Comorbidités associées** :
  – dénutrition protéique ;
  – déficits vitaminiques ;
  – pathologies ostéo-articulaires : ankylose de cheville, flessum du genou ou de hanche pouvant être réactionnel à la douleur ;
  – neuropathie périphérique ;
  – séquelles hémiplégiques responsables d'une insuffisance veino-lymphatique fonctionnelle du membre atteint.
- **Intolérance au pansement/ application de produit allergisant.**
- **Surinfection de l'ulcère.**
- **Œdème non contrôlé.**
- **Orthèse de compression inadaptée :** pathologie artérielle sous-jacente ou bande mal posée.
- **Décharge non optimale** en cas de plaie du pied.
- **Évolution vers un carcinome.**

Figure 8.1. Bilan initial d'une plaie chronique du membre inférieur.

à l'avant-pied ≤ 30 mmHg ou une pression absolue la plus élevée de cheville ≤ 50 mmHg (voir chapitre 2).

Les données de l'examen clinique permettent d'orienter le bilan étiologique, mais peuvent être insuffisantes pour porter un diagnostic.

Des explorations hémodynamiques (index de pression systolique de cheville [IPS], pression systolique d'orteil [PGO]) et l'écho-Doppler doivent compléter l'examen clinique. Une participation artérielle doit en effet être systématiquement recherchée [2]. De plus, la mesure de l'IPS permet d'adapter la compression en cas de maladie artérielle.

L'IPS doit être confronté aux données d'écho-Doppler, car il est faussement rassurant en cas de médiacalcose, en particulier chez le sujet âgé, diabétique ou insuffisant rénal chronique. Chez ces patients, la mesure de la PGO est recommandée.

En cas de clinique orientant vers une hyperpression veineuse, l'écho-Doppler veineux permet d'évaluer la perméabilité des veines superficielles et profondes, de rechercher d'éventuelles séquelles thrombotiques, et d'identifier un reflux veineux. Cet examen est indispensable avant toute discussion de traitement endoveineux.

Un écho-Doppler normal n'exclut pas une participation veineuse, notamment fonctionnelle en cas d'ankylose de cheville, de perte ou de diminution de mobilité d'un membre ou d'obésité.

Le bilan biologique standard recherche une anémie, un syndrome inflammatoire, des carences nutritionnelles (protéique, martiale, vitaminiques), et comprend habituellement :

- numération formule sanguine, CRP, fibrinogène, fonction rénale et hépatique, bilan phosphocalcique ;
- dosage de la vitamine C : recherche d'une carence profonde en acide ascorbique (scorbut) ;
- dosage vitamine B12, folates ;
- bilan martial.

La biopsie cutanée d'un ulcère est indiquée en présence de signes d'atypie ou en présence d'une plaie s'aggravant ou sans tendance à la cicatrisation malgré des soins locaux adaptés. La biopsie est réalisée à visée anatomopathologique et/ou bactériologique avec recherche de germes atypiques ou avec étude en immunofluorescence directe selon l'étiologie suspectée [1]. Elle n'est pas toujours informative et doit être renouvelée avant de confirmer le diagnostic suspecté (carcinome, pyoderma, vascularite).

Ulcères de jambe

Hyperpression veineuse compliquée d'ulcère

La dernière classification CEAP (clinique, étiologique, anatomique, physiopathologique) a clarifié les causes d'hyperpression veineuse chronique (voir chapitre 4).

La maladie veineuse chronique peut être congénitale, primitive ou secondaire. Les formes secondaires peuvent être associées à des causes :

- extra-veineuses : dysfonction de la pompe musculaire du mollet, hyperpression veineuse centrale secondaire à une insuffisance cardiaque ou à l'obésité, syndrome compressif extrinsèque ;
- intra-veineuses : syndrome post-thrombotique notamment.

L'anamnèse recherche en particulier un antécédent de maladie veineuse thromboembolique, de cardiopathie, de séquelles orthopédiques.

À l'examen clinique, sont recherchés (figure 8.2) :

- des signes d'hyperpression veineuse chronique ;
- des troubles ostéoarticulaires avec ankylose de la cheville (limitation de l'amplitude de l'articulation) ;
- des cicatrices d'anciens ulcères.

Les troubles trophiques, en particulier la lipodermatosclérose, la présence d'une couronne phlébectasique du bord médial du pied et l'ankylose de la cheville sont les principaux facteurs de risque d'apparition d'un ulcère veineux [3].

La lipodermatosclérose, ou hypodermite scléreuse, est une manifestation clinique fréquente de la maladie veineuse chronique, marquant le stade C4b de la classification CEAP. Le diagnostic de lipodermatosclérose est clinique (figure 8.3). L'évolution est chronique émaillée de poussées aiguës inflammatoires. Le diagnostic différentiel peut alors être difficile, l'aspect clinique pouvant évoquer une dermo-hypodermite bactérienne ou une thrombose veineuse profonde. L'atteinte bilatérale, l'évolution chronique, l'absence de signes généraux et l'absence de thrombose veineuse en écho-Doppler doivent faire redresser le diagnostic. Le risque évolutif est la survenue d'ulcère de jambe.

La présence des pouls périphériques (fémoral, poplité et distaux pédieux et tibial postérieur) et un IPS entre 0,9 et 1,3 permet d'éliminer une artériopathie hémodynamiquement significative associée à la maladie veineuse.

La prise en charge spécifique de la pathologie veineuse superficielle est détaillée dans le chapitre 4. La compression élastique est un élément indispensable de la prise en charge d'un ulcère veineux. Les traitements endoveineux raccourcissent le délai de cicatrisation et diminuent le risque de récidive [4]. Les procédures endoveineuses thermiques (laser endoveineux ou radiofréquence) sont indiquées en première intention dans le traitement des axes saphènes incompétents. L'échosclérothérapie à la mousse reste le traitement de choix pour la prise en charge des varices non saphènes (dont les tributaires) et des récidives variqueuses.

Ulcère artériel

Un mode de survenue post-traumatique est souvent rapporté. L'artériopathie est habituellement proximale avec lésions sténosantes ou occlusives ilio-fémoro-poplitées, responsable d'une ischémie chronique pouvant empêcher la cicatrisation spontanée.

L'anamnèse et l'examen clinique recherchent des signes en faveur d'une maladie artérielle périphérique (figure 8.2).

Ulcère veineux ou mixte artério-veineux

- **Anamnèse :**
  insuffisance veineuse superficielle primitive, secondaire (principalement post-thrombotique) ou congénitale.
- **Hyperpression veineuse chronique :**
  - varices ;
  - œdème ;
  - dermite ocre ;
  - eczéma ;
  - lipodermatosclérose ;
  - atrophie blanche ;
  - couronne phlébectasique.
- **Troubles ostéoarticulaires/de la mobilité, ankylose de la cheville.**
- **Ulcère :**
  - **localisation :** préférentiellement au tiers distal de jambe, en regard ou au-dessus de la malléole interne, parfois face latérale ou postérieure de jambe ± circonférentielle ;
  - **aspect :** le plus souvent superficiel, peu creusant, sans exposition osseuse ni tendineuse, généralement exsudatif et fibrineux, mais parfois de fond atone sur terrain d'atrophie blanche ;
  - **présence éventuelle de calcifications sous-cutanées dans le cadre de l'insuffisance veineuse.**
- **Étude hémodynamique :**
  - **ulcère veineux sans artériopathie hémodynamique :** palpation des pouls périphériques et IPS 0,9-1,3 ;
  - **ulcère mixte à prédominance veineuse :** IPS 0,7-0,9 ;
  - **ulcère mixte à prédominance artérielle :** IPS < 0,7.

Ulcère artériel

- **Anamnèse :**
  - facteurs de risque ou maladie cardiovasculaire établie, antécédent de revascularisation sur le membre inférieur ;
  - début le plus souvent post-traumatique sans tendance spontanée à la cicatrisation.
- **Abolition des pouls périphériques.**
- **Ischémie permanente chronique parfois associée :**
  - coloration et chaleur cutanée diminuée ;
  - pulpes et talon déshabités ;
  - érythrocyanose distale en position déclive ou pâleur du pied en surélévation ;
  - en cas d'ischémie critique associée : douleurs de décubitus et/ou ulcération au niveau du pied (talon, orteils, avant-pied).
- **Ulcère hyperalgique :**
  - **localisation :** préférentiellement mais non exclusive sur la face antérieure de jambe ;
  - **aspect :** tissu de granulation de mauvaise qualité, lésions nécrotiques parfois associées, ulcère creusant, possible exposition tendineuse ou ostéoarticulaire.
- **Étude hémodynamique et écho-Doppler artériel :**
  - **IPS abaissé < 0,7 (généralement < 0,5) ;**
  - **maladie artérielle proximale généralement présente (lésions sténosantes ou occlusives ilio-fémoro-poplitées).**

Figure 8.2. Ulcères de jambe secondaires à une hyperpression veineuse, une cause artérielle ou une cause mixte artério-veineuse.

IPS : index de pression systolique à la cheville.

Source : Haute Autorité de Santé. Recommandations pour la pratique clinique. Prise en charge de l'ulcère de jambe à prédominance veineuse hors pansement. Juin 2006.

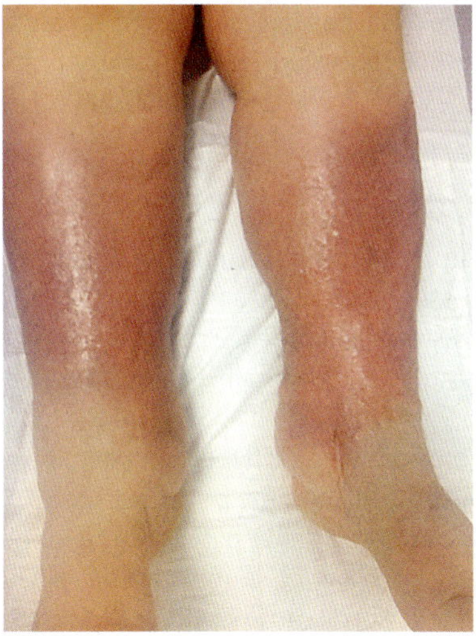

Figure 8.3. Lipodermatosclérose.
Placard induré, hyperpigmenté au niveau des jambes, donnant classiquement un aspect de « bouteille de champagne inversée » et évoluant de manière chronique avec poussées aiguës douloureuses et inflammatoires.
Source : Service de médecine vasculaire, Groupe hospitalier Paris Saint-Joseph.

L'ulcère artériel se distingue de la clinique de l'ischémie critique :

- l'ischémie critique est le reflet d'une maladie artérielle diffuse, le plus souvent proximale et distale sous-poplitée, dont la sévérité est confirmée sur le plan hémodynamique. La revascularisation doit être discutée pour soulager la douleur ischémique et prévenir le risque d'amputation (situation de sauvetage de jambe) ;
- l'ulcère artériel est classiquement situé au niveau jambier, sans tendance spontanée à la cicatrisation du fait, le plus souvent, d'une maladie artérielle proximale. Des douleurs de décubitus et/ou ulcérations au niveau du pied ou des orteils, définissant l'ischémie critique, peuvent être associées. En cas de maladie artérielle proximale (lésions sténosantes ou occlusives ilio-fémoro-poplitées), une revascularisation est habituellement discutée afin de permettre la cicatrisation dirigée de l'ulcère.

Ulcère mixte veineux et artériel

Des signes d'hyperpression veineuse et de maladie artérielle périphérique sont associés. Un IPS entre 0,7 et 0,9 permet de définir un ulcère mixte à prédominance veineuse, s'accompagnant d'une artériopathie modérée et qui n'explique pas à elle seule la présence de l'ulcère. En présence d'un IPS $< 0,7$, l'ulcère mixte est considéré à prédominance artérielle [2]. En l'absence d'amélioration clinique malgré la prise en charge de la maladie veineuse ou en cas d'intolérance à la compression peu élastique, une procédure de revascularisation est discutée, habituellement dans le cas de lésions artérielles proximales.

Ulcère microcirculatoire

Des ulcérations de jambe peuvent compliquer une atteinte microcirculatoire isolée de la peau (figure 8.4) secondaire à :

- une artériolosclérose (angiodermite nécrotique) ;
- une atteinte inflammatoire pariétale : vascularite des vaisseaux de petit calibre ;
- un mécanisme thrombotique ou d'hyperviscosité.

L'examen clinique sera complété comme pour tout ulcère par la mesure des pressions distales de cheville et/ou d'orteil et par un écho-Doppler artériel et veineux à la recherche d'une artériopathie et/ou d'une maladie veineuse chronique.

Le bilan doit être exhaustif selon la cause suspectée à l'examen clinique (figure 8.5).

Angiodermite nécrotique

L'angiodermite nécrotique est secondaire à une atteinte microvasculaire chez un patient habituellement de plus de 60 ans. Un terrain d'hypertension artérielle est le plus souvent retrouvé. Le tableau clinique est très évocateur, sans signes d'atypie pour une vascularite ou une hyperviscosité (figure 8.6).

La biopsie à visée anatomopathologique n'est pas nécessaire au diagnostic qui doit être clinique. Un diabète, une artériopathie ou une maladie veineuse chronique peuvent y être associés.

La greffe cutanée en pastilles, réalisée au lit du patient sous anesthésie locale, est particulièrement efficace sur un plan antalgique et accélère le processus de cicatrisation [1].

Calciphylaxie

La calciphylaxie se présente cliniquement sous la forme de plaques nécrotiques hyperalgiques avec livedo périlésionnel, pouvant toucher les membres mais aussi la paroi abdominale. La calciphylaxie présente des similitudes cliniques et histologiques avec l'angiodermite nécrotique.

La maladie survient en particulier chez les patients dialysés (artériolopathie urémique calcifiante) présentant des perturbations du bilan phosphocalcique et une hyperparathyroïdie secondaire.

La maladie peut également survenir en contexte d'obésité, de diabète ou de traitement par antivitamine K (AVK) [1]. En l'absence d'insuffisance rénale terminale, la calciphylaxie se distingue habituellement de l'angiodermite par sa localisation proximale aux membres inférieurs, avec atteinte possible de la paroi abdominale, mammaire ou des membres supérieurs.

- **Signes généraux et extra-cutanés** : arguments pour une maladie systémique (auto-immune, inflammatoire, néoplasique).
- **Tendance à ne pas cicatriser ou à s'aggraver malgré des soins adaptés.**

Atteinte microcirculatoire

- **Angiodermite nécrotique, calciphylaxie**.
- **Vasculopathie livédoïde (primitive ou secondaire).**
- **Vascularite** (atteinte des vaisseaux de petit calibre) :
  - vascularites nécrosantes systémiques ;
  - vascularites par dépôt de complexes immuns ;
  - vascularite associée à la polyarthrite rhumatoïde ou à d'autres maladies auto-immunes (lupus, syndrome de Gougerot-Sjögren).
- **Thromboses microcirculatoires :**
  - emboles de cristaux de cholestérol ;
  - hyperviscosité (thrombophilie, hémopathie, gammapathie).

Clinique

- **Ulcère :** ulcérations arrondies de surface limitée, hyperalgiques, voire nécrotiques (en l'absence de maladie artérielle périphérique).
- **Peau péri-ulcéreuse :**
  - **atrophie blanche** (en l'absence de maladie veineuse associée) ;
  - **purpura vasculaire** : tache hémorragique ne s'effaçant pas à la vitropression (forme pétéchiale ou nappe ecchymotique), lésions purpuriques infiltrées, parfois nécrotiques ou associées à des décollements bulleux cutanés ;
  - **livedo** : coloration violacée en mailles, qui disparaît à la vitropression, parfois infiltré ou nécrotique.

Atteinte cutanée directe

- **Néoplasique** :
  - évolution d'un ulcère chronique vers un carcinome ;
  - cancers cutanés ou métastases cutanées ulcérées (carcinome basocellulaire et épidermoïde, mélanome, lymphangiosarcome, lymphome, métastases de cancers solides).
- **Infectieuse** : bactéries, mycobactéries, agents fongiques ou parasites.
- **Dermatose neutrophilique (pyoderma gangrenosum)**.
- **Pathomimie** (diagnostic d'élimination).

Clinique

- **Arguments pour une cause néoplasique :**
  - ulcère changeant d'aspect, hyperbourgeonnant, infiltré, bords surélevés et saignant facilement lors des soins ;
  - survenue sur zone cicatricielle ;
  - absence de cicatrisation ou tendance à l'aggravation malgré les soins locaux adaptés.
- **Arguments pour une cause infectieuse** :
  - ecthyma : petites ulcérations arrondies peu creusantes, pustules perforées puis croûteuses ;
  - œdème inflammatoire périlésionnel.
- **Pyoderma gangrenosum** :
  - contexte post-traumatique minime ;
  - début par papule érythémateuse, nodule ou pustule sans contexte infectieux ;
  - évolution rapide en se creusant, parfois formes superficielles ;
  - aspect spécifique : ulcère exsudatif, bourrelet périphérique, aspect de clapier purulent extensif et hyperalgique ;
  - principal diagnostic différentiel : cause infectieuse.

Figure 8.4. Ulcères de jambe de cause microcirculatoire ou par atteinte cutanée directe.
Source : Isoherranen K, O'Brien JJ, Barker J, et al. Atypical wounds. Best clinical practice and challenges. J Wound Care. 2019;28:S1-S92. DOI : 10.12968/jowc.2019.28.Sup6.S1.

Bilan sanguin

- Bilan standard : NFS plaquettes, CRP, fibrinogène, fonction rénale et hépatique, bilan phosphocalcique.
- Dosage de la vitamine C : recherche d'une carence profonde en acide ascorbique (scorbut).
- Bilan d'hyperviscosité (atteinte microcirculatoire).

↓

Bilan d'hyperviscosité (atteinte microcirculatoire)

- **Électrophorèse et immuno-électrophorèse des protéines sériques.**
- **Thrombophilies héréditaires ou acquises :** mutation du facteur II, mutation du facteur V, déficit en antithrombine, déficit en protéine C, déficit en protéine S, syndrome des antiphospholipides, cryoprotéines (cryoglobuline, cryofibrinogène, agglutinines froides).
- **Syndromes myéloprolifératifs** : mutations affectant les gènes codant le récepteur de la thrombopoïétine (*MPL*), la tyrosine kinase *JAK2* ou la CALR.
- **Électrophorèse de l'hémoglobine (drépanocytose).**
- **Bilan auto-immun** : facteurs antinucléaires, anticorps anti-cytoplasme des polynucléaires neutrophiles, facteur rhumatoïde, fractions du complément CH50, C3, C4.

Biopsie cutanée du lit et du bord de l'ulcère

- Sous anesthésie locale.
- Réalisée avec une lame cylindrique coupante de 2 à 8 mm de diamètre, appliquée sur la peau en faisant un mouvement de rotation, jusqu'à pénétration complète de la partie coupante afin de prélever l'hypoderme (punch biopsie).

↓

- **Anatomopathologique.**
- **Bactériologique avec recherche de mycobactéries atypiques.**
- **Examen en immunofluorescence directe** :
  - atteinte inflammatoire nécrosante de la paroi des vaisseaux de petit calibre : épaississement de la paroi vasculaire, infiltrée de polynucléaires neutrophiles, parfois de lymphocytes, et de débris nucléaires isolés (leucocytoclasie), évoluant vers la nécrose avec perte de l'aspect des vaisseaux en cas de lésion chronique ;
  - immunofluorescence directe : détection d'éventuels complexes immuns dans la paroi vasculaire (IgG, IgM, IgA, fraction C3 du complément).

Figure 8.5. Bilan complémentaire en cas de suspicion d'atteinte microcirculatoire ou cutanée directe.

CARL : calréticuline ; CRP : protéine C réactive ; IgA : immunoglobuline A ; IgG : immunoglobuline G ; IgM : immunoglobuline M ; *JAK2* : *Janus Kinase* 2.

Source : Isoherranen K, O'Brien JJ, Barker J, et al. Atypical wounds. Best clinical practice and challenges. J Wound Care. 2019;28:S1-S92. DOI : 10.12968/jowc.2019.28.Sup6.S1.

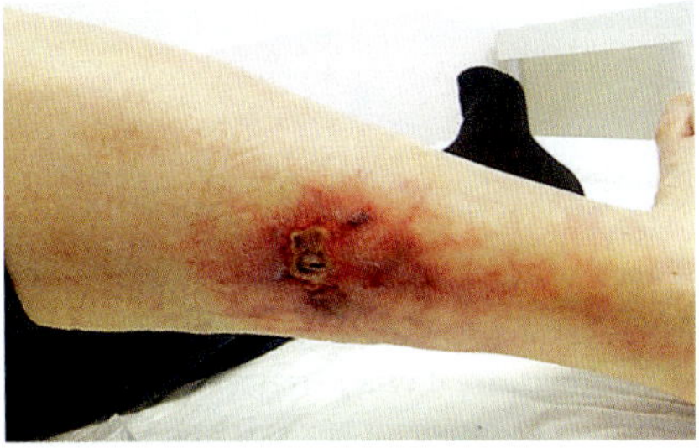

Figure 8.6. Angiodermite nécrotique.
Ulcération hyperalgique superficielle d'apparition le plus souvent post-traumatique sur la face latéro-externe de jambe, s'étendant progressivement, sans bourrelet périphérique, avec lésions nécrotiques associées et peau péri-lésionnelle livédoïde.
Source : Service de médecine vasculaire, Groupe hospitalier Paris Saint-Joseph.

L'imagerie (radiographie et écho-Doppler artériel) met en évidence des calcifications vasculaires et des parties molles.
La survenue d'une calciphylaxie peut mettre en jeu le pronostic vital en raison du terrain prédisposant et du risque infectieux. Le traitement associe habituellement des mesures permettant de diminuer le processus de calcification (augmentation de fréquence des dialyses, arrêt des AVK si possible et des traitements hypercalcémiants). Un traitement intraveineux par thiosulfate de sodium est habituellement mis en place, réalisé en cures itératives jusqu'à amélioration cutanée [1]. En présence d'une artériopathie, un geste de revascularisation peut être discuté.

Vascularite leucocytoclasique

Cette entité pathologique est définie par une atteinte inflammatoire isolée de la paroi des petits vaisseaux cutanés. L'atteinte peut être primitive ou secondaire à une infection virale ou à une vaccination, à un traitement médicamenteux (sulfonamides, pénicillines, allopurinol en particulier), à une maladie inflammatoire systémique ou d'origine paranéoplasique.
Les principales maladies inflammatoires impliquées sont la polyarthrite rhumatoïde, la sclérodermie systémique, le lupus systémique et les maladies inflammatoires intestinales [5]. La clinique oriente habituellement le diagnostic.
Les mécanismes physiopathologiques peuvent différer, selon l'existence de lésions de vascularite cutanée ou de phénomènes microthrombotiques. Une atteinte cutanée directe de type pyoderma gangrenosum est aussi possible, notamment dans la polyarthrite rhumatoïde. Les ulcères peuvent également survenir sur un terrain d'artériopathie (sclérodermie, polyarthrite rhumatoïde) ou veineux post-thrombotique (lupus et syndrome des antiphospholipides).

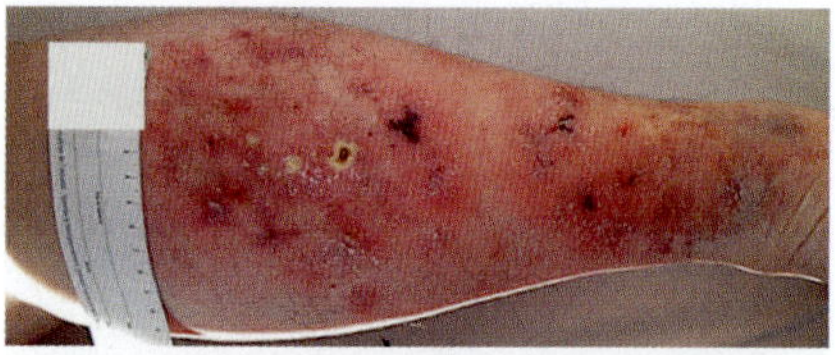

Figure 8.7. Vascularite de la microcirculation cutanée avec atteinte de la face postérieure de jambe dans le cadre d'une périartérite noueuse.
Atteinte cutanée survenant classiquement aux extrémités et pouvant se manifester par un purpura palpable/pétéchial, des lésions livédoïdes, des ulcérations douloureuses hémorragiques ou nécrotiques.
Source : Dr Parinaz Ghaffari, Service de médecine vasculaire, Groupe hospitalier Paris Saint-Joseph.

Les principaux diagnostics différentiels sont les vascularites systémiques avec atteinte cutanée :

- vascularites nécrosantes systémiques : périartérite noueuse (figure 8.7) et vascularites associées aux ANCA (anticorps anti-cytoplasme des polynucléaires neutrophiles) ;
- vascularites par dépôt de complexes immuns :
  - vascularite cryoglobulinémique,
  - purpura rhumatoïde (vascularite à dépôts d'immunoglobulines A).

La biopsie cutanée, pour être informative, doit être réalisée le plus tôt (dans les 24 heures) sur les zones les plus actives sur le plan inflammatoire.

La prise en charge thérapeutique est fonction de l'atteinte isolée cutanée ou entrant dans le cadre d'une maladie systémique selon l'examen clinique et le bilan biologique (voir chapitre 6).

En cas d'atteinte cutanée isolée, l'approche thérapeutique peut comporter la prescription de dapsone ou de colchicine [1]. Un traitement local par dermocorticoïdes ou par tacrolimus en topique peut être bénéfique. En cas d'ulcérations récidivantes, étendues, hyperalgiques, la prise en charge repose sur une corticothérapie par voie orale (0,5 mg/kg/j) en décroissance associée à un traitement immunosuppresseur à visée d'épargne cortisonique tel que le méthotrexate. Des immunoglobulines intraveineuses peuvent être utiles dans le traitement des formes cutanées sévères et réfractaires au traitement immunosuppresseur traditionnel.

Vasculopathie livédoïde (atrophie blanche)

La vasculopathie livédoïde prédomine chez les femmes. La lésion initiale prend la forme d'une papule érythémateuse évoluant vers une ulcération hyperalgique. Celle-ci se retrouve le plus souvent en péri-malléolaire ou sur le dos du pied. Les ulcérations sont volontiers bilatérales et récidivantes (figure 8.8). Le mécanisme est une thrombose microcirculatoire sans vascularite.

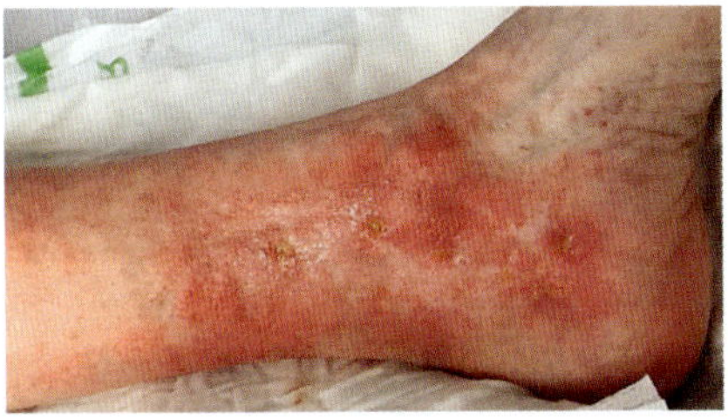

Figure 8.8. Vasculopathie livédoïde.
Lésions d'atrophie blanche se compliquant d'ulcérations hyperalgiques, le plus souvent en péri-malléolaire, mais pouvant aussi toucher le pied ou la jambe, de manière bilatérale et récidivante.
Source : Service de médecine vasculaire, Groupe hospitalier Paris Saint-Joseph.

Le bilan complémentaire doit rechercher une thrombophilie héréditaire ou acquise (syndrome des antiphospholipides, syndromes myéloprolifératifs, gammapathies, hémoglobinopathies), présente dans plus de la moitié des cas.

La prise en charge n'est pas consensuelle, et repose habituellement sur un traitement antithrombotique (antiagrégant plaquettaire ou anticoagulant, en particulier le rivaroxaban). L'iloprost, analogue de la prostacycline, par voie intraveineuse a été rapporté comme une alternative thérapeutique. Un traitement intraveineux par immunoglobulines représente également une alternative thérapeutique [6]. Des greffes cutanées en pastilles sont habituellement réalisées à visée antalgique.

Emboles de cristaux de cholestérol

La présentation clinique classique prend la forme d'un ou de plusieurs orteils cyanosés, à pouls distaux conservés, survenant dans le cadre d'une maladie athéromateuse. La souffrance tissulaire est secondaire à une occlusion artériolaire par des micro-emboles provenant de plaques d'athérome ulcérées, aortiques, iliaques ou fémoro-poplitées. Un facteur déclenchant est fréquemment retrouvé, le plus souvent iatrogène (chirurgie aortique, cathétérisme artériel, anticoagulation ou thrombolyse, traumatisme thoracique).

Tous les tissus peuvent être touchés, mais la peau est le principal point d'appel, préférentiellement au niveau des membres inférieurs (figure 8.9).

Il s'agit d'un diagnostic d'élimination, le principal diagnostic différentiel est représenté par les engelures ou une vascularite, en particulier la périartérite noueuse, sur l'association altération de l'état général, syndrome inflammatoire, atteinte neurologique, rénale et digestive.

Les cristaux de cholestérol sont parfois visibles au fond d'œil. La biopsie de lésions cutanées peut mettre en évidence des cristaux de cholestérol au sein de la lumière artériolaire.

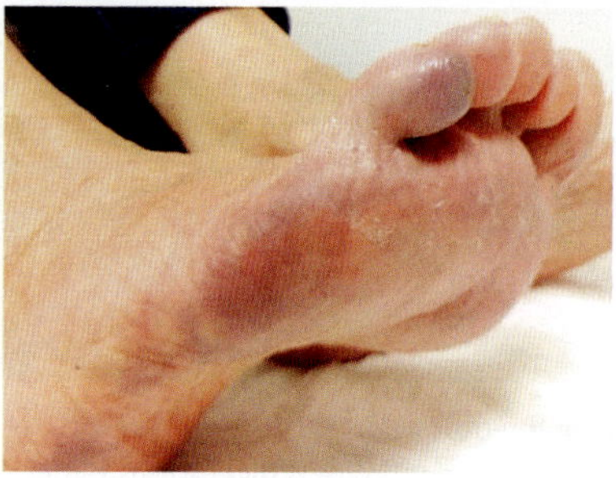

Figure 8.9. Emboles de cristaux de cholestérol.
Orteils cyanosés, ulcérations nécrotiques pouvant être associées, livedo (secondaire à une obstruction artériolaire) sur la plante et le bord externe du pied.
Source : Service de médecine vasculaire, Groupe hospitalier Paris Saint-Joseph.

Parfois la preuve histologique n'est pas obtenue : le diagnostic est suspecté sur la clinique, la présence d'une maladie athéromateuse, la mise en évidence d'un facteur déclenchant et un bilan étiologique négatif.
La prise en charge n'est pas consensuelle et peut associer traitement vasodilatateur par analogue de la prostacycline (iloprost en intraveineux), statine et antiagrégant plaquettaire, éventuellement corticothérapie (voir chapitre 2).

Drépanocytose

Les ulcères de jambe représentent une complication sévère chronique et invalidante des syndromes drépanocytaires majeurs (forme homozygote [HbS/HbS] ou formes hétérozygotes composites associant l'HbS à une bêta-thalassémie ou à une autre Hb anormale) (figure 8.10). Deux tableaux cliniques sont classiquement décrits, celui d'ulcères de surface limitée, cicatrisant en quelques semaines, et celui d'ulcères « malins » de grande taille, pouvant persister plusieurs années [7]. Une imagerie osseuse est réalisée dans le bilan initial afin d'éliminer

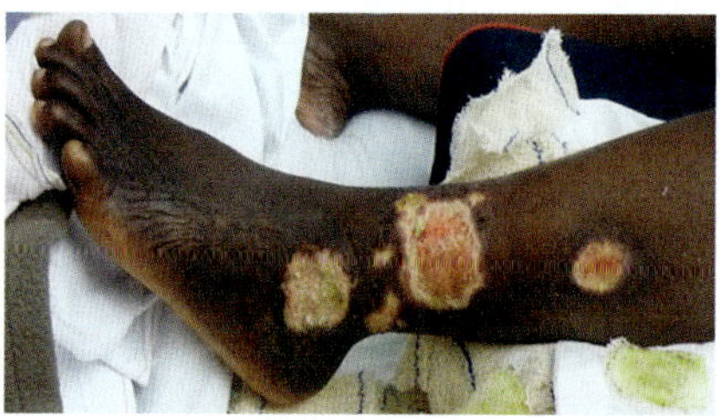

Figure 8.10. Ulcère de jambe chez un jeune patient drépanocytaire (HbS/HbS).
Ulcères le plus souvent péri-malléolaires, récidivants, hyperalgiques dont la cicatrisation est dépendante de leur surface et de leur durée d'évolution.
Source : Dr Parinaz Ghaffari, Service de médecine vasculaire, Groupe hospitalier Paris Saint-Joseph.

une ostéomyélite fistulisée, principal diagnostic différentiel chez le patient drépanocytaire.

Les mécanismes physiopathologiques peuvent associer une hyperviscosité avec obstruction de la microcirculation par les globules rouges falciformes, une anémie et une dysfonction endothéliale. L'histologie est non spécifique mettant en évidence un tissu fibreux cicatriciel avec ou sans lésion de microangiopathie.

La prise en charge de la douleur est au premier plan. Le recours à une transfusion en cas d'anémie importante, l'oxygénothérapie et la greffe cutanée en pastilles peuvent être discutés.

En cas de traitement par hydroxycarbamide (agent cytotoxique utilisé pour la prévention des crises vaso-occlusives, mais aussi dans les syndromes myéloprolifératifs), une diminution ou un arrêt provisoire du traitement est habituellement discuté en concertation avec le médecin spécialisé dans la prise en charge de la drépanocytose. Cette molécule peut être associée à la survenue d'ulcération quelques années après le début du traitement. Les ulcérations sont habituellement de petite taille, bien délimitées, en péri-malléolaire, et hyperalgiques. La substitution du médicament permet généralement la cicatrisation de ces ulcères.

Atteinte cutanée directe

Certaines caractéristiques cliniques ainsi que l'absence de cicatrisation d'un ulcère ou la tendance à l'aggravation malgré des soins adaptés durant 4 à 12 semaines doivent alerter sur une éventuelle origine néoplasique (figure 8.4). Les autres causes d'ulcères par atteinte cutanée directe sont le pyoderma gangrenosum, les ulcères infectieux, et la pathomimie (diagnostic d'élimination) [1].

Les arguments pour une atteinte cutanée directe sont recherchés à l'examen clinique (figure 8.4). Celui-ci sera complété de manière systématique par la prise des pressions distales de cheville et/ou d'orteil et par un écho-Doppler artériel et veineux. Le bilan complémentaire doit être exhaustif selon la cause suspectée à l'examen clinique (figure 8.5).

Pyoderma gangrenosum

Il s'agit d'une maladie rare définie comme une dermatose inflammatoire neutrophilique. Le pyoderma peut survenir dans n'importe quelle partie du corps, mais la localisation préférentielle se situe aux membres inférieurs, en région prétibiale (figure 8.11). Un contexte post-traumatique minime peut être rapporté, et l'apparition de l'ulcération évoque un phénomène de pathergie.

Dans la plupart des cas, le pyoderma est associé à une autre pathologie : maladie inflammatoire intestinale (rectocolite hémorragique, maladie de Crohn) ou rhumatismale (polyarthrite rhumatoïde), mais également aux hémopathies malignes [1].

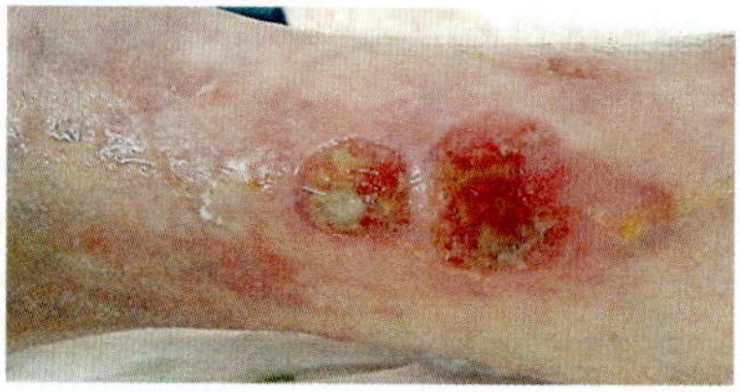

Figure 8.11. Pyoderma gangrenosum.
Début par une papule érythémateuse, un nodule ou une pustule sans contexte infectieux, évoluant rapidement en se creusant. L'ulcère est exsudatif avec bourrelet périphérique prenant l'aspect d'un clapier purulent extensif et hyperalgique.
Des formes superficielles peuvent rendre le diagnostic plus difficile.
Source : Service de médecine vasculaire, Groupe hospitalier Paris Saint-Joseph.

Le principal diagnostic différentiel est une cause infectieuse. Le mode d'apparition, l'aspect clinique, l'absence de signe infectieux, et un antécédent de maladie inflammatoire représentent des arguments en faveur d'un pyoderma.
La biopsie cutanée met en évidence un infiltrat dermique à polynucléaires neutrophiles sans argument pour une vascularite ni pour une cause infectieuse.
Le traitement spécifique repose sur les immunosuppresseurs [1] :

- traitement local : application de dermocorticoïdes ou pommade au tacrolimus à 0,1 % comme alternative ;
- en cas de réponse incomplète : traitement systémique par corticothérapie en première intention. En cas d'échec, les anti-TNF-α sont discutés en particulier chez les patients avec maladie inflammatoire intestinale ou rhumatologique associée. Des immunoglobulines intraveineuses peuvent être utiles dans le traitement des formes sévères et réfractaires au traitement immunosuppresseur traditionnel.

Carcinomes et métastases cutanées

L'évolution d'un ulcère chronique vers un carcinome épidermoïde doit être évoquée systématiquement devant un ulcère changeant d'aspect (figure 8.12A). Plus rarement, il s'agit de cancers cutanés ulcérés (carcinome basocellulaire et épidermoïde, mélanome, lymphangiosarcome, lymphome) (figure 8.12B) ou de métastases cutanées de cancers solides.
Cependant, certaines plaies chroniques peuvent ne pas présenter ces signes d'atypie.
La règle est de réaliser une biopsie cutanée en l'absence d'amélioration clinique malgré des soins bien conduits dans un délai de 3 mois. La biopsie n'est pas toujours contributive et doit être répétée en cas de suspicion clinique. La prise en charge est discutée en réunion de concertation pluridisciplinaire.

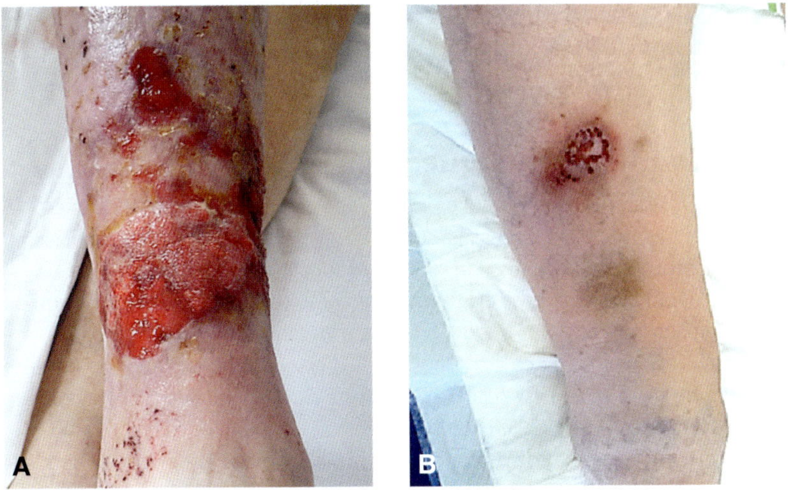

Figure 8.12. Carcinome épidermoïde.
(A) Apparu au cours de l'évolution d'un ulcère chronique de jambe.
(B) Diagnostiqué sur plaie atypique et récidivante de la face antérieure de jambe.
Source : Dr Parinaz Ghaffari, Service de médecine vasculaire, Groupe hospitalier Paris Saint-Joseph.

Ulcères infectieux

Les agents infectieux à l'origine d'ulcères chroniques sont multiples (bactéries, mycobactéries, agents fongiques ou parasites) (figure 8.13). Les ulcères infectieux surviennent le plus souvent en contexte d'immunodépression. La biopsie cutanée

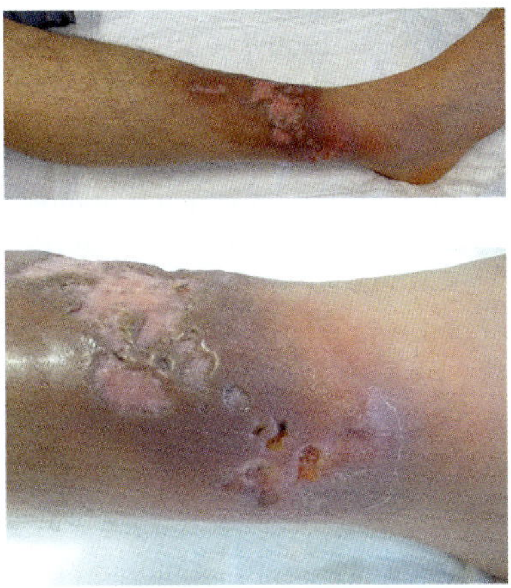

Figure 8.13. Ulcère infectieux de jambe à mycobactéries atypiques.
Source : Dr Parinaz Ghaffari, Service de médecine vasculaire, Groupe hospitalier Paris Saint-Joseph.

avec culture à visée bactériologique et recherche de germes atypiques permet de poser le diagnostic en identifiant l'agent responsable. La prise en charge thérapeutique doit être discutée en concertation avec les médecins infectiologues.

Plaie du pied diabétique

Le patient diabétique est particulièrement exposé au risque de plaie du pied (15 à 25 % des patients diabétiques). La survenue d'une plaie du pied est associée au risque d'amputation, mais aussi de mortalité globale [8].

Il s'agit d'une urgence de prise en charge requérant les compétences d'une équipe pluridisciplinaire (figure 8.14).

La classification de référence des plaies du pied diabétique proposée par la Haute Autorité de santé (HAS) est celle de l'université du Texas évaluant la gravité et le risque d'amputation [9]. Celle-ci comporte :

- 4 grades en fonction de la profondeur de la plaie : lésion épithélialisée = grade 0, plaie superficielle = grade 1, atteinte du tendon ou de la capsule = grade 2, atteinte de l'os ou de l'articulation = grade 3 ;
- 4 stades selon la présence ou non d'une infection et/ou d'une artériopathie associée(s).

Le risque d'amputation est élevé en cas d'atteinte ostéoarticulaire associée à une infection et/ou une ischémie.

Plus récemment, les recommandations européennes ont proposé la classification WIfI (*Wound, Ischemia, foot Infection*) pour rendre compte de la gravité d'une plaie en fonction de sa profondeur, de la sévérité d'une atteinte artérielle et/ou d'une infection associée(s) [10]. Cette classification n'est pas spécifique au pied diabétique, mais à tous les pieds critiques.

Atteinte neuropathique

L'atteinte des nerfs périphériques est une complication grave d'un diabète déséquilibré et/ou d'évolution ancienne. Trois composantes sont plus ou moins associées : neuropathie motrice, sensitive, autonome (désertification capillaire) (figure 8.14).

La plaie du pied neuropathique correspond au mal perforant par hyperappui, survenant sur la tête des métatarsiens, la pulpe des orteils ou la plante d'un pied déformé. Le maximum de déformation est illustré par le pied de Charcot (ou neuro-ostéo-arthropathie diabétique) (figure 8.15).

Mal perforant

- **Secondaire à un traumatisme mineur répété ou un frottement sur pied neuropathique.**
- **Lésion atone,** généralement indolore et ne cicatrisant pas spontanément :
  - initialement superficielle, lésion hyperkératosique ;
  - évolution en profondeur atteignant le plan ostéoarticulaire : risque de phlegmon des gaines des fléchisseurs, d'ostéite ou d'ostéoarthrite.
- **Atteinte neuropathique :**
  - neuropathie sensitive : sensibilité épicritique (test au filament) et proprioceptive (test au diapason) ;
  - neuropathie autonome : désert capillaire, peau fine, dépilée, sèche ;
  - neuropathie motrice.

Atteinte infectieuse

- **Diagnostic clinique, au moins 2 signes suivants :**
  - œdème local ou induration ;
  - érythème > 0,5 cm autour des limites de la plaie ;
  - sensibilité ou douleur locale ;
  - augmentation de la chaleur locale ;
  - présence de pus.
- **Diagnostic de gravité :**
  - **grade 1** : absence de signe infectieux ;
  - **grade 2** (absence de signes généraux) : infection limitée à la peau et aux tissus sous-cutanés au-dessus de l'aponévrose superficielle ;
  - **grade 3** (absence de signes généraux) : érythème ≥ 2 cm au-delà des bords de la plaie et/ou atteinte des structures plus profondes (tendons, muscles, structures ostéoarticulaires).
  - **grade 4**, toute infection avec présence d'un syndrome de réponse inflammatoire systémique : T° > 38 ou < 36 °C, tachycardie > 90/min, polypnée > 20/min, hyperleucocytose > 12 G/l ou leucopénie < 4 G/l ou présence de formes immatures > 10 %.

Atteinte artérielle ischémique

- **AOMI fréquente et précoce :**
  - atteinte athéromateuse des gros troncs artériels ;
  - médiacalcose avec calcifications de la média des artères musculaires de moyen et de petit calibre ;
  - atteinte microcirculatoire.
- **Risque de retard diagnostic,** parfois au stade d'ischémie critique avec plaie du pied ou des orteils.
- **Diagnostic :**
  - abolition de pouls périphériques et/ou signes d'ischémie permanente chronique ;
  - index de pression du gros orteil et analyse des flux artériels Doppler ;
  - écho-Doppler artériel ;
  - complément par angio-IRM ou angioscanner en cas de discussion de revascularisation.

Figure 8.14. Plaie du pied diabétique.

Source : Jeffcoate WJ, Vileikyte L, Boyko EJ et al. Current Challenges and Opportunities in the Prevention and Management of Diabetic Foot Ulcers. Diabetes Care. 2018;41:645-52. DOI : 10.2337/dc17-1836.

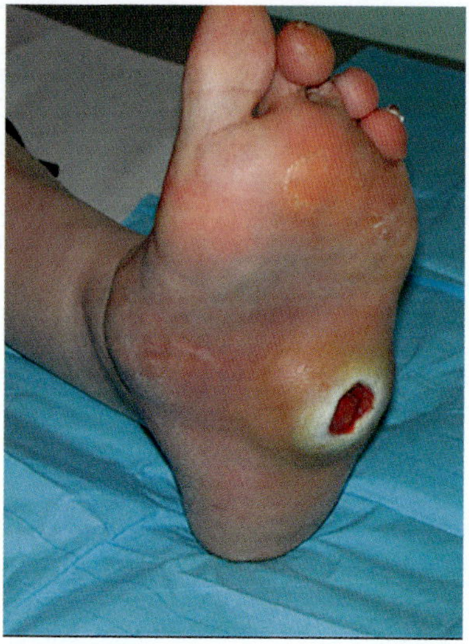

Figure 8.15. Ulcère médioplantaire compliqué d'ostéoarthrite sur pied de Charcot. Aspect de pied plat, effondrement de la voûte plantaire et élargissement du pied.
Source : Dr Parinaz Ghaffari, Service de médecine vasculaire, Groupe hospitalier Paris Saint-Joseph.

Atteinte artérielle ischémique

L'artériopathie oblitérante des membres inférieurs (AOMI) est plus fréquente et précoce chez le patient diabétique par rapport à la population non diabétique. L'atteinte artérielle est préférentiellement sous-poplitée avec un lit d'aval médiocre. Le diagnostic est souvent tardif, parfois au stade d'ischémie critique. Les signes d'appel cliniques peuvent être absents du fait d'une activité physique limitée (claudication intermittente non démasquée) ou d'une neuropathie associée.

La mesure de l'IPS et surtout celle de la PGO sont recommandées ainsi que l'analyse des flux artériels Doppler [11] :

- en pratique clinique, une imagerie par écho-Doppler artériel est systématiquement réalisée ;
- l'IPS est faussement rassurant dans 50 % des cas (médiacalcose), ce qui nécessite d'utiliser d'autres tests hémodynamiques ;
- la mesure de la PGO permet de s'affranchir de cette limite. Cette mesure permet également d'apprécier la vascularisation distale, au niveau du pied ;

- un index de PGO ≥ 0,7 et un flux artériel triphasique au niveau du pied permettent d'écarter une AOMI hémodynamiquement significative.

La pression transcutanée statique en oxygène ($TcPO_2$) quantifie l'hypoxie tissulaire de repos et permet d'évaluer le potentiel de cicatrisation d'une plaie en l'absence de revascularisation (TcPO2 > 30 mmHg).

L'écho-Doppler est complété habituellement par une angio-IRM (imagerie par résonance magnétique) ou un angioscanner en cas de discussion de revascularisation. Celle-ci est systématiquement réalisée en cas de valeur absolue de pression de cheville < 50 mmHg ou d'orteil < 30 mmHg, d'IPS < 0,5, ou de TcPO2 < 30 mmHg (paramètres hémodynamiques définissant l'ischémie critique). Une revascularisation peut être également discutée pour des valeurs plus élevées de pressions distales.

Atteinte infectieuse

Une plaie infectée sur pied diabétique est une urgence médicale. Le pronostic fonctionnel du membre inférieur et le pronostic vital du patient sont engagés.

Le diagnostic d'infection de la plaie est clinique (figure 8.14) [12].

L'infection peut concerner les couches tissulaires au-dessus de l'aponévrose superficielle, réalisant un tableau de dermohypodermite bactérienne aiguë.

Elle peut atteindre les structures profondes (aponévrose, tendons, muscles, os et articulations) :

- atteinte de l'aponévrose superficielle (fasciite nécrosante), urgence médico-chirurgicale : œdème inflammatoire avec décollements cutanés, coloration violacée de la peau puis apparition de lésions nécrotiques ;
- signes évocateurs d'ostéite ou d'ostéoarthrite :
  - mobilité anormale d'une articulation,
  - écoulement synovial,
  - orteil érythémateux et boursouflé,
  - exposition ostéoarticulaire : contact osseux ou os/capsule articulaire visible (figures 8.15 et 8.16).

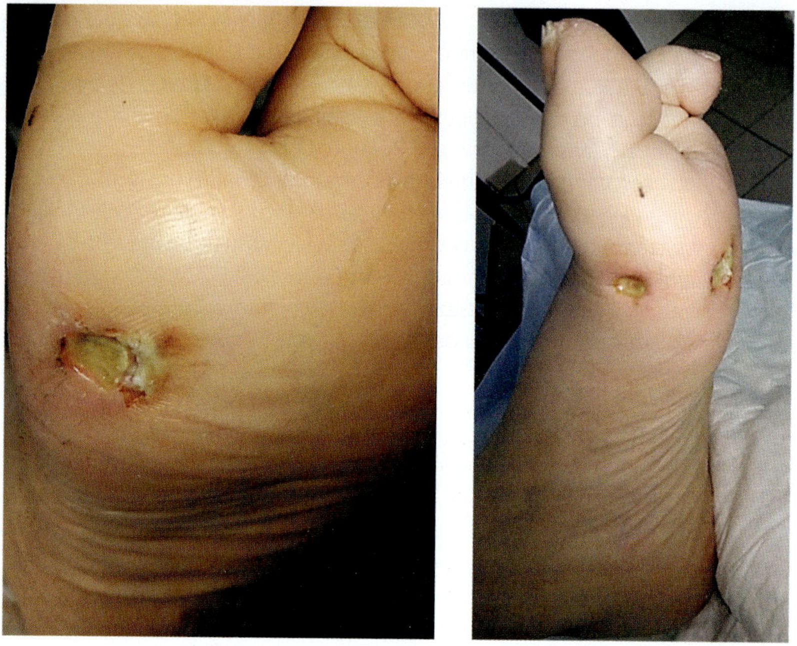

Figure 8.16. Ostéoarthrite de l'articulation métatarso-phalangienne du 1er rayon sur pied diabétique.
Source : Dr Parinaz Ghaffari, Service de médecine vasculaire, Groupe hospitalier Paris Saint-Joseph.

Les signes inflammatoires locaux et/ou systémiques peuvent être absents. Dans ce cas, une cicatrisation traînante, évoluant depuis plus de 1 mois, malgré les soins locaux adaptés et une décharge optimale, doit faire suspecter une infection profonde osseuse ou ostéoarticulaire.

En cas de suspicion d'atteinte ostéoarticulaire, les radiographies standards peuvent mettre en évidence une érosion corticale. Leur normalité n'élimine pas le diagnostic (retard radio-clinique de 2 à 4 semaines) et d'autres examens d'imagerie diagnostiques selon la disponibilité et l'expertise locale doivent être réalisés (TDM, IRM, imagerie nucléaire).

Le diagnostic différentiel peut être difficile avec un pied de Charcot aigu : dans ce cas, les signes inflammatoires locaux sont habituellement moins marqués que dans une infection bactérienne et les signes systémiques sont absents. L'absence de plaie du pied facilite aussi le diagnostic différentiel vers un pied de Charcot. L'IRM est l'imagerie de choix pour le diagnostic de pied de Charcot (œdème médullaire et inflammation péri-articulaire).

Prise en charge du pied diabétique

Prise en charge thérapeutique

Le traitement antidiabétique est adapté afin d'atteindre des objectifs glycémiques personnalisés, compatibles avec la cicatrisation de la plaie, en s'assurant de l'absence d'hypoglycémie. Les objectifs glycémiques sont adaptés au patient en tenant compte de l'âge et des comorbidités (idéalement HbA1c ≤ 7 %, ou HbA1c < 8 % chez les patients âgés, en présence d'un diabète ancien multicompliqué ou en fonction des comorbidités associées) [9].

La suppression de l'appui en regard de la plaie par une décharge adaptée est essentielle pour prévenir les complications infectieuses et permettre la cicatrisation dirigée.

En présence d'une AOMI, une éventuelle revascularisation est discutée en réunion de concertation pluridisciplinaire.

En présence d'une ostéite, les modalités de la prise en charge thérapeutique dépendent des signes infectieux cutanés/sous-cutanés ou de l'atteinte des structures profondes associée [12].

Elles doivent être discutées en concertation avec les infectiologues :

- il n'est pas recommandé de débuter une antibiothérapie probabiliste en cas d'ostéite sans infection associée de la peau ou des tissus mous. L'antibiothérapie doit être adaptée à la documentation microbiologique osseuse ;
- en cas d'infection de la peau et des tissus sous-cutanés sans atteinte des structures plus profondes : une antibiothérapie probabiliste est recommandée, pendant 1 à 2 semaines. La molécule est fonction de la sévérité de l'infection et des germes suspectés (active sur staphylocoque méti-sensible et streptocoques, élargie aux entérobactéries et anaérobies) ;
- en cas d'infection profonde associée, l'urgence est de prendre en charge l'infection par débridement des tissus nécrotiques, drainage de la collection et prélèvements peropératoires osseux à visée bactériologique afin d'adapter l'antibiothérapie.

La documentation microbiologique est obtenue par biopsie osseuse (percutanée passant en peau saine) après 10 à 14 jours de fenêtre antibiotique ou par voie chirurgicale si un débridement de la plaie est indiqué :

- traitement antibiotique initial par voie intraveineuse (association de molécules car risque de sélection de résistance) ;
- durée de l'antibiothérapie maximum de 6 semaines en fonction de la résection complète des foyers infectieux ou biopsie osseuse seule.

Prise en charge préventive

Au moment du diagnostic du diabète et au cours du suivi des patients, une neuropathie sensitive, une AOMI ainsi qu'une déformation des pieds sont recherchées. La prise en charge des patients et le suivi sont définis suivant le grade de risque podologique. (figure 8.17) [13].

Grade	Mesures
• **Grade 0** **Absence de neuropathie.** **Absence d'artériopathie.**	**Examen au moins annuel des pieds pour dépister le risque de lésions cutanées.**
• **Grade I** **Neuropathie sensitive isolée** (anomalie du test au monofilament).	– Examen des pieds à chaque consultation. – Évaluation de la marche et du chaussage. – Éducation ciblée (passer quotidiennement la main dans la chaussure avant le chaussage). – Soins podologiques tous les 6 mois (ongles, hyperkératose).
• **Grade II** **Neuropathie sensitive associée à :** **– une AOMI** **et/ou** **– des troubles morpho-statiques** (hallux valgus, orteils en marteau ou en griffe, proéminence de la tête des métatarsiens, pied de Charcot).	**Mesures associées à celles du grade I :** – consultation de pédicurie podologie tous les 3 mois ; – confection d'orthèses sur mesure par un podologue, chaussure thérapeutique adaptée ; – traitement adapté à la prévention secondaire cardiovasculaire en cas d'AOMI.
• **Grade III** Antécédent d'ulcération du pied évoluant depuis plus de 4 semaines et/ou d'amputation des membres inférieurs (ou d'une partie d'un orteil).	**Mesures associées à celles du grade II :** – prise en charge en centre spécialisé/centre de cicatrisation (bilan annuel) ; – appareillage défini par le centre spécialisé ; – soins de pédicurie/podologie au moins tous les 2 mois.

Figure 8.17. Prévention du risque de plaie du pied diabétique.
Source : Haute Autorité de santé. Gradation du risque d'ulcération pour le pied du patient diabétique. Décembre 2020. www.has-sante.fr/upload/docs/application/pdf/2020-11/tableau_gradation_risque_patient_diabete.pdf.

Cicatrisation dirigée

Le traitement d'une plaie chronique est d'abord celui de son étiologie.

La prise en charge doit être multidisciplinaire, médicale et paramédicale (avec l'expertise d'infirmières spécialisées dans la prise en charge des plaies, kinésithérapeutes, orthésistes, podologues en particulier).

Principes généraux

La réfection du pansement par des infirmières spécialisées permet de favoriser l'apparition du tissu de granulation et ainsi le processus de cicatrisation. Ce soin associe lavage à l'eau et au savon doux de la plaie puis détersion mécanique douce de la fibrine après anesthésie locale. Le rythme des soins est adapté à l'aspect de l'ulcère et à l'importance de l'exsudat.

La prise en charge de la douleur est au premier plan, celle-ci pouvant être aiguë lors de la réfection du pansement ou chronique (figure 8.18). La prise en charge de la douleur associe le recours aux antalgiques classiques et, en cas de douleurs neuropathiques, à des molécules adaptées : antidépresseurs tricycliques (amitriptyline), antiépileptiques (gabapentine, prégabaline), antidépresseur inhibiteur de la recapture de la sérotonine et de la noradrénaline (duloxetine dans la neuropathie diabétique).

Lors des soins de réfection du pansement, l'anesthésie locale à l'aide de la lidocaïne en solution ou en gel doit être systématique, précédant la détersion mécanique. Le protoxyde d'azote peut être utilisé en milieu hospitalier. L'hypno-analgésie, la musicothérapie ou le casque virtuel peuvent aussi permettre une relaxation du patient pour des soins moins douloureux.

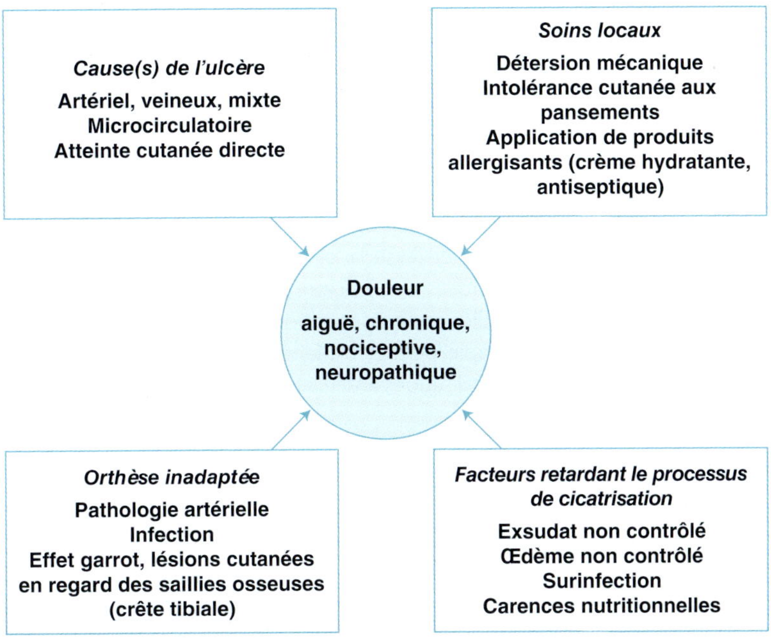

Figure 8.18. Causes des douleurs en présence d'une plaie chronique du membre inférieur.

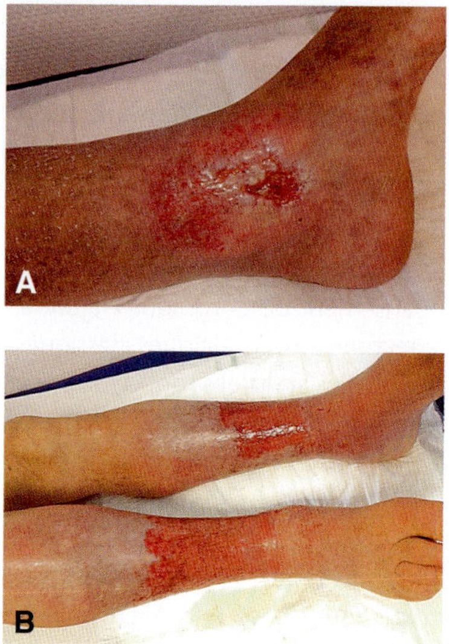

Figure 8.19. Dermite caustique suite à une intolérance aux pansements. (A) dermite ocre et ankylose de cheville compliqués d'ulcère veineux ; (B) lipodermatosclérose bilatérale.
Source : Service de médecine vasculaire, Groupe hospitalier Paris Saint-Joseph.

Sur le plan local, une intolérance cutanée aux pansements, l'application de produits allergisants (crème hydratante, antiseptique) (figure 8.19) ou une bande de compression mal posée avec « effet garrot » ou de force inadaptée par rapport à la pathologie artérielle sous-jacente doivent aussi être identifiées.
La prise en charge de la douleur requiert également le traitement étiologique de l'ulcère, le contrôle de l'œdème et de l'exsudat et l'identification de signes de surinfection venant compliquer le processus de cicatrisation (figure 8.20).
Sur le plan général, les éventuelles carences nutritionnelles sont corrigées.
Une évaluation en kinésithérapie permet d'adapter et de favoriser la pratique d'exercices physiques et de mobilisations articulaires.

Systèmes de compression

La compression est une prescription médicale. Elle permet de lutter contre l'œdème et l'exsudat et accélère ainsi le processus de cicatrisation.
Une classe de compression est définie par la pression exercée à la cheville exprimée en mmHg (la force de compression est dégressive de bas en haut). En France, la classe 1 correspond à une pression délivrée de 10-15 mmHg, la classe 2 à 15-20 mmHg, la classe 3 à 20-36 mmHg et la classe 4 à une pression > 36 mmHg.

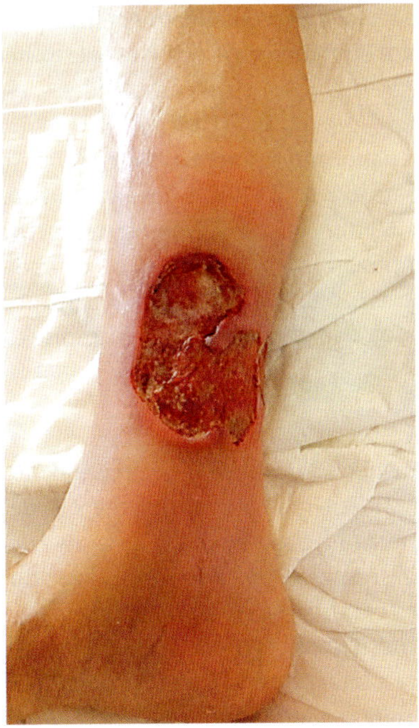

Figure 8.20. Ulcère artériel surinfecté.
Source : Service de médecine vasculaire, Groupe hospitalier Paris Saint-Joseph.

Il existe plusieurs moyens de compression dans la prise en charge d'un ulcère de jambe :

- les bandes :
  - élastiques à allongement court (allongement entre 10 et 100 %), n'exerçant pas ou peu de pression au repos, augmentant lors de l'activité musculaire, et qui peuvent être laissées en place la nuit,
  - élastiques à allongement long : (> 100% d'allongement), exerçant une pression au repos et lors de l'activité musculaire. Elles doivent être retirées la nuit car peuvent être mal tolérées ;
- les bandages multicouches : superposition de plusieurs bandes de même nature ou de nature différente (multitypes, kits commercialisés) ;
- les chaussettes, bas ou collants de compression élastique, qui peuvent aussi être superposés, portés tous les jours, et retirés la nuit. Leur remplacement doit être effectué tous les 4 à 6 mois si le port est quotidien en raison de la perte d'efficacité.

Dans le cadre de la prise en charge d'un ulcère de jambe, la compression reste habituellement en place la journée et la nuit, et fait préférentiellement appel aux bandes à allongement court. Des renforts en mousse permettent d'optimiser la compression en regard de l'ulcère. La force de compression doit être celle tolérée par le patient.

Pour les ulcères veineux, la classe 4 est recommandée si elle est bien tolérée par le patient.

Les recommandations nationales et internationales contre-indiquent la compression en cas d'artériopathie avec IPS ≤ 0,6 (les pressions absolues de cheville et d'orteil doivent être > 60 mmHg et > 30 mmHg, respectivement) [14]. Des précautions d'emploi s'imposent en cas d'IPS ≤ 0,9 ou de neuropathie périphérique. Les zones à risque (saillies osseuses, crête tibiale en particulier) doivent être protégées. La compression doit être retirée en cas de mauvaise tolérance.

Pansements

Le maintien d'un milieu humide favorise la cicatrisation de la plaie.

Les antiseptiques peuvent être mal tolérés localement et ne doivent pas être utilisés en prévention d'une surinfection. Le lavage de la plaie doit être réalisé à l'eau et au savon doux, hypoallergénique, en tamponnant avec du sérum physiologique ou de l'eau boriquée en cas de signe de surinfection.

Les pansements sont des dispositifs médicaux, comprenant les pansements primaires placés au contact direct de la plaie, et les pansements secondaires (compresses, matériels de fixation et de maintien).

Le choix du pansement est adapté à la phase de cicatrisation (détersion, bourgeonnement, épidermisation), à la présence et à la quantité de l'exsudat, ainsi qu'à la sensibilisation de la peau péri-ulcéreuse :

- phase de détersion, exsudat important : alginates, hydrofibres, polyacrylates ;
- humidification de la plaie pour favoriser la détersion : hydrogels, tulles gras ;
- plaie d'aspect surinfecté, inflammatoire : pansements à l'argent (traitement séquentiel sans dépasser 4 semaines) ;
- bourgeonnement et épidermisation : interfaces, hydrocellulaires, hydrocolloïdes.

La Haute Autorité de santé a souligné l'intérêt des pansements hydrocellulaires avec matrice TLC-NOSF (matrice lipido-colloïde associée à un composé inhibiteur des métalloprotéases matricielles), dans la prise en charge :

- des ulcères de jambe veineux ou mixtes à prédominance veineuse en phase de bourgeonnement ;
- des ulcères du pied chez le patient diabétique, d'origine neuro-ischémique, non infectés, en phase de bourgeonnement.

La fréquence de la réfection des pansements doit être adaptée à l'aspect de la plaie et si possible espacée (toutes les 48 heures pour les plaies sans signes de surinfection ni exsudat important).

Techniques d'aide à la cicatrisation

La greffe cutanée autologue et la thérapie par pression négative (TPN) ont démontré leur efficacité dans le processus de cicatrisation des plaies chroniques. Les données de la littérature restent limitées concernant les autres techniques telles que l'autohémothérapie ou l'électrothérapie.

Greffes cutanées en pastilles

La greffe cutanée autologue en pastilles favorise la cicatrisation et présente un effet antalgique quelle que soit la cause de l'ulcère [1]. Elle peut être réalisée de manière itérative afin d'accélérer le processus de cicatrisation dans les ulcères de surface large.

Une greffe cutanée « test » peut également permettre d'évaluer le potentiel de cicatrisation d'un ulcère survenant sur terrain d'artériopathie (figure 8.21).

La greffe cutanée en pastilles est réalisée par un médecin formé, au lit du patient, en hospitalisation ou en ambulatoire, sous anesthésie locale pour le prélèvement des greffons à la cuisse. Le pansement est laissé en place 72 heures. L'ouverture et la détersion douce entre les greffons doivent être réalisées par une équipe infirmière expérimentée.

Thérapie à pression négative

Le traitement des plaies par pression négative ou TPN favorise un milieu humide et fermé et stimule la formation du tissu de granulation (figure 8.22). Un système de PICO est mis en place en cas de quantité d'exsudat faible à modérée. Le TPN peut être mis en place avant et/ou pendant la greffe cutanée afin d'optimiser la prise des greffons en améliorant le tissu de granulation et la gestion de l'exsudat [15].

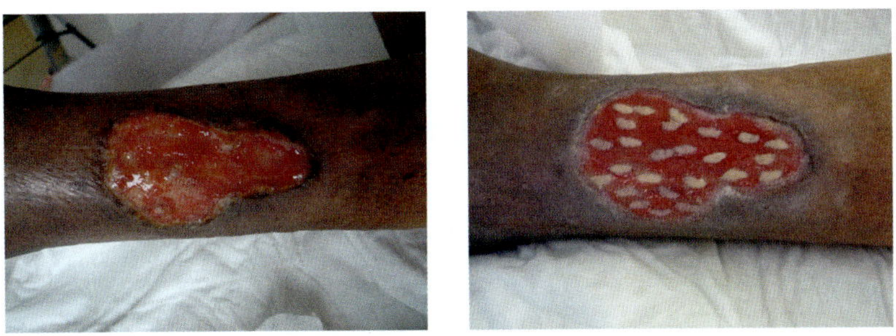

Figure 8.21. Greffe cutanée en pastilles d'un ulcère polyfactoriel avec participation artérielle (prise des greffons à l'ouverture du pansement, quelques greffons rosés).
Source : Dr Parinaz Ghaffari, Service de médecine vasculaire, Groupe hospitalier Paris Saint-Joseph.

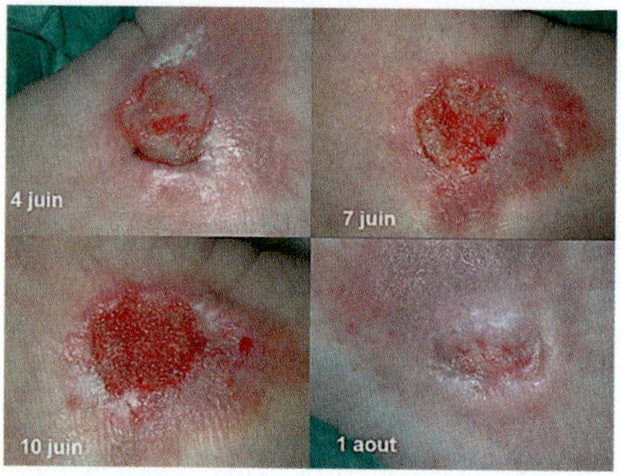

Figure 8.22. Évolution d'un ulcère mixte à prédominance veineuse de fond atone sous traitement par pression négative.
Source : Dr Isabelle Lazareth, Service de médecine vasculaire, Groupe hospitalier Paris Saint-Joseph.

Autres techniques d'aide à la cicatrisation

L'autohémothérapie peut être associée à la greffe cutanée, en particulier en cas de fond atone ou d'ulcère douloureux. La technique consiste en l'application de sang veineux frais autologue additionné d'héparine sur le lit de l'ulcère [16].

L'électrothérapie est une technique associant milieu humide et application en regard de la plaie d'impulsions électriques contrôlées grâce à une électrode pansement imprégnée d'hydrogel. Les objectifs sont de favoriser le bourgeonnement des plaies atones et de diminuer la douleur [17].

Points clés

- La majorité des ulcères de jambe sont d'étiologie vasculaire, principalement veineuse ou à prédominance veineuse. Des arguments pour une cause microcirculatoire isolée ou une cause non vasculaire (inflammatoire, infectieuse ou néoplasique) doivent être recherchés à l'examen clinique.
- Des explorations hémodynamiques (IPS, PGO) et écho-Doppler complètent l'examen clinique. Une participation artérielle doit être systématiquement recherchée.
- L'IPS est faussement rassurant en cas de médiacalcose (patient âgé, diabétique ou insuffisant rénal chronique). Chez ces patients, la mesure de la PGO est recommandée.
- La biopsie cutanée d'un ulcère est indiquée en présence de signes d'atypie ou en cas d'ulcère sans tendance à la cicatrisation malgré des soins adaptés durant 4 à 12 semaines. Elle n'est pas toujours informative et doit être renouvelée avant de confirmer le diagnostic suspecté (carcinome, pyoderma, vascularite).

- Une plaie du pied chez un patient diabétique constitue une urgence de prise en charge. Trois composantes sont recherchées : infectieuse, ischémique, neuropathique.
- La greffe cutanée en pastilles et la thérapie par pression négative ont démontré leur efficacité dans le processus de cicatrisation des plaies chroniques.

Références

[1] Isoherranen K, O'Brien JJ, Barker J, et al. Atypical wounds. Best clinical practice and challenges. J Wound Care. 2019 ; 28(Sup6) : S1–S92.

[2] Haute Autorité de santé. Recommandations pour la pratique clinique. Prise en charge de l'ulcère de jambe à prédominance veineuse hors pansement. Juin 2006.

[3] Robertson L, Lee AJ, Gallagher K, et al. Risk factors for chronic ulceration in patients with varicose veins: a case control study. J Vasc Surg. 2009 ; 49(6) : 1490–8.

[4] Gohel MS, Heatley F, Liu X, et al. A Randomized Trial of Early Endovenous Ablation in Venous Ulceration. N Engl J Med. 2018 ; 378(22) : 2105–14.

[5] Shanmugam VK, Schilling A, Germinario A, et al. Prevalence of immune disease in patients with wounds presenting to a tertiary wound healing centre. Int Wound J. 2012 ; 9(4) : 403–11.

[6] Micieli R, Alavi A. Treatment for Livedoid Vasculopathy: A Systematic Review. JAMA Dermatol. 2018 ; 154(2) : 193–202.

[7] Minniti CP, Eckman J, Sebastiani P, et al. Leg ulcers in sickle cell disease. Am J Hematol. 2010 ; 85(10) : 831–3.

[8] Jeffcoate WJ, Vileikyte L, Boyko EJ, et al. Current Challenges and Opportunities in the Prevention and Management of Diabetic Foot Ulcers. Diabetes Care. 2018 ; 41(4) : 645–52.

[9] HAS. Note méthodologique et de synthèse documentaire, « Comment prévenir les réhospitalisations d'un patient diabétique avec plaie du pied ? ». Novembre 2014.

[10] Aboyans V, Ricco JB, Bartelink MEL, et al. 2017 ESC Guidelines on the Diagnosis and Treatment of Peripheral Arterial Diseases. Eur Heart J. 2018 ; 39(9) : 763–816.

[11] Hinchliffe RJ, Forsythe RO, Apelqvist J, et al. Guidelines on diagnosis, prognosis, and management of peripheral artery disease in patients with foot ulcers and diabetes (IWGDF 2019 update). Diabetes Metab Res Rev. 2020 ; 36(Suppl 1) : e3276.

[12] Lipsky BA, Senneville É, Abbas ZG, et al. Guidelines on the diagnosis and treatment of foot infection in persons with diabetes (IWGDF 2019 update). Diabetes Metab Res Rev. 2020 ; 36(Suppl 1) : e3280.

[13] Haute Autorité de santé. Gradation du risque d'ulcération pour le pied du patient diabétique. Décembre 2020. www.has-sante.fr/upload/docs/application/pdf/2020-11/tableau_gradation_risque_patient_diabete.pdf.

[14] De Maeseneer MG, Kakkos SK, Aherne T, et al. Editor's Choice — European Society for Vascular Surgery (ESVS) 2022 Clinical Practice Guidelines on the Management of Chronic Venous Disease of the Lower Limbs. Eur J Vasc Endovasc Surg. 2022 ; 63(2) : 184–267.

[15] Apelqvist J, Willy C, Fagerdahl AM, et al. EWMA Document: Negative Pressure Wound Therapy. J Wound Care. 2017 ; 26(Sup3) : S1–S154.

[16] Triquet B, Ruffieux P, Mainetti C, et al. Topical haemotherapy for leg ulcers. Dermatology. 1994 ; 189(4) : 418–20.

[17] Aziz Z, Cullum N. Electromagnetic therapy for treating venous leg ulcers. Cochrane Database Syst Rev. 2015 ; 2015(7) : CD002933.

Index

U

V

Elsevier Masson SAS
65, rue Camille-Desmoulins
92442 Issy-les-Moulineaux Cedex
Dépôt Légal : février 2024
Composition : Aptara
Imprimé en Pologne par Dimograf